詳説 臨床研究法

序

　医薬品や医療機器等の有効性や安全性、手技や手術方法等に関する医学的課題を解決するために人を対象に行う医学系研究のことを臨床研究といいます。

　とりわけ医薬品や医療機器等の研究開発においては、実際に人体に使用して有効性及び安全性を確認するプロセスが不可欠となるため、これらの承認申請の前段階で有効性及び安全性を調べたり、承認後に適応症以外の疾患に対する有効性及び安全性を確認すること等を目的として臨床研究が行われています。

　とはいえ、臨床研究の対象者に安全性が未確認のもの、不確かさの残るものが使用されるわけですから、その生命及び身体の安全が脅かされる可能性があります。また、臨床研究においては、一定の画一的な医療を行う必要があるため、その前提として個々に最適化された治療を受けることができず、想定外の症状が現れた場合に適切な治療が遅れる等のリスクを包含するものともいえます。

　このようなリスクを伴う臨床研究において、その結果次第で利益を得ることとなる医薬品や医療機器等の開発会社が臨床研究に介入することとなれば、臨床研究の対象者の安全確保に欠ける事案の発生が懸念されるとともに、国民の臨床試験に対する信頼性が確保できず、我が国における臨床研究が停滞し、新たな医薬品や医療機器等の開発が困難になるおそれさえあります。

　従前は、治験以外の臨床試験については厚生労働省告示である臨床研究指針等による規制を受けて実施されてきましたが、平成25年から26年にかけて、不正が疑われる臨床研究事案が相次いだことを踏まえて、平成29年に臨床研究法が制定されました。

　臨床研究法は、①臨床研究の実施手続、②認定臨床研究審査委員会による審査意見業務の実施措置、③臨床研究資金の提供に関する情報公表の3つを柱としています。

　臨床研究に携わる方々おいては、「そのような規制があったとは知らなかった」では済まされませんので、その責務を適正に果たすことができるよう、本書をデスクに備え、日々の業務にあたっていただければと思っております。

　本書が皆様にとって一助となるよう切に願っております。

　　　　　　　　　　　　　　　　　　　　　　　　　　平成30年　夏
　　　　　　　　　　　　　　　　　　　　　　　　　　　編著者　團野　浩

目 次

凡例 ･･ iv

第一章　総則

第一条(目的) ･･ 1
第二条(定義) ･･ 9

第二章　臨床研究の実施

第三条(臨床研究実施基準) ･･ 26
　　則第九条(臨床研究の基本理念) ･･････････････････････････････････ 30
　　則第十条(研究責任医師等の責務) ････････････････････････････････ 33
　　則第十一条(実施医療機関の管理者等の責務) ･･････････････････････ 37
　　則第十二条(多施設共同研究) ････････････････････････････････････ 39
　　則第十三条(疾病等発生時の対応等) ･･････････････････････････････ 41
　　則第十四条(研究計画書) ･･ 42
　　則第十五条(不適合の管理) ･･････････････････････････････････････ 51
　　則第十六条(構造設備その他の施設) ･･････････････････････････････ 54
　　則第十七条(モニタリング) ･･････････････････････････････････････ 55
　　則第十八条(監査) ･･ 58
　　則第十九条(モニタリング及び監査に従事する者に対する指導等) ････ 61
　　則第二十条(研究対象者に対する補償) ････････････････････････････ 62
　　則第二十一条(利益相反管理計画の作成等) ････････････････････････ 63
　　則第二十二条(認定臨床研究審査委員会の意見への対応) ････････････ 78
　　則第二十三条(苦情及び問合せへの対応) ･･････････････････････････ 80
　　則第二十四条(情報の公表等) ････････････････････････････････････ 81
　　則第二十五条(臨床研究に用いる医薬品等の品質の確保等) ･･････････ 89
　　則第二十六条(臨床研究を行う際の環境への配慮) ･･････････････････ 95
　　則第二十七条(個人情報の取扱い) ･･･････････････････････････････ 109
　　則第二十八条(本人等の同意) ･･･････････････････････････････････ 113
　　則第二十九条(利用目的の通知) ･････････････････････････････････ 115
　　則第三十条(開示) ･･･ 117
　　則第三十一条(手数料) ･･･ 121
　　則第三十二条(訂正等) ･･･ 123

i

　　　　則第三十三条(利用停止等) ……………………………………………… 126
　　　　則第三十四条(開示等の求めに応じる手続) ……………………………… 129
　　　　則第三十五条(理由の説明) ……………………………………………… 133
　　　　則第三十六条(試料等に係る個人情報の保護に関する措置) …………… 134
　　　　則第三十七条(記録の作成) ……………………………………………… 135
　　　　則第三十八条(個人情報の保護に関する実施医療機関の管理者の協力) … 137
第四条(臨床研究実施基準の遵守) ………………………………………………… 138
第五条(実施計画の提出) …………………………………………………………… 139
第六条(実施計画の変更) …………………………………………………………… 147
第七条(実施計画の遵守) …………………………………………………………… 151
第八条(特定臨床研究の中止) ……………………………………………………… 152
第九条(特定臨床研究の対象者等の同意) ………………………………………… 154
第十条(特定臨床研究に関する個人情報の保護) ………………………………… 162
第十一条(秘密保持義務) …………………………………………………………… 165
第十二条(特定臨床研究に関する記録) …………………………………………… 167
第十三条(認定臨床研究審査委員会への報告) …………………………………… 170
第十四条(厚生労働大臣への報告) ………………………………………………… 175
第十五条(厚生科学審議会への報告) ……………………………………………… 178
第十六条(機構による情報の整理及び調査の実施) ……………………………… 180
第十七条(認定臨床研究審査委員会への定期報告) ……………………………… 185
第十八条(厚生労働大臣への定期報告) …………………………………………… 188
第十九条(緊急命令) ………………………………………………………………… 190
第二十条(改善命令等) ……………………………………………………………… 192
第二十一条(特定臨床研究以外の臨床研究を実施する者が講ずべき措置) …… 194
第二十二条(適用除外) ……………………………………………………………… 197

　　第三章　認定臨床研究審査委員会

第二十三条(臨床研究審査委員会の認定) ………………………………………… 200
第二十四条(欠格事由) ……………………………………………………………… 224
第二十五条(変更の認定) …………………………………………………………… 227
第二十六条(認定の有効期間) ……………………………………………………… 232
第二十七条(認定臨床研究審査委員会の廃止) …………………………………… 236
第二十八条(秘密保持義務) ………………………………………………………… 238
第二十九条(厚生労働大臣への報告) ……………………………………………… 239
第三十条(改善命令) ………………………………………………………………… 240
第三十一条(認定の取消し) ………………………………………………………… 242

第四章　臨床研究に関する資金等の提供

第三十二条（契約の締結） ………………………………………………… 244
第三十三条（研究資金等の提供に関する情報等の公表） ……………… 249
第三十四条（勧告等） ……………………………………………………… 256

第五章　雑則

第三十五条（報告徴収及び立入検査） …………………………………… 258
第三十六条（権限の委任） ………………………………………………… 260
第三十七条（経過措置） …………………………………………………… 263
第三十八条（厚生労働省令への委任） …………………………………… 264

第六章　罰則

第三十九条 ………………………………………………………………… 266
第四十条 …………………………………………………………………… 266
第四十一条 ………………………………………………………………… 267
第四十二条 ………………………………………………………………… 268
第四十三条 ………………………………………………………………… 269

関係法令

○ 臨床研究法 ……………………………………………………………… 273
○ 臨床研究法施行規則 …………………………………………………… 283

索引 ………………………………………………………………………… 307

凡 例

法──平成 29 年 4 月 14 日法律第 16 号「臨床研究法」

施行規則、則──平成 30 年 2 月 28 日厚生労働省令第 17 号「臨床研究法施行規則」

医薬品医療機器等法、薬機法──昭和 35 年 8 月 10 日法律第 145 号「医薬品、医療機器等の品質、有効性及び安全性の確保等に関する法律」

薬機法施行令──昭和 36 年 1 月 26 日政令第 11 号「医薬品、医療機器等の品質、有効性及び安全性の確保等に関する法律施行令」

再生医療安全確保法、再生医療法──平成 25 年 11 月 27 日法律第 85 号「再生医療等の安全性の確保等に関する法律」

再生医療法施行令──平成 26 年 8 月 8 日政令第 278 号「再生医療等の安全性の確保等に関する法律施行令」

再生医療法施行規則──平成 26 年 9 月 26 日厚生労働省令第 110 号「再生医療等の安全性の確保等に関する法律施行規則」

カルタヘナ法──平成 15 年 6 月 18 日法律第 97 号「遺伝子組換え生物等の使用等の規制による生物の多様性の確保に関する法律」

カルタヘナ法施行規則──平成 15 年 11 月 21 日財務省・文部科学省・厚生労働省・農林水産省・経済産業省・環境省令第 1 号「遺伝子組換え生物等の使用等の規制による生物の多様性の確保に関する法律施行規則」

個人情報保護法──平成 15 年 5 月 30 日法律第 57 号「個人情報の保護に関する法律」

逐条解説

第一章　総則

第一条（目的）

> この法律は、臨床研究の実施の手続、認定臨床研究審査委員会による審査意見業務の適切な実施のための措置、臨床研究に関する資金等の提供に関する情報の公表の制度等を定めることにより、臨床研究の対象者をはじめとする国民の臨床研究に対する信頼の確保を図ることを通じてその実施を推進し、もって保健衛生の向上に寄与することを目的とする。

趣　旨

本規定は、臨床研究法の目的を明記したものである。

国民を含め、臨床研究の対象者の臨床研究に対する信頼の確保を図ることを通じてその実施を推進するため、次のような規制を設けることとしている。

① 臨床研究の実施の手続（法第3条から第22条まで）
② 認定臨床研究審査委員会による審査意見業務の適切な実施のための措置（法第23条から第31条まで）
③ 臨床研究に関する資金等の提供に関する情報の公表の制度（法第32条から第34条まで）

解　説

1　医薬品、医療機器及び再生医療等製品の研究開発のためには、実際に当該医薬品等を人体に投与して有効性及び安全性を確認する臨床研究のプロセスが不可欠である。具体的には、医薬品等の承認申請の前段階で未承認薬の有効性や安全性を調べたり、承認後に適応症以外の疾患に対する有効性や安全性を確認すること等を目的として臨床研究が行われている。

　このような中、臨床研究の対象者は、安全性が未確認の医薬品等を投与されること等により、生命及び身体の安全が脅かされる可能性がある。また、臨床研究においては、医学的知見を得るために一定の画一的な医療を行う必要があるため、臨床研究の対象者は個々に最適化された治療を受けることができないのが前提となっており、病状が悪化した場合の治療が遅れる等のリスクを含むものともいえる。

　これらのリスクを伴う臨床研究において、医薬品等製造販売業者等が自社製品を用いる臨床研究に"介入"すること等により、臨床研究の対象者の安全確保に欠ける事案等が発生し、臨床研究の対象となる者の減少等が指摘されており、こうした状況が継続すれば、我が国における臨床研究の実施が停滞し、新たな医薬品等の研究開発が困難になるおそれがある。

　そこで、臨床研究の実施の手続、認定臨床研究審査委員会による審査意見業務の適切な実施のための措置、臨床研究に関する資金の提供に関する情報の公表等を定めることにより、臨床研究の対象者をはじめとする国民の臨床研究に対する信頼の確保を図ることを通じてその実施を推進し、もって保健衛生の向上を図ることが必要と考えられたた

め、平成29年、臨床研究法が制定された。

2 医薬品、医療機器等の有効性や安全性、手技や手術方法等に関する医学的課題を解決するためにヒトを対象に行う医学系研究を臨床研究という。

一般に、医薬品や医療機器等の開発には長期間かつ多額の費用がかかり、その成功確率は極めて低いことが知られており、そういった医薬品や医療機器等の開発候補品目の実用化が可能であるかどうか、といった開発の探索的研究手段として臨床研究は重要なものといえる。また、同種同効薬同士の有効性に関する比較研究、手術と抗がん剤の組み合わせで最も効果的な投与時期の研究などの臨床研究により得られたデータに基づき、様々な診療ガイドラインの作成が行われている。

＊「医学系研究」には、医学に関する研究とともに、歯学、薬学、看護学、リハビリテーション学、予防医学、健康科学に関する研究が含まれる。

3 臨床研究法の成立に至る経緯は、次のとおりである。

(ア) 医薬品、医療機器等の製造販売の承認取得のために行われる治験が薬機法及び同法に基づくGCP省令による規制を受けるのに対し、治験以外の臨床試験は、厚生労働省告示である臨床研究指針等に基づいて行われてきた。

＊「GCP」とは、Good Clinical Practice の略。治験の信頼性を確保し、倫理性を担保するための基準で、次の省令が薬機法に基づき定められている。
○ 医薬品の臨床試験の実施の基準に関する省令(平成9年3月27日厚生省令第28号)
○ 医療機器の臨床試験の実施の基準に関する省令(平成17年3月23日厚生労働省令第36号)
○ 再生医療等製品の臨床試験の実施の基準に関する省令(平成26年3月30日厚生労働省令89号)

(イ) 平成25年から26年にかけて、不正が疑われる次のような臨床研究事案が相次いだ。

(P4参照)

○ 高血圧症治療薬のディオバン事案
○ 白血病治療薬のタシグナ事案
○ 高血圧症治療薬のブロプレスに係るCASE-J事案
○ アルツハイマー病の脳画像診断に係るJ-ANDI事案

(ウ) 不正が疑われる臨床研究事案の発生を受け、厚生労働省に設置された「高血圧症治療薬の臨床研究事案に関する検討委員会」は、平成26年4月、次のような内容の報告書を取りまとめた。

○ 臨床研究指針の見直しの一環として必要な対応を図ること
○ 臨床研究の信頼回復のための法整備の必要性について検討を進めるべきこと

(エ) 「高血圧症治療薬の臨床研究事案に関する検討委員会」に続いて厚生労働省に設置された「臨床研究に係る制度の在り方に関する検討会」は、平成26年12月、次に掲げるような臨床研究については法規制が必要であること等を内容とする報告書を取りまとめた。

○ 未承認・未認証又は適応外の医薬品、医療機器等を用いた臨床研究
○ 医薬品、医療機器等の広告に用いられることが想定される臨床研究

(オ) (ウ)及び(エ)の報告書等を踏まえ、臨床研究法案が国会に提出され、平成29年4月、

4 医薬品、医療機器等の広告に関しては、従前より、薬機法において規制が行われており、主な広告規制として、次のようなものがある。

(ア) 何人も、医薬品、医薬部外品、化粧品、医療機器又は再生医療等製品の名称、製造方法、効能、効果又は性能に関して、明示的であると暗示的であるとを問わず、虚偽又は誇大な記事を広告し、記述し、又は流布してはならない。〈薬機法第66条第1項〉

(イ) 医薬品、医薬部外品、化粧品、医療機器又は再生医療等製品の効能、効果又は性能について、医師その他の者がこれを保証したものと誤解されるおそれがある記事を広告し、記述し、又は流布することは、(ア)に該当するものとする。〈薬機法第66条第2項〉

⇒ 上記(ア)は、医薬品、医療機器等の名称、製造方法、効能、効果又は性能に関し、虚偽又は誇大な記事を広告等することは禁止される旨を定めたものである。

この規定に違反した者は、2年以下の懲役もしくは200万円以下の罰金に処され、又はこれを併科される。また、いわゆる両罰規定の対象となっており、この行為者を使用する法人又は人には200万円以下の罰金刑が科される。〈薬機法第85条第4号、第90条〉

なお、上記(ア)の用語の意味は、次のとおりである。

① 「何人も」とあるように、製薬企業等に限らず、広告会社、小売店、一般の生活者など、すべての者が広告規制の対象となる。これらの者から単に依頼を受けて、テレビ、新聞、雑誌、インターネットの媒体を通じて虚偽・誇大な広告を行った場合であっても、そのTV局、新聞社、雑誌社、サイト運営者は広告規制に違反したことになる。

② 「明示的」とは、虚偽・誇大な効能等を広告に明記した場合をいう。

③ 「暗示的」とは、写真、図画等による影響を考慮した広告をいう。文面、表現の抑揚等によるものも含まれる。

④ 「虚偽」とは、事実と異なる事柄をいう。

⑤ 「誇大」とは、いわゆる最大級の表現を用いた場合をいう。例えば、決定的な(効能)、最高の(性能)と謳った場合、誇大広告に該当する。

⑥ 「広告」とは、次の要件をすべて満たすものをいう。
  ○ 顧客の購入意欲を昂進させる意図が明確であること
  ○ 販売名が明らかにされていること
  ○ 一般の生活者が認知できる状態であること

⑦ 「記述」とは、広告が新聞、雑誌等の紙面に掲載されることを想定したものである。

⑧ 「流布」とは、パンフレット、チラシの手段を用いた広告を想定したものである。

⇒ 上記(イ)は、医薬品、医療機器等の効能、効果又は性能に関し、医師等がこれを保証したと誤解されるおそれがある記事を広告等することは禁止される旨を定めたものである。上記(ア)の解釈をより明確にするために設けられた入念規定と位置づけられ、医師等が、公認、推薦又は選用等している旨の広告については、世人の認識に与える影

響が大きいことを考慮し、仮に事実であったとしても原則として不適当とされている。

なお、上記(イ)の「その他の者」とは、歯科医師や薬剤師をはじめ、医薬品、医療機器等の効能、効果又は性能に関し、人々の認識に相当の影響を与える者をいう。

5 不正が報じられ、臨床研究法成立の背景となった主な臨床研究事案は、次のとおりである。

(ア) 高血圧症治療薬のディオバン事案

ディオバン(一般名:バルサルタン)は、平成12年に我が国で承認され、販売が開始されたN社の高血圧症治療薬である。

平成14年以降、東京慈恵会医科大学、千葉大学、滋賀医科大学、京都府立医科大学及び名古屋大学において、ディオバンと既存高血圧症治療薬について、医師主導臨床研究が行われていた。

平成24年、これらの臨床研究の論文データに関し、外部の医師から疑義が指摘され、学会誌等が関係論文を撤回する事態となった。当該臨床研究においては、N社の元社員が大阪市立大学非常勤講師の肩書きでデータ解析に関与していたほか、各大学にはN社から最高で約3億8,000万円もの高額な奨学寄附金が提供されており、ディオバンの臨床試験データが既存高血圧症治療薬よりも有利になるように操作されたという疑いが生じた。

この事態を受け、各大学及びN社は調査に着手し、次のような報告を行った。

○ 京都府立医科大学、慈恵会医科大学――データ操作が認められたとの内部調査結果を公表(平成25年7月)

○ 滋賀医科大学――データ操作の疑いがあるとの内部調査結果を公表(平成25年10月)

○ 千葉大学――データ改竄の可能性があるとの最終報告を公表(平成26年4月)

○ 名古屋大学――データに恣意的な変更が加えられた形跡はなかったとの最終報告を公表(平成26年12月)

○ N社――N社の社員による意図的なデータ操作は発見できなかったとの内部調査結果を公表(平成25年7月)

この問題について、厚生労働省は、平成25年8月、「高血圧症治療薬の臨床研究事案に関する検討委員会」を設置し、当該事案の状況把握と必要な対応等の検討を開始した。そして、平成26年1月、誇大広告禁止規定(薬機法第66条)に違反するとしてN社を東京地方検察庁に刑事告発した。

平成26年6月、データ解析に関与していたN社の元社員が逮捕され、両罰規定(薬機法第90条)により起訴されたN社とともに公判が行われた。平成29年3月、東京地裁は、データ改竄を認める一方で、薬機法が禁ずる誇大広告に当たらないとし、元社員及びN社は無罪とする判決を下した。

(イ) 白血病治療薬のタシグナ事案

N社の慢性骨髄性白血病治療薬タシグナ(一般名:ニロチニブ)に係る医師主導臨床

研究として、SIGN試験が東京大学病院を中心に行われていたが、平成26年1月、患者が回答したアンケートをN社の社員が回収していたことが報じられた。

　この事態を受け、東京大学及びN社は調査に着手し、次のような報告を行った。

○ 東京大学予備調査委員会——東京大学病院が個人情報を含む患者アンケート全255人分のコピーを患者に無断でN社に渡していたとする中間報告を公表(平成26年3月)

○ 東京大学特別調査委員会——個人情報保護法及び臨床研究倫理指針等に抵触する重大な過失があったとする調査報告を公表(平成26年6月)

○ N社第三者委員会——N社の社員が不正に取得した患者の個人情報から重い副作用の発生を把握していながら国への報告を怠っていたことを公表(平成26年4月)

　この問題について、厚生労働省は、平成26年7月、N社に対し、副作用報告規定(薬機法第第68条の10第1項)に違反するとして業務改善命令を行った。

(ウ) 高血圧症治療薬のブロプレスに係るCASE-J事案

　T社の高血圧症治療薬のブロプレス(一般名:カンデサルタン)の医師主導臨床研究として、CASE-Jが行われていたが、平成26年2月、そのCASE-Jの試験データを使用したブロプレスの広告において、ブロプレス投与群と別の薬の投与群との間に統計学的な有意差がないにもかかわらず、長期間投与した場合にブロプレスの方が効果が高いように見えるグラフが使用されていたことが発覚した。

　この事態を受け、T社は第三者機関による調査を行い、次のような報告を行った。

○ T社——CASE-J試験におけるデータ改竄や捏造等の事実は見出されなかったものの、研究成果を用いたプロモーション活動において不適切な部分があったとの調査結果を公表(平成26年6月)

　この問題について、日本製薬工業協会は、平成26年4月、同協会の行動規約に違反するとして、T社の同協会副会長としての活動を6ヶ月間停止する処分を下した。

　他方、厚生労働省は、平成27年6月、T社に対し、誇大広告禁止規定(薬機法第66条)に違反するとして業務改善命令を行った。

(エ) アルツハイマー病の脳画像診断に係るJ-ANDI事案

　アルツハイマー病の脳画像診断を用いた観察研究である国のプロジェクトとして、J-ANDIが行われていたが、平成26年1月、その臨床研究データにおいて、改竄等の不正が行われた可能性があることが報じられた。

　この事態を受け、厚生労働省は、J-ANDIの研究代表者が所属する東京大学に調査を依頼した。

○ 東京大学——疑義が報じられたデータの書き換えについて、悪意のある改竄とは断定できなかった旨を厚生労働省に報告(平成26年6月)

　次いで、J-ANDI研究に関する第三者調査委員会が設置され、次のような報告を行った。

○　第三者調査委員会――誤った指示やそれに基づく誤った修正があったものの恣意的な修正が行われた事実は認められないこと、手続等に関する倫理指針及びプロトコル(研究実施計画)違反があったこと等を内容とする報告書を公表

6　臨床研究法では、臨床研究の円滑な実施を図るため、特定臨床研究については臨床研究実施基準を遵守すること等を求めており、これを本法の目的を直接的に実現するための実体的規定(法第3条から第22条まで)としている。そして、臨床研究審査委員会の認定に関する規定(法第23条から第31条まで)は、この実体的規定を担保するための手段と位置づけられる。

　　これらに加え、医薬品等製造販売業者等に対しては、その製造販売する医薬品等の臨床研究に関して資金提供を行うときは、資金提供の状況に関する情報の公開等を義務づける規定(法第32条から第34条まで)を設けている。これは、臨床研究が行われている時期、又は臨床研究終了後に行われるものであるため、時系列的な観点から、臨床研究の実施及び認定臨床研究審査委員会に関する規定の後に規定している。

7　臨床研究法の内容は、次のとおりである。

(ｱ)　臨床研究の実施に関する手続

〔実施措置〕

①　特定臨床研究を実施する者に対し、臨床研究実施基準の遵守、インフォームド・コンセントの取得、個人情報の保護、記録の保存等を義務づけること(法第4条第2項、第9条から第12条まで)

②　臨床研究実施基準には、モニタリング・監査の実施、利益相反の管理等の事項が定められること(法第3条)

③　特定臨床研究を実施する者に対し、実施計画による特定臨床研究の実施の適否等について認定臨床研究審査委員会の意見を聴いた上で、実施計画の厚生労働大臣への提出を義務づけること(法第5条)

④　特定臨床研究以外の臨床研究を実施する者に対し、臨床研究基準等の遵守及び認定臨床研究審査委員会の意見聴取に努めることを義務づけること(法第4条第1項、第21条)

〔疾病報告〕

⑤　特定臨床研究を実施する者に対し、特定臨床研究に起因すると疑われる疾病等が発生した場合、認定臨床研究審査委員会に報告して意見を聴くとともに、厚生労働大臣に報告することを義務づけること(法第13条、第14条)

〔監督〕

⑥　厚生労働大臣は、臨床研究実施基準違反等があった場合、改善命令を下すことができること。また、その改善命令に従わない場合は、特定臨床研究の停止命令を下すことができること(法第20条)

⑦　厚生労働大臣は、保健衛生上の危害の発生・拡大を防止するために必要な場合、改善命令を経ることなく、特定臨床研究の停止等の緊急命令を下すことができること(法第19条)

(イ) 製薬企業等の講ずべき措置
　① 製薬企業等に対し、当該製薬企業等の臨床研究に資金を提供する際は契約の締結を義務づけること(法第32条)
　② 製薬企業等に対し、当該製薬企業等の臨床研究に関する資金提供の情報等の公表を義務づけること(法第33条)
　③ 公表の対象となる情報は厚生労働省令で定めること(法第33条)
(ウ) 罰則
　① 厚生労働大臣が保健衛生上の危害の発生・拡大の防止のために行う特定臨床研究の停止等の緊急命令に違反した者は、3年以下の懲役もしくは300万円以下の罰金に処し、又はこれを併科すること(法第39条)
　② 特定臨床研究に従事する者、認定臨床研究審査委員会の委員もしくは審査意見業務に従事する者又はこれらの者であった者が秘密保持義務に違反して秘密を漏らした場合は、1年以下の懲役又は100万円以下の罰金に処すること(法第40条)
　③ 特定臨床研究に従事する者が、特定臨床研究の実施計画を提出しなかったり虚偽の記載をして特定臨床研究を実施した場合、特定臨床研究の対象者ごとの記録の作成・保存をしなかったり虚偽の記録を作成した場合、厚生労働大臣による特定臨床研究の停止命令に従わなかった場合、厚生労働大臣が求める報告や立入検査を拒んだりした場合は、50万円以下の罰金に処すること(法第41条)
　④ 製薬企業等が、厚生労働大臣が求める報告や立入検査を拒んだりした場合は、30万円以下の罰金に処すること(法第42条)
　⑤ 法人等の代表者等又は代理人、使用人その他の従業者が、その法人等の業務に関して、上記①、③又は④の違反行為をしたときは、行為者を罰するほか、その法人等に対しても各罰金刑を科すること(法第43条)

⇒ 上記(ア)の「臨床研究の実施に関する手続」に関し、臨床研究法の施行前において、治験以外の臨床研究は、次に掲げる倫理指針に基づいて行われていた。
　○ 平成26年度まで──臨床研究倫理指針
　○ 平成27年度以降──人を対象とする医学的研究に関する倫理指針

　これらの倫理指針には、①被験者に対するインフォームド・コンセントの実施、②個人情報保護等の研究者の責務、③倫理審査委員会での審査等の規定が盛り込まれていたが、これらに違反した場合の罰則規定は設けられていなかった。また、データの信頼性保証に関する規定についてもGCP省令ほど厳格なものではなかった。
　そして、ディオバン事案等の発生を通じて、次のような問題点が明らかになった。
○ 製薬企業等から医師等へ研究資金が提供される際に不透明な多額の奨学寄附金の提供があったこと
○ 資金提供の公表が自主開示であったこと
○ 利益相反の管理が不十分であったこと
○ 記録が廃棄されていたこと

こうした問題に対し、各大学、研究機関等に設置されていた倫理審査委員会は、結果的には研究不正に対する有効な歯止めとはならなかった。また、厚生労働大臣が、製薬企業等、医師等及び倫理審査委員会に対して行う行政指導には強制力がなかった。

＊「臨床研究倫理指針」とは、臨床研究に関する倫理指針の略称。平成15年厚生労働省告示第255号「臨床研究に関する倫理指針」をいう。

＊「人を対象とする医学的研究に関する倫理指針」とは、平成26年文部科学省・厚生労働省告示第3号をいう。

⇒ 上記(イ)の「製薬企業等の講ずべき措置」に関し、臨床研究法の施行前より、製薬企業等が行う資金提供は業界団体の自主規制に基づいて行われている。その自主規制として、次のようなガイドラインが策定され、研究費開発費等、学術研究助成費、原稿執筆料等を公開の対象としている。

○ 日本製薬工業会──「企業活動と医療機関等の関係の透明性ガイドライン」

○ 日本医療機器産業連合会──「医療機器業界における医療機関等との透明性ガイドライン」

なお、製薬企業等の資金提供等にあたっての透明性確保に関し、法律に基づく規制はなかった。

第二条（定義）

■第２条第１項■

> この法律において「臨床研究」とは、医薬品等を人に対して用いることにより、当該医薬品等の有効性又は安全性を明らかにする研究（当該研究のうち、当該医薬品等の有効性又は安全性についての試験が、医薬品、医療機器等の品質、有効性及び安全性の確保等に関する法律（昭和三十五年法律第百四十五号。以下この条において「医薬品医療機器等法」という。）第八十条の二第二項に規定する治験に該当するものその他厚生労働省令で定めるものを除く。）をいう。

趣旨

本規定は、臨床研究の定義を定めたものである。

解説

1　臨床研究法においては、臨床研究を実施する者に対して一定の実施基準の遵守を義務づけようとするものであることから、その対象範囲を明確にするため、本規定により臨床研究を定義したものである。

2　「医薬品等を人に対して用いる」とは、医薬品、医療機器又は再生医療等製品を人に対して投与又は使用する行為のうち、医行為に該当するものを行うことをいう。〈H30/2/28 医政経発0228第1号・医政研発0228第1号〉

⇒　上記の「医行為」とは、医師の医学的判断及び技術をもってするのでなければ人体に危害を及ぼし、又は危害を及ぼすおそれのある行為をいう。ある行為が医行為であるか否かについては、個々の行為の態様に応じ個別具体的に判断する必要がある。〈H17/7/26 医政発第0726005号〉

3　「人に対して用いる」とあるように、体外診断薬のみを用いるものは臨床研究に該当しない。ただし、医療機器と一体化している体外診断薬を人に用いるときは、臨床研究に該当する場合がある。〈H30/3/13 事務連絡〉

4　「当該医薬品等の有効性」とあるが、これには医療機器の性能が含まれる。〈H30/3/13 事務連絡〉

5　「当該医薬品等の有効性又は安全性を明らかにする研究」とは、医薬品等の有効性又は安全性を明らかにする目的で、当該医薬品等を人に対して投与又は使用することにより行う研究をいう。〈H30/2/28 医政経発0228第1号・医政研発0228第1号〉

⇒　薬物動態に係る評価を行う臨床研究は、「当該医薬品等の有効性又は安全性を明らかにする研究」に該当する。〈H30/3/13 事務連絡〉

⇒　特定の医薬品等の有効性又は安全性を明らかにすることを目的とせず、将来、医薬品等の研究開発や疾病の解明等に広く活用することを目的として、患者等から生体試料を採取し保管を行う研究は、臨床研究に該当しない。〈H30/5/17 事務連絡〉

6　「昭和三十五年法律第百四十五号」の制定時の題名は『薬事法』であるが、平成25

年の法改正により、「医薬品、医療機器等の品質、有効性及び安全性の確保等に関する法律」に改められた。この題名の略称として、医薬品医療機器等法のほか、医薬品医療機器法、薬機法(やっきほう)が用いられる。

7 「治験に該当するもの(略)を除く」とあるように、治験は臨床研究に含まれないものとしている。その理由は次のとおりである。

(ア) 医薬品等を製造販売するにあたっては、品目ごとに薬機法に基づく厚生労働大臣の承認を受ける必要がある。承認を申請する際には、当該医薬品等の試験成績に関する資料の添付が求められており、この『試験成績に関する資料』の作成に必要なデータを収集するために行われるものが治験であること

(イ) 治験を実施するにあたっては、あらかじめ厚生労働大臣に治験実施計画を届け出なければならないこと。また、届出後 30 日を経過した後でなければ治験を実施してはならず、その 30 日間の間に、厚生労働大臣は、保健衛生上の危害の発生を防止するために必要な調査が実施されること(薬機法第 80 条の 2 第 2 項、第 3 項)

(ウ) 治験の実施基準については、次のように GCP で定められている。
① 治験実施計画について、有識者委員からなる治験審査委員会の審査を受けること
② 治験の内容等に関する被験者への説明、治験が計画どおり実施されていることを第三者がチェックするためモニタリングを行わせること、記録の保存を行うこと
③ 治験に起因することが疑われる有害事象が発生した場合は、厚生労働大臣等に報告を行うこと、等

(エ) 治験については、臨床研究法において定める臨床研究の実施基準と同等あるいはそれ以上の基準が薬機法で既に定められており、治験を実施する者を本法の対象とした場合、二重規制になること

(オ) 治験においては、厚生労働大臣が治験計画に事前審査を直接行うことにより、医薬品の製造販売業者等の不適切な介入を防止できる体制になっているかどうかを確認することができ、臨床研究法において定める資金提供の公表を義務づける必要がないと考えられること

8 「治験」については、次のとおり定められている。

(ア) 医薬品、医療機器及び再生医療等製品の製造販売の承認を申請する際に提出すべき資料のうち、臨床試験の試験成績に関する資料の収集を目的とする試験の実施を治験という。(薬機法第2条第2条第17項)
＊「臨床試験」とは、薬物、機械器具等又は加工細胞等の効果を確かめたり、既存の医薬品、医療機器及び再生医療等製品の効果を調べるために、患者や健常人を被験者として行う試験をいう。

(イ) 治験(薬物等であって、厚生労働省令で定めるものを対象とするものに限る。)の実施については、薬機法に基づく規制の対象となる。(薬機法第80条の2第2項)
＊「薬物等」とは、薬物、機械器具等又は人・動物の細胞に培養その他の加工を施したものもしくは人・動物の細胞に導入され、これらの体内で発現する遺伝子を含有するものをいう。

9 「厚生労働省令で定めるもの」は、次に掲げるものとする。〈則第2条〉

(ア) 研究の目的で検査、投薬その他の診断又は治療のための医療行為の有無及び程度を

制御することなく、患者のために最も適切な医療を提供した結果としての診療情報又は試料を利用する研究
(イ) 薬機法第2条第17項に規定する治験に該当するもの(同法第80条の2第2項に規定する治験に該当するものを除く。)
(ウ) 医薬品GPSP省令第2条第1項に規定する製造販売後調査等であって、薬機法第14条の4に規定する再審査又は同法第14条の6に規定する再評価に係るもの(同法第19条の4において準用する場合を含み、(ア)に規定する研究に該当するものを除く。)
　　＊「医薬品GPSP省令」とは、医薬品の製造販売後の調査及び試験の実施の基準に関する省令(平成16年12月20日厚生労働省令第171号)をいう。
(エ) 医療機器GPSP省令第2条第1項に規定する製造販売後調査等であって、薬機法第23条の2の9に規定する使用成績評価に係るもの(同法第23条の2の19において準用する場合を含み、(ア)に規定する研究に該当するものを除く。)
　　＊「医療機器GPSP省令」とは、医療機器の製造販売後の調査及び試験の実施の基準に関する省令(平成17年3月23日厚生労働省令第38号)をいう。
(オ) 再生医療等製品GPSP省令第2条第1項に規定する製造販売後調査等であって、薬機法第23条の26第5項の規定により読み替えて適用される同法第23条の25第3項に規定する条件及び期限付承認における使用成績評価、同法第23条の29に規定する再審査又は同法第23条の31に規定する再評価に係るもの(同法第23条の37第5項又は同法第23条の39において準用する場合を含み、(ア)に規定する研究に該当するものを除く。)
　　＊「再生医療等製品GPSP省令」とは、再生医療等製品の製造販売後の調査及び試験の実施の基準に関する省令(平成26年7月30日厚生労働省令第90号)をいう。
(カ) 指定高度管理医療機器等の認証基準(薬機法第23条の2の23第1項)への適合性に関する情報の収集のために行う試験(工業標準化法に基づく日本工業規格に規定するものに限る。)
　　＊「指定高度管理医療機器等」とは、厚生労働大臣が基準を定めて指定する高度管理医療機器、管理医療機器又は体外診断用医薬品をいう。
⇒　上記(ア)について、いわゆる観察研究は、臨床研究に該当しないものとしている。
〈H30/2/28 医政経発0228第1号・医政研発0228第1号〉
⇒　上記(イ)について、治験のうち薬機法に基づく規制の対象となるものは、臨床研究に該当しないものとしている。
⇒　上記(ウ)について、医薬品の承認(外国特例承認を含む。)に係る再審査又は再評価のための製造販売後調査等は、臨床研究に該当しないものとしている。
　なお、例えば、再審査のための製造販売後臨床試験を、本法の臨床研究から除外している理由は次のとおりである。
① 新しい有効成分等を含む医薬品等の承認の際には、厚生労働大臣が再審査を指示し、その再審査のための調査として、承認後にあらためて製造販売後臨床試験を実施すること等が求められていること
② 製造販売後臨床試験の実施基準については、GCP、GPSPで定められており、製造販売後臨床試験を実施する者を本法の対象とした場合、二重規制になること

＊「GPSP」とは、Good Post-marketing Study Practice の略。製造販売後の調査及び試験の実施の基準で、次の省令が薬機法に基づき定められている。
　　　○ 医薬品の製造販売後の調査及び試験の実施の基準に関する省令(平成16年12月20日厚生労働省令第171号)
　　　○ 医療機器の製造販売後の調査及び試験の実施の基準に関する省令(平成17年3月23日厚生労働省令第38号)
　　　○ 再生医療等製品の製造販売後の調査及び試験の実施の基準に関する省令(平成26年7月30日厚生労働省令第90号)

⇒　上記(エ)について、医療機器の承認(外国特例承認を含む。)に係る使用成績評価のための製造販売後調査等は、臨床研究に該当しないものとしている。

⇒　上記(オ)について、再生医療等製品の条件及び期限付承認(外国特例の当該承認を含む。)に係る使用成績評価のための製造販売後調査等、承認(外国特例承認を含む。)に係る再審査又は再評価のための製造販売後調査等は、臨床研究に該当しないものとしている。

⇒　上記(カ)について、指定高度管理医療機器等の認証基準適合性のための試験(日本工業規格に規定するものに限る。)は、臨床研究に該当しないものとしている。

10　本規定の臨床研究の該当性について、次のとおり示されている。〈H30/3/13 事務連絡〉

　(ｱ) 臨床研究に該当するもの
　　○ 医行為を伴い医薬品等の有効性(性能を含む。)又は安全性についての試験であるが、人体への侵襲性が低いと考えられるもの
　　○ 患者のために最も適切な医療を提供した後にその治療法を比較するのではなく、あらかじめ研究のために医薬品の投与等の有無、頻度又は用量などを割り付けして治療法を比較する研究

　(ｲ) 臨床研究に該当しないもの
　　○ 医療機器の性能の評価を伴わない手術や手技に関する臨床研究
　　○ 有効性や安全性の評価を目的とせず、医師又は患者から、"医療機器の使用感"について意見を聴く調査
　　○ 医療機器であるマッサージチェアの心地良さのみに関する調査

11　有効性や安全性の評価を目的とせず、要指導医薬品又は一般用医薬品の使用者からその使用感(例：飲みやすさ、塗りやすさ)について意見を聴く調査は、臨床研究に該当しない。〈H30/4/9 事務連絡〉

12　介護老人保健施設で実施する臨床研究であっても、本法の対象となる。〈H30/3/13 事務連絡〉

第1章　総則(第1条・第2条)

■第2条第2項■

　この法律において「特定臨床研究」とは、臨床研究のうち、次のいずれかに該当するものをいう。
一　医薬品等製造販売業者又はその特殊関係者(医薬品等製造販売業者と厚生労働省令で定める特殊の関係のある者をいう。以下同じ。)から研究資金等(臨床研究の実施のための資金(厚生労働省令で定める利益を含む。)をいう。以下同じ。)の提供を受けて実施する臨床研究(当該医薬品等製造販売業者が製造販売(医薬品医療機器等法第二条第十三項に規定する製造販売をいう。以下同じ。)をし、又はしようとする医薬品等を用いるものに限る。)
二　次に掲げる医薬品等を用いる臨床研究(前号に該当するものを除く。)
　　イ　次項第一号に掲げる医薬品であって、医薬品医療機器等法第十四条第一項又は第十九条の二第一項の承認を受けていないもの
　　ロ　次項第一号に掲げる医薬品であって、医薬品医療機器等法第十四条第一項又は第十九条の二第一項の承認(医薬品医療機器等法第十四条第九項(医薬品医療機器等法第十九条の二第五項において準用する場合を含む。)の変更の承認を含む。以下ロにおいて同じ。)を受けているもの(当該承認に係る用法、用量その他の厚生労働省令で定める事項(以下ロにおいて「用法等」という。)と異なる用法等で用いる場合に限る。)
　　ハ　次項第二号に掲げる医療機器であって、医薬品医療機器等法第二十三条の二の五第一項若しくは第二十三条の二の十七第一項の承認若しくは医薬品医療機器等法第二十三条の二の二十三第一項の認証を受けていないもの又は医薬品医療機器等法第二十三条の二の十二第一項の規定による届出が行われていないもの
　　ニ　次項第二号に掲げる医療機器であって、医薬品医療機器等法第二十三条の二の五第一項若しくは第二十三条の二の十七第一項の承認(医薬品医療機器等法第二十三条の二の五第十一項(医薬品医療機器等法第二十三条の二の十七第五項において準用する場合を含む。)の変更の承認を含む。以下ニにおいて同じ。)若しくは医薬品医療機器等法第二十三条の二の二十三第一項の認証(同条第六項の変更の認証を含む。以下ニにおいて同じ。)を受けているもの又は医薬品医療機器等法第二十三条の二の十二第一項の規定による届出(同条第二項の規定による変更の届出を含む。以下ニにおいて同じ。)が行われているもの(当該承認、認証又は届出に係る使用方法その他の厚生労働省令で定める事項(以下ニにおいて「使用方法等」という。)と異なる使用方法等で用いる場合に限る。)
　　ホ　次項第三号に掲げる再生医療等製品であって、医薬品医療機器等法第二十三条の二十五第一項又は第二十三条の三十七第一項の承認を受けていないもの
　　ヘ　次項第三号に掲げる再生医療等製品であって、医薬品医療機器等法第二十三条の二十五第一項又は第二十三条の三十七第一項の承認(医薬品医療機器等法第二十三条の二十五第九項(医薬品医療機器等法第二十三条の三十七第五項において準用する場合を含む。)の変更の承認を含む。以下ヘにおいて同じ。)を受けているもの(当該承認に係る用法、用量その他の厚生労働省令で定める事項(以下ヘにおいて「用法等」という。)と異なる用法等で用いる場合に限る。)

趣旨

本規定は、特定臨床研究の定義を定めたものである。

解説

1 臨床研究法では、安全を確保する観点から、研究の対象者の生命及び身体へのリスクの高いものを「特定臨床研究」と規定し、その実施のために必要な手続等を定めている。

特定臨床研究の具体的な範囲として、次のいずれかに該当する臨床研究をいうものとしている。

(ア) 製薬企業等から資金提供を受けて実施される当該製薬企業等の医薬品等の臨床研究
（法第2条第2項第1号）

(イ) 未承認・適応外の医薬品等の臨床研究（法第2条第2項第2号イからヘまで）

2 「臨床研究」とは、治験等に該当するものを除き、医薬品等を人に対して用いることにより、当該医薬品等の有効性又は安全性を明らかにする研究をいう。〈法第2条第1項〉

⇒ 上記に「医薬品等を」とあるように、『医薬品』『医療機器』『再生医療等製品』を用いないものは臨床研究に含まれず、当然、特定臨床研究に含まれることもない。したがって、手術・手技の研究については、特定臨床研究に該当しないことになる。

なお、医学の発展のための研究は、次のように大別することができる。

(ア) 医薬品等の有効性及び安全性の確認を目的とするもの
(イ) 手術方法の有効性及び安全性の確認を目的とするもの

このうち、(ア)については、その実施には多くの研究の対象者が参加することになるため、安全性に欠ける事態となった場合の影響が大きく、法規制を行う必要性が高いといえる。

一方、(イ)については、個々の患者の状態に応じて手術方法が選択されるのが通常であり、手術方法の研究においては患者の状態に即した先端的な医療が提供されることが一般的であるため、研究計画に従って画一的に投与が行われる医薬品等の臨床研究とは異なり、研究の対象者に対する最適治療の度合いが高く、その症例数は(ア)と比較して圧倒的に少ない。また、その研究方法についても、基本的には比較研究を行わないため、資金提供等により安全性が大きく損なわれることは考えにくいことから、(ア)のみを「特定臨床研究」の範囲に含め、本法による規制の対象としている。

⇒ 上記に「人に対して」とあるように、『人』を対象としない研究は、臨床研究に含まれず、当然、特定臨床研究に含まれることもない。したがって、動物を用いた研究は、特定臨床研究に該当しないことになる。

3 医薬品等の有効性及び安全性の確認を目的とする臨床研究は、次のように分類することができる。

(ア) 承認薬等を適応内使用した場合の有効性及び安全性を確認する研究（法第2条第2項第1号）

　＊「適応内使用」とは、承認を受けた適応疾患の患者に対し、当該承認に係る用法、用量に従って用いることをいう。

(ｲ) 未承認薬等の有効性及び安全性を確認する研究(法第2条第2項第2号イ、ハ、ホ)

(ｳ) 承認薬等を適用外使用した場合の有効性及び安全性を確認する研究(法第2条第2項第2号ロ、ニ、ヘ)

　＊「適用外使用」とは、承認に係る用法、用量、効能、効果等と異なる用法等で用いることをいう。

　(ｱ)の承認薬等の適応内使用について、医薬品等製造販売業者等から研究資金等の提供を受けて実施される当該医薬品等製造販売業者の製造販売する医薬品等の臨床研究においては、自社製品の営業活動に用いるために臨床研究において良好な研究結果を出したいという資金提供者の影響を受けて、臨床研究実施者において、重篤な副作用が発生した研究の対象者を除外したり、適切な治療をしなかったりするおそれが懸念される。

　また、(ｲ)の未承認薬等については薬機法の承認審査を経ておらず、(ｳ)の適用外使用についても研究対象疾患に使用した場合の安全性に関する審査を受けていないことに変わりはない。そのため、上記(ｱ)から(ｳ)までのいずれの臨床研究についても、特定臨床研究とし、本法による規制の対象としている。

　一方、(ｱ)の承認薬等の適応内使用のうち、医薬品等製造販売業者等から研究資金等の提供を受けていないものについては、特定臨床研究の場合との比較上、研究の対象者にもたらす生命及び身体へのリスクは高いとはいえないが、医薬品等を使用する以上、副作用の発生は当然に想定される。また、臨床研究の実施中に別の疾患に罹患する可能性もある。そこで、特定臨床研究の場合と同レベルの規制を設けないまでも、認定臨床研究審査委員会の意見の聴取(法第21条)のほか、臨床研究実施基準の遵守(法第4条第1項)、実施計画の遵守(法第21条により適用する第7条)、患者からのインフォームド・コンセントの取得(法第21条により適用する第9条)、個人情報の保護(法第21条により適用する第10条)、秘密保持(法第21条により適用する第12条)、記録の保存(法第21条により適用する第12条)を行うことを努力義務としている。

＜第1号＞

4　本号は、医薬品等製造販売業者又はその特殊関係者から研究資金等の提供を受けて実施する臨床研究を、特定臨床研究としている。

⇒　海外の製薬企業から研究資金等の提供を受けて実施する臨床研究は、特定臨床研究に該当しない。ただし、臨床研究法上の臨床研究に該当する場合は、厚生労働省が整備するデータベース(jRCT)における研究資金等の提供組織としての情報公開及び利益相反管理を行い、研究計画書、説明同意文書や研究の成果(論文等)の発表において開示することが求められる。〈H30/3/13 事務連絡〉

　＊「jRCT」とは、Japan Registry of Clinical Trials の略

⇒　国内の医薬品等製造販売業者の海外子会社から研究資金等の提供を受けて実施する臨床研究は、特定臨床研究に該当する。なお、当該臨床研究において、国内の医薬品等製造販売業者は、契約締結(法第32条)が適切になされるよう当該子会社を指導することとし、当該医薬品等製造販売業者が情報公開(法第33条)を行うことが望ましいとされている。〈H30/3/13 事務連絡〉

5 　「医薬品等製造販売業者又はその特殊関係者」とあるように、資金提供を行う主体に医薬品等の製造業者は含まれていない。これは、製造業の許可では委託を受けて製造するのみであり、臨床研究に資金提供して介入する直接なメリットが薄いことによる。製造業者が他に委託して医薬品等を販売することも考えられるが、この場合の販売の主体は製造業者となるため、別途、製造販売業の許可が必要になり、その者が資金提供した臨床研究は「特定臨床研究」に該当する。

　　なお、医薬品等の製造業者が製造販売業者の子会社である場合は、医薬品等製造販売業者の特殊関係者とみなされ、その者が資金提供した臨床研究は「特定臨床研究」に該当し、本法による規制の対象となる。

6 　「厚生労働省令で定める特殊の関係のある者」は、医薬品等製造販売業者の子会社等とする。〈則第3条〉

　　なお、「子会社等」とは、次のいずれかに該当する者をいう。〈会社法第2条第3号の2〉
① 　子会社
② 　会社以外の者がその経営を支配している法人として法務省令で定めるもの

⇒ 　上記②の「法務省令で定めるもの」は、会社以外の者が他の会社等の財務及び事業の方針の決定を支配している場合における当該他の会社等とする。〈会社法施行規則第3条の2〉

7 　「研究資金等」には、物品提供及び労務提供は含まれない。〈H30/3/13事務連絡〉

8 　「厚生労働省令で定める利益」は、臨床研究の実施に係る人件費、実施医療機関の賃借料その他臨床研究の実施に必要な費用に充てられることが確実であると認められる資金とする。〈則第4条〉

⇒ 　上記の「臨床研究の実施に必要な費用に充てられることが確実であると認められる資金」として、例えば、国立研究開発法人日本医療研究開発機構(AMED)の研究費における直接経費等、臨床研究に直接関連づけられる費用に充てられる資金が該当する。
〈H30/4/9事務連絡〉

9 　「当該医薬品等製造販売業者が製造販売(略)をし、又はしようとする医薬品等を用いるものに限る」とあるが、これについて次のように示されている。〈H30/5/17事務連絡〉

(ｱ) 　A群に被験薬、B群に対照薬を投与して双方の有効性を比較する臨床研究において、被験薬の医薬品等製造販売業者等から研究資金等の提供を受けていない場合であっても、対照薬の医薬品等製造販売業者等から研究資金等の提供を受けているときは、特定臨床研究に該当する。

(ｲ) 　抗がん剤の有効性を明らかにする臨床研究において、被験者の症状に応じて適時使用される制吐剤については、当該臨床研究において有効性又は安全性を明らかにする対象ではないため、当該制吐剤の医薬等製造販売業者等から研究資金等の提供を受けている場合であっても、特定臨床研究に該当しない。

10 　「製造販売」とは、その製造(他に委託して製造をする場合を含み、他から委託を受けて製造をする場合を除く。)をし、又は輸入をした医薬品(原薬たる医薬品を除く。)、医療機器もしくは再生医療等製品を、それぞれ販売し、貸与し、もしくは授与し、又は医療機器プログラムを電気通信回線を通じて提供することをいう。〈薬機法第2条第13項〉

＊「医療機器プログラム」とは、医療機器のうちプログラムであるものをいう。

⇒ 上記に「その製造」とあるが、「他に委託して製造をする場合を含み、他から委託を受けて製造をする場合を除く」とあるように、自ら製造する場合以外に、他に委託して製造する場合も製造販売に含まれる。一方で他から委託されて製造する場合は含まれない。つまり自社製造品又は委託製造品を販売等することが製造販売といえる。

　このように、製造販売とは、元売を意味しており、薬機法では、『製造』『卸売』『小売』ではなく、『元売』行為を行う者が、その製品の市販後までの責任を負うという考え方が採られている。

⇒ 上記に「輸入をした医薬品」とあるように、外国からの輸入品を国内で販売等することも製造販売に含まれる。

⇒ 上記に「原薬たる医薬品を除く」とあるように、原薬については製造販売の考え方から除外されている。これは原薬は医薬品の原料として使用されるものであり、原薬の審査については、医薬品の承認審査の際に併せて行われるためである。なお、原薬が承認不要であるからといって自由に販売できるわけではなく、薬局開設の許可又は医薬品の販売業の許可(薬機法第24条第1項)が必要となる。

⇒ 上記の「貸与」とは、医療機器を貸与する行為が製造販売に含まれることを意味している。これは、医療機器については、貸与業(薬機法第39条第1項、第39条の3第1項)という業態が設けられていることに対応したものである。

⇒ 上記に「提供」とあるように、電気通信回線を通じ、医療機器プログラムの所有権を移転せずに使用権を認める形態についても、製造販売に含まれる。

⇒ 上記の「業」とは、ある者の同種の行為の反覆的継続的遂行が、社会通念上事業の遂行とみることができる程度のものである場合をさす。行為自体は1回限りとみられるものであっても、相当多数が行われる場合には、個々の使用行為が反覆継続するものとして、これに相当する。営利の要素は必要でなく、無償の行為であってもこれに該当する。

<第2号・イ>

11　本号は、医薬品とみなされる物であって、承認を受けていないものを用いる臨床研究を、特定臨床研究としている。

⇒ 上記の「医薬品とみなされる物」とは、医薬品の定義(薬機法第2条第1項)に合致する物をいう。

12　「第十四条第一項」の承認とは、医薬品の製造販売の承認をさす。

13　「第十九条の二第一項」の承認とは、外国製造医薬品の外国特例承認をさす。
　　＊「外国特例承認」とは、外国の製造等事業者が選任した製造販売業者に、外国において製造等された医薬品を国内において製造販売させることの承認をいう。

14　「承認」とは、申請に係る物が有効かつ安全で、その品質及び性状等が適切であって、医薬品として適当な物であるとした公認行為のことをいう。

<第2号・ロ>

15　本号は、医薬品とみなされる物であって、承認(一変承認を含む。)を受けているものの、当該承認に係る用法等と異なる用法等で用いる臨床研究を、特定臨床研究としている。

＊「一変承認」とは、承認事項の一部変更の承認をいう。

⇒ 承認に係る用法等と異なる用法等で用いられた場合において保険診療として取り扱われることもあるが(昭和55年9月3日保発第51号)、そうした用法等で用いる医薬品等の安全性及び有効性を評価する臨床研究についても、特定臨床研究に該当する。〈H30/3/13事務連絡〉

16 「第十四条第九項」の承認とは、医薬品の一変承認をさす。

17 「第十九条の二第五項において準用」とあるが、これは外国特例承認を受けた医薬品についても、承認事項を一部変更する場合にはその承認が必要であることを意味している。

18 「厚生労働省令で定める事項」は、用法、用量、効能及び効果とする。〈則第5条〉

<第2号・ハ>

19 本号は、医療機器とみなされる物であって、承認もしくは認証を受けていないもの又は届出が行われていないものを用いる臨床研究を、特定臨床研究としている。

20 「第二十三条の二の五第一項」の承認とは、医療機器の製造販売の承認をさす。

21 「第二十三条の二の十七第一項」の承認とは、外国製造医療機器の外国特例承認をさす。

22 「第二十三条の二の二十三第一項」の認証とは、医療機器の製造販売の認証をさす。
医療機器のうち、指定高度管理医療機器等(平成17年3月25日厚労省告示第112号)の製造販売をしようとする者、又は選任製造販売業者にこれを製造販売させようとする外国の製造等事業者は、厚生労働大臣の承認ではなく、登録認証機関による基準適合性認証を受けることとされている。

23 「第二十三条の二の十二第一項」の届出とは、医療機器の製造販売の届出をさす。
承認又は認証を要しない医療機器を製造販売しようとするときは、あらかじめ、厚生労働大臣に届け出ることとされている。

<第2号・ニ>

24 本号は、医療機器とみなされる物であって、承認(一変承認を含む。)もしくは認証(一変認証を含む。)を受けている又は届出(一変届出を含む。)が行われているものの、当該承認、認証又は届出に係る使用方法等と異なる使用方法等で用いる臨床研究を、特定臨床研究としている。
＊「一変認証」とは、認証事項の一部変更の認証をいう。
＊「一変届出」とは、届出事項の一部変更の届出をいう。

25 「第二十三条の二の五第十一項」の承認とは、医療機器の一変承認をさす。

26 「第二十三条の二の十七第五項において準用」とあるが、これは外国特例承認を受けた医療機器についても、承認事項を一部変更する場合にはその承認が必要であることを意味している。

27 「同条第六項の変更の認証を含む」とあるが、これは基準適合性認証を受けた医療機器についても、認証事項を一部変更する場合にはその認証が必要であることを意味している。

28 「同条第二項の規定による変更の届出を含む」とあるが、これは製造販売の届出が行

第1章　総則(第1条・第2条)

われた医療機器についても、届出事項を一部変更する場合にはその届出が必要であることを意味している。

29　「厚生労働省令で定める事項」は、使用方法、効果及び性能とする。〈則第6条〉

＜第2号・ホ＞

30　本号は、再生医療等製品とみなされる物であって、承認を受けていないものを用いる臨床研究を、特定臨床研究としている。

31　「第二十三条の二十五第一項」の承認とは、再生医療等製品の製造販売の承認をさす。

32　「第二十三条の三十七第一項」の承認とは、外国製造再生医療等製品の外国特例承認をさす。

＜第2号・ヘ＞

33　本号は、再生医療等製品とみなされる物であって、承認(一変承認を含む。)を受けているものの、当該承認に係る用法等と異なる用法等で用いる臨床研究を、特定臨床研究としている。

34　「第二十三条の二十五第九項」の承認とは、再生医療等製品の一変承認をさす。

35　「第二十三条の三十七第五項において準用」とあるが、これは外国特例承認を受けた再生医療等製品についても、承認事項を一部変更する場合にはその承認が必要であることを意味している。

36　「厚生労働省令で定める事項」は、用法、用量、使用方法、効能、効果及び性能とする。〈則第7条〉

＜臨床研究法の対象＞

37　臨床研究法の対象となる臨床研究をまとめると、次表のようになる。

＜臨床研究法の対象となる臨床研究＞

医薬品等の臨床研究			手術・手技の臨床研究	一般の医療
治験	特定臨床研究	臨床研究		
GCPの遵守	臨床研究法の遵守		法規制の検討	

⇒　上記の「法規制の検討」について、臨床研究法は学問の自由への配慮の観点から、医薬品等の有効性及び安全性を明らかにする研究に的を絞って規制を行うものであるが、通常の医療として実施されている、科学的根拠の確立していない治療に関しても検討すべきとの指摘がなされている。

このため、政府は、臨床研究法の施行後2年以内に、先端的な科学技術を用いる医療行為その他の必ずしも十分な科学的知見が得られていない医療行為についてその有効性及び安全性を検証するための措置について検討を加え、その結果に基づき、法制上の措置その他の必要な措置を講ずる。また、それ以外にも、政府は、施行後5年以内に、この法律の施行の状況、臨床研究を取り巻く状況の変化等を勘案して本法の規定に検討を加え、必要があると認めるときは、その結果に基づいて所要の措置を講ずるものとしている。〈法附則第2条〉

■第2条第3項■

> この法律において「医薬品等」とは、次に掲げるものをいう。
> 一 医薬品医療機器等法第二条第一項に規定する医薬品(同条第十四項に規定する体外診断用医薬品を除く。)
> 二 医薬品医療機器等法第二条第四項に規定する医療機器
> 三 医薬品医療機器等法第二条第九項に規定する再生医療等製品

趣旨
本規定は、医薬品等の定義を定めたものである。

解説
1 「医薬品等」とは、外形上、医薬品(体外診断用医薬品を除く。)、医療機器及び再生医療等製品に該当するものをいう。『外形上』としているように、必要な承認等を受けたものでなくてもこれに該当するものとしている。

⇒ 上記の「外形上、(略)該当するもの」とは、承認、未承認にかかわらず、医薬品、医療機器、再生医療等製品の定義(薬機法第2条第1項、第4項、第9項)に合致する物を意味する。

〈第1号〉

2 「医薬品」とは、次に掲げる物をいう。〈薬機法第2条第1項〉
 (ア) 日本薬局方に収められている物
 (イ) 人又は動物の疾病の診断、治療又は予防に使用されることが目的とされている物であって、機械器具等でないもの
 (ウ) 人又は動物の身体の構造又は機能に影響を及ぼすことが目的とされている物であって、機械器具等でないもの

⇒ 上記(ア)の「日本薬局方」は、我が国において繁用され、又は重要な医薬品について、その性状品質を定めた基準書である。これに収載されている物は、当然に医薬品となるが、その使用目的が食品用、化学工業用等に限定される場合には、解釈上、医薬品から除外される。

⇒ 上記(イ)の「診断」を目的として使用される医薬品として、例えば、胃のエックス線撮影用の硫酸バリウム、放射性物質を利用した体内・体外診断用医薬品が該当する。

⇒ 上記(イ)の「治療」を目的として使用される医薬品として、例えば、解熱鎮痛剤のアスピリンがあり、社会通念上いわゆる医薬品と認識される物の多くが該当する。

⇒ 上記(イ)の「予防」を目的として使用される医薬品として、例えば、コレラワクチン等のワクチン類のほか、殺菌消毒剤、殺虫殺鼠剤などの防疫用薬剤等が該当する。

⇒ 上記(イ)及び(ウ)に「機械器具等でないもの」とあるが、機械器具等については、医薬品ではなく、医療機器として規制されている。

⇒ 上記(ウ)の「構造」に影響を及ぼすことを目的として使用される医薬品として、例えば、毛髪のタンパク構造に影響を与え、色合いを変化させる染毛剤が該当する。

第1章　総則(第1条・第2条)

　　　＊　染毛剤は、本来、医薬品に該当するものであるが、厚生労働大臣の指定(薬機法第2条第2項第3号)を受け、医薬部外品として市販されている。
⇒　上記(ウ)の「機能」に影響を及ぼすことを目的として使用される医薬品として、例えば、嫌酒剤や催乳剤、避妊薬が該当する。

3　「第二条第一項に規定する医薬品」とあるように、本号の医薬品は、外形上、医薬品とみなされるものをいう。これには承認(薬機法第14条第1項、第19条の2第1項)を受けていないもの、届出(薬機法第14条の9第1項)を行っていないものも含まれる。

4　「体外診断用医薬品」とは、専ら疾病の診断に使用されることが目的とされている医薬品のうち、人又は動物の身体に直接使用されることのないものをいう。〈薬機法第2条第14項〉

5　「体外診断用医薬品を除く」とあるように、臨床研究法では体外診断用医薬品に関する研究については規制対象としていない。これは、体外診断用医薬品は人に対して投与又は使用するものではなく、研究の対象者の生命及び身体へのリスクがないためである。

〈第2号〉

6　「医療機器」とは、人・動物の疾病の診断、治療もしくは予防に使用されること、又は人・動物の身体の構造もしくは機能に影響を及ぼすことが目的とされている機械器具等(再生医療等製品を除く。)であって、政令で定めるものをいう。〈薬機法第2条第4項〉
⇒　上記に「機械器具等(略)であって」とあるように、医療機器は機械器具の形態をしたものである必要がある。歯科材料、医療用品、衛生用品並びにプログラム及びこれを記録した記録媒体は、社会通念上、機械器具とは認め難いものの、薬機法においては、機械器具"等"として同じ取扱いをしている。
⇒　上記の「政令で定めるもの」は、次のとおりである。〈薬機法施行令第1条、令別表第一〉
　(ア) 機械器具——84のもの(例：医療用照明器、保育器)
　(イ) 医療用品——6のもの(例：エックス線フィルム、縫合糸)
　(ウ) 歯科材料——9のもの(例：歯科用金属、歯冠材料)
　(エ) 衛生用品——4のもの(例：月経処理用タンポン、コンドーム)
　(オ) プログラム
　　① 疾病診断用プログラム(副作用又は機能の障害が生じた場合においても、人の生命及び健康に影響を与えるおそれがほとんどないものを除く。)
　　　＊「副作用又は機能の障害が生じた場合においても、人の生命及び健康に影響を与えるおそれがほとんどないものを除く」とあるように、一般医療機器に相当するプログラム及びこれを記録した記録媒体は、医療機器の範囲から除外される。
　　② 疾病治療用プログラム(副作用又は機能の障害が生じた場合においても、人の生命及び健康に影響を与えるおそれがほとんどないものを除く。)
　　③ 疾病予防用プログラム(副作用又は機能の障害が生じた場合においても、人の生命及び健康に影響を与えるおそれがほとんどないものを除く。)
　(カ) プログラムを記録した記録媒体
　　① 疾病診断用プログラムを記録した記録媒体(副作用又は機能の障害が生じた場合においても、人の生命及び健康に影響を与えるおそれがほとんどないものを除く。)

②　疾病治療用プログラムを記録した記録媒体（副作用又は機能の障害が生じた場合においても、人の生命及び健康に影響を与えるおそれがほとんどないものを除く。）
　　③　疾病予防用プログラムを記録した記録媒体（副作用又は機能の障害が生じた場合においても、人の生命及び健康に影響を与えるおそれがほとんどないものを除く。）
　(キ)　動物専用医療機器──14のもの（例：受精卵移植用器具、人工授精用器具）
7　「第二条第四項に規定する医療機器」とあるように、本号の医療機器は、外形上、医療機器とみなされるものをいう。これには承認（薬機法第23条の2の5第1項、第23条の2の17第1項）を受けていないもの、認証（薬機法第23条の2の23第1項）を受けていないもの、届出（薬機法第23条の2の12第1項）を行っていないものも含まれる。

＜第3号＞
8　「再生医療等製品」とは、次に掲げる物であって、政令で定めるものをいう。〈薬機法第2条第9項〉
　(ア)　次に掲げる医療又は獣医療に使用されることが目的とされている物のうち、人又は動物の細胞に培養その他の加工を施したもの
　　①　人又は動物の身体の構造又は機能の再建、修復又は形成
　　②　人又は動物の疾病の治療又は予防
　(イ)　人又は動物の疾病の治療に使用されることが目的とされている物のうち、人又は動物の細胞に導入され、これらの体内で発現する遺伝子を含有させたもの
⇒　上記の「政令で定めるもの」は、次のとおりである。〈令第1条の2、令別表第二〉
　(i)　ヒト細胞加工製品
　　a　ヒト体細胞加工製品（b及びdを除く。）
　　b　ヒト体性幹細胞加工製品（dを除く。）
　　c　ヒト胚性幹細胞加工製品
　　d　ヒト人工多能性幹細胞加工製品
　(ii)　動物細胞加工製品
　　a　動物体細胞加工製品（b及びdを除く。）
　　b　動物体性幹細胞加工製品（dを除く。）
　　c　動物胚性幹細胞加工製品
　　d　動物人工多能性幹細胞加工製品
　(iii)　遺伝子治療用製品
　　a　プラスミドベクター製品
　　b　ウイルスベクター製品
　　c　遺伝子発現治療製品（a及びbを除く。）
⇒　上記(ア)に該当するものは、細胞加工製品と総称される。
⇒　上記(ア)①に該当するものは、再生医療製品とよばれる。例えば、培養した皮膚、培養した軟骨が該当する。
⇒　上記(ア)②に該当するものは、細胞治療製品とよばれ、「再生医療等製品」の『等』に含まれるものである。細胞治療製品は、再生医療製品と同様に、生きた細胞に加工を施

して製造され、不均一性、感染症やがん化のリスク等の特性を有するものであることから、再生医療製品と同一の定義に含めて、同一の規制下に置かれている。例えば、活性化リンパ球が該当する。

⇒ 上記(イ)に該当するものは、遺伝子治療製品とよばれ、「再生医療等製品」の『等』に含まれるものである。遺伝子治療製品は、再生医療製品や細胞治療製品と同様に、生きた細胞に加工を施して(遺伝子を導入して)製造され、不均一性、感染症やがん化のリスクなど同様の特性を有するものであることから、再生医療製品及び細胞治療製品と同一の定義に含めて、同一の規制下に置かれている。例えば、遺伝欠損した酵素遺伝子を組み込んだプラスミドが該当する。

9 「第二条第九項に規定する再生医療等製品」とあるように、本号の再生医療等製品は、外形上、再生医療等製品とみなされるものをいう。これには承認(薬機法第23条の25第1項、第23条の37第1項)を受けていないものも含まれる。

■第2条第4項■

> この法律において「医薬品等製造販売業者」とは、医薬品等に係る医薬品医療機器等法第十二条第一項、第二十三条の二第一項又は第二十三条の二十第一項の許可を受けている者をいう。

趣旨

本規定は、医薬品等製造販売業者の定義を定めたものである。

解説

1　「医薬品等製造販売業者」とは、医薬品の製造販売業者、医療機器の製造販売業者、再生医療等製品の製造販売業者をいうものとしている。

　具体的には、次の者が該当する。

(A)　医薬品の製造販売業者

　(a1)　第一種医薬品製造販売業許可を受けている者(薬機法第12条第1項)
　(a2)　第二種医薬品製造販売業許可を受けている者(薬機法第12条第1項)

(B)　医療機器の製造販売業者

　(b1)　第一種医療機器製造販売業許可を受けている者(薬機法第23条の2第1項)
　(b2)　第二種医療機器製造販売業許可を受けている者(薬機法第23条の2第1項)
　(b3)　第三種医療機器製造販売業許可を受けている者(薬機法第23条の2第1項)

(C)　再生医療等製品の製造販売業者

　(c)　再生医療等製品の製造販売業の許可を受けている者(薬機法第23条の20第1項)

⇒　上記(a1)の「第一種医薬品製造販売業許可」とは、処方箋医薬品を業として製造販売するための許可である。

⇒　上記(a2)の「第二種医薬品製造販売業許可」とは、処方箋医薬品以外の医薬品を業として製造販売するための許可である。なお、処方箋医薬品以外の医薬品として、次の医薬品が該当する。

① 医療用医薬品のうち処方箋医薬品でないもの
② 薬局製造販売医薬品
③ 要指導医薬品
④ 一般用医薬品

⇒　上記(b1)の「第一種医療機器製造販売業許可」とは、高度管理医療機器を業として製造販売するための許可である。高度管理医療機器は、医療機器(動物用医療機器を除く。)のうち、安全対策について最も注意が必要とされるものであり、告示(平成16年7月20日厚労省告示第298号)により指定(例：心臓カテーテル付検査装置、中心静脈用カテーテル)されている。

　医療機器は、そのリスクの程度により、高度管理医療機器、管理医療機器及び一般医療機器の三つにカテゴリー分けされている。リスクの程度とは、副作用又は機能の障害が生じた場合において、人の生命及び健康に影響を及ぼす程度をさす。あくまで"人"

の生命及び健康に影響を与える程度であって、"動物"に及ぼすリスクの程度ではない。

⇒　上記(b2)の「第二種医療機器製造販売業許可」とは、管理医療機器を業として製造販売するための許可である。管理医療機器は、医療機器(動物用医療機器を除く。)のうち、高度管理医療機器に次いで安全対策に係る注意が必要とされるものであり、告示(平成16年7月20日厚労省告示第298号)により指定(例：全身用X線CT診断装置、核医学診断用ポジトロンCT装置)されている。

⇒　上記(b3)の「第三種医療機器製造販売業許可」とは、一般医療機器を業として製造販売するための許可である。一般医療機器は、医療機器(動物用医療機器を除く。)のうち、通常の取扱いをする限りほぼ安全とされるものであり、告示(平成16年7月20日厚労省告示第298号)により指定(例：X線管支持床支持台、機械式聴診器)されている。

2　「許可」とは、一般的に禁止されている行為について、特定の場合に解除する行政庁の行為をいう。

第二章　臨床研究の実施

第三条（臨床研究実施基準）

■第3条第1項■

> 厚生労働大臣は、厚生労働省令で、臨床研究の実施に関する基準(以下「臨床研究実施基準」という。)を定めなければならない。

趣旨

本規定は、臨床研究実施基準は省令で定める旨を明示したものである。

解説

1　本法では、臨床研究を実施するにあたって遵守すべき事項を臨床研究実施基準として厚生労働省令において定め(法第3条第1項)、特定臨床研究を実施する者に対して、この基準に従って実施することを義務(法第4条第2項)づけている。また、特定臨床研究以外の臨床研究を実施する者については、この基準に従って実施することを努力義務(法第4条第1項)としている。

2　「厚生労働省令」とあるように、『政令』ではなく「省令」で定められる。これは、臨床研究実施基準は、臨床研究の安全確保の観点から、厚生労働大臣が所管する薬事や医療に属する事項を定めるものであることによる。

■第3条第2項■

臨床研究実施基準においては、次に掲げる事項について定めるものとする。
一　臨床研究の実施体制に関する事項
二　臨床研究を行う施設の構造設備に関する事項
三　臨床研究の実施状況の確認に関する事項
四　臨床研究の対象者に健康被害が生じた場合の補償及び医療の提供に関する事項
五　特定臨床研究(前条第二項第一号に掲げるものに限る。)に用いる医薬品等の製造販売をし、又はしようとする医薬品等製造販売業者及びその特殊関係者の当該特定臨床研究に対する関与に関する事項
六　その他臨床研究の実施に関し必要な事項

趣旨

本規定は、臨床研究実施基準において定める事項を明示したものである。

解説

<第1号>
1　臨床研究は、人を対象として実験的に医薬品等を投与するものであり、その実施の際に緊急に対応が必要となる場面が想定されることから、緊急時に対応する責任者をあらかじめ定めておくこと等の基準を設けることとしている。

<第2号>
2　臨床研究の実施の際には、緊急に対応が必要となる場面が想定されることから、救急対応が可能な治療設備を有すること等の基準を設けることとしている。

<第3号>
3　研究の対象者の安全を確保するためには、研究実施者の責任のみに委ねるのではなく、研究が計画どおりに実施されるよう、その研究とは関係のない第三者が実施状況を確認すること(モニタリング)が有効である。このため、臨床研究の実施にあたっては、研究計画の内容に応じてモニタリングを実施すること等の基準を設けることとしている。

4　モニタリング、監査、その他資金提供等以外の臨床研究の実施に係る契約については、原則として研究責任医師(当該研究責任医師が所属する機関において当該研究資金等を管理する者等を含む。)が行うものとし、医薬品等製造販売業者等が行ってはならない。
　外国にある者と共同して臨床研究を実施する場合であって、研究責任医師が契約者になれない場合は、その旨を認定臨床研究審査委員会に説明することが求められる。
〈H30/2/28 医政経発0228第1号・医政研発0228第1号〉

5　医薬品等製造販売業者等が提案し、研究責任医師(当該研究責任医師が所属する機関において当該研究資金等を管理する者等を含む。)が受託して実施する臨床研究において、当該医薬品等製造販売業者等がモニタリング又は監査を実施する場合であっても、研究責任医師の責任の下で委託し、研究責任医師の監督の下で実施する。また、その旨を研究計画書、説明同意文書に記載し、研究結果の公表時に開示することが求められる。

〈H30/2/28 医政経発 0228 第 1 号・医政研発 0228 第 1 号〉

<第4号>

6　研究の対象者に健康被害が発生する可能性も相当程度あると考えられる。このため、健康被害が生じた際に補償措置を講じたり、必要な治療が施されること等の基準を設けることとしている。

7　「補償」とは、違法な行為によって生じた損害を補填する『賠償』とは異なり、実施した行為との因果関係があれば、過失がなくても損害を補填するものをいう。

<第5号>

8　医薬品等製造販売業者等が自社製品を用いる臨床研究に資金提供をしている場合、自社製品にとって良好な結果を出そうとして研究結果を歪め、結果的に研究の対象者の安全を脅かす介入が行われるおそれがある。このため、医薬品等製造販売業者等が自社製品を用いる臨床研究に対して資金提供をしている場合には、研究の対象者にその旨を説明したり、関係の深い者を研究の対象者の安全に関わる業務に携わせない等の基準を設けることとしている。

9　「特殊関係者」とは、医薬品等製造販売業者と厚生労働省令で定める特殊の関係のある者をいう。〈法第2条第2項第1号〉

<第6号>

10　臨床研究に携わる者に教育・研修を実施すること、対象者からの苦情相談窓口を設置すること等の基準を設けることとしている。

第2章　臨床研究の実施（第3条—第22条）

■第3条第3項■

　厚生労働大臣は、臨床研究実施基準を定め、又は変更するときは、あらかじめ、厚生科学審議会の意見を聴かなければならない。

趣旨

　本規定は、厚生労働大臣は、臨床研究実施基準を定めるとき、又は変更するときは、あらかじめ、厚生科学審議会の意見を聴かなければならない旨を定めたものである。

解説

1　「厚生科学審議会」は、厚生労働省設置法第8条を設置根拠としており、次の事務を所掌している。
　(ｱ)　厚生労働大臣の諮問に応じて次に掲げる重要事項を調査審議すること
　　① 疾病の予防及び治療に関する研究その他所掌事務に関する科学技術に関する重要事項
　　② 公衆衛生に関する重要事項
　(ｲ)　(ｱ)②に掲げる重要事項に関し、厚生労働大臣又は関係行政機関に意見を述べること
　(ｳ)　厚生労働大臣又は文部科学大臣の諮問に応じて保健師、助産師、看護師、准看護師、理学療法士、作業療法士、あん摩マッサージ指圧師、はり師、きゅう師又は柔道整復師の学校又は養成所もしくは養成施設の指定又は認定に関する重要事項を調査審議すること
　(ｴ)　「再生医療等の安全性の確保等に関する法律」、「臨床研究法」、「感染症の予防及び感染症の患者に対する医療に関する法律」、「予防接種法」、「検疫法」、「生活衛生関係営業の運営の適正化及び振興に関する法律及び難病の患者に対する医療等に関する法律」の規定によりその権限に属させられた事項を処理すること
2　厚生労働大臣は、臨床研究実施基準を定めようとするときは、本法の施行日（平成30年4月1日）前においても、厚生科学審議会の意見を聴くことができる。〈法附則第4条〉
　これは、臨床研究実施基準の具体的な内容については、特定臨床研究を実施しようとする者が実施計画を作成する段階で既に明らかにされている必要があるため、厚生労働大臣は臨床研究実施基準に係る省令の制定にあたり、本法の施行前においても厚生科学審議会の意見を聴取できることとしたものである。
⇒　本法の施行期日は、本法の公布の日（平成29年4月14日）から起算して1年を超えない範囲内において政令で定める日（平成30年4月1日）としている。
　これは、特定臨床研究を実施する際には認定臨床研究審査委員会の意見を聴くことが義務づけられている（法第5条第3項、第6条第2項）ことから、特定臨床研究が滞りなく実施されるよう認定臨床研究審査委員会の設置がなされていることが必要であり、また、疾病等報告に係る情報の整理及び調査を機構に行わせることとしている（法第16条）ことから、機構における体制を整備させることが必要であるため、本法の施行前にこれらの体制整備の準備期間を設けたものである。
⇒　法附則第4条は、本法の公布の日（平成29年4月14日）から施行する。〈法附則第1条但書〉

臨床研究実施基準(則第9条から第38条まで)
逐条解説

法第三条(臨床研究実施基準)
則第九条(臨床研究の基本理念)

> 臨床研究は、臨床研究の対象者の生命、健康及び人権を尊重し、次に掲げる事項を基本理念として実施しなければならない。
> 一 社会的及び学術的意義を有する臨床研究を実施すること
> 二 臨床研究の分野の特性に応じた科学的合理性を確保すること
> 三 臨床研究により得られる利益及び臨床研究の対象者への負担その他の不利益を比較考量すること
> 四 独立した公正な立場における審査意見業務を行う認定臨床研究審査委員会の審査を受けていること
> 五 臨床研究の対象者への事前の十分な説明を行うとともに、自由な意思に基づく同意を得ること
> 六 社会的に特別な配慮を必要とする者について、必要かつ適切な措置を講ずること
> 七 臨床研究に利用する個人情報を適正に管理すること
> 八 臨床研究の質及び透明性を確保すること

趣旨
　本規定は、臨床研究の基本理念について定めたものである。

解説
1 　本規定各号に掲げる基本理念は、人を対象とする臨床研究の歴史的経緯を踏まえ、臨床研究の対象となる者の人権の尊重に関する国内外の研究倫理ガイドライン等の諸原則を整理し、臨床研究のプロセスに応じて示したものである。〈H30/2/28 医政経発0228第1号・医政研発0228第1号〉
2 　臨床研究法の基本理念に基づく認定臨床研究審査委員会の審査の視点について、次のとおり示されている。
　(A) 社会的及び学術的意義を有する臨床研究を実施すること
　　① 医療や公衆衛生の改善に資する研究成果が得られる見込みがある
　　② 先行研究との関係で新規性・独創性を有している
　(B) 臨床研究の分野の特性に応じた科学的合理性を確保すること
　　(b1) 研究目的を達成するために、以下の妥当な方法がとられている
　　　① ランダム化の有無、二重盲検の有無、エンドポイントの設定、対象集団の設定など、研究デザインが適切である

② サンプルサイズの設定根拠と設定方法が明確かつ適切で、研究の目的と対応したものとなっている
③ 対照群が設定されている場合、その設定が明確で適切である
④ 医薬品の用量・用法の設定根拠が明確で適切である
⑤ 医療機器の使用方法の設定根拠が明確で適切である
⑥ 医薬品の粉砕や溶解等、医療機器の形状変更等がある場合、その設定等が妥当である
⑦ 測定項目や検査項目が適切である(必要以上に実施していない)
(b2) 実現可能性について以下の策が講じられている
① この研究を実施するための設備、人員、予算、研究期間などにおいて、当該臨床研究の実行可能性が高いことが明確である
② 研究責任医師・研究分担医師が、この研究を適正に実施するために必要な専門的知識と臨床経験を十分に有している
(b3) 対象者の選択について以下の策が講じられている
① 対象者の適格基準は科学的根拠に基づいたものであり、不当で恣意的な基準ではない
② 臨床研究の目的を達成する上で、よりリスクの低い集団を対象者にすることはできない(不必要にリスクの高い集団が含まれていない)
(C) 臨床研究により得られる利益及び臨床研究の対象者への負担その他の不利益を比較考量すること
① 対象者が被る可能性のある身体的・心理的リスクや負担(可能な範囲でその頻度、程度、持続期間などの詳細を含む。)が研究計画において適切に把握されている
② 対象者が被る可能性のある社会的・経済的リスクや負担(研究参加に伴い生じる社会的差別やプライバシー侵害、経済的損失など)が研究計画において適切に把握されている
③ 対象者の被るリスクや負担が可能な限り小さくされている(実施体制の整備、医療スタッフの配置、適格基準や中止基準の適切な設定などの対策を含む。)
④ 全体として、対象者の被るリスクや負担は、期待される利益(臨床研究の対象者への治療上の利益及び研究が社会にもたらす社会的利益)に照らして適切である
(D) 臨床研究の対象者への事前の十分な説明を行うとともに、自由な意思に基づく同意を得ること
(d1) 理解できるか
① 説明文書において、説明項目に過不足はなく、可能な限りわかりやすく記載されている
② 臨床研究の対象者の年齢等にも配慮されている
(d2) 項目の妥当性
① 臨床研究と日常診療との違い(研究参加には社会貢献の要素が含まれること)
② 何を目指した研究なのか(研究の必要性や背景)

③ どのような研究方法なのか(特にランダム化やプラセボの使用など)
④ 研究に参加した場合、どのような利益や不利益があるのか
⑤ 健康被害が生じた場合、どのように対処するのか(補償の内容も含む)
⑥ 来院や検査のスケジュール
⑦ 研究に参加しない場合の選択肢(具体的な治療法など)
⑧ 研究者や研究組織について(特に企業が関与している場合には明確に)
⑨ 研究についての質問や相談ができる機会や場所、連絡先

(d3) 自発性が担保されているか
① 研究参加に関して、強制力が働いていない、又は強制力が働くことを取り除くような配慮がなされている
② 研究参加に対する不当な誘因がない(対象者の判断を狂わせるような過剰な医療サービスや物品・金銭等の提供は無い)

(E) 社会的に特別な配慮を必要とする者について、必要かつ適切な措置を講じること(社会的に特別な配慮を必要とする者が含まれる場合に限る。)
① 社会的に特別な配慮を必要とする者(同意能力を欠く者など)を研究対象とする理由が明確である(それ以外の対象者では達成できない重要な研究目的がある)
② 臨床研究の対象者の特徴に応じた適切な支援体制が用意されている

(F) 臨床研究に利用する個人情報を適正に管理すること
① 個人情報取得のための手続きが明確で適切である
② 個人情報の管理体制は十分である
③ 臨床研究の対象者から個人情報開示等の求めに応じる体制が整備されている

(G) 臨床研究の質及び透明性を確保すること
① 利益相反の可能性がない、又は情報開示等によって適切に管理されている
② 試料・情報の保管体制及び保管期間は適切である
③ 当該臨床研究に合わせたモニタリングの体制がとられ、明確に計画されている
④ 当該臨床研究の監査の必要性が明確にされ、実施する場合には適切に計画されている

(H) その他
① 臨床研究に関連する重篤な疾病等及び不具合の対処方法が具体的に定められ、適切である
② 研究内容に照らして健康被害に対する補償の内容(医療費、医療手当、補償金)は妥当である

法第三条（臨床研究実施基準）
則第十条（研究責任医師等の責務）

□則第１０条第１項□

研究責任医師及び研究分担医師は、臨床研究の対象となる疾患及び当該疾患に関連する分野について、十分な科学的知見並びに医療に関する経験及び知識を有し、かつ、臨床研究に関する倫理に配慮して当該臨床研究を適正に実施するための十分な教育及び訓練を受けていなければならない。

趣 旨
本規定は、臨床研究の対象となる疾患分野に十分な科学的知見及び医療に関する経験・知識を有し、かつ、倫理に関する十分な教育・訓練を受けた者であることを、研究責任医師及び研究分担医師に求めたものである。

解 説
1　医薬品等製造販売業者等が提案する臨床研究を研究責任医師が受託して行う場合であっても、当該臨床研究が実施医療機関における医行為を前提とした診療行為の上に実施されるものであることにかんがみ、その責任の主体は実施医療機関に所属する研究責任医師にある。〈H30/2/28 医政経発0228第1号・医政研発0228第1号〉

⇒　上記の「医薬品等製造販売業者等」とは、医薬品等製造販売業者又はその特殊関係者をいう。〈則第21条第1項第1号〉

2　研究責任医師及び研究分担医師は、求められる責務に応じて当該臨床研究を適正に実施することができるよう、研究に関する倫理並びに研究の実施に必要な研究手法等の知識及び技術に関して、十分な教育及び訓練を受けていなければならない。〈H30/2/28 医政経発0228第1号・医政研発0228第1号〉

3　「研究責任医師」とは、臨床研究法に規定する臨床研究を実施する者をいい、1つの実施医療機関において臨床研究に係る業務を統括する医師又は歯科医師をいう。〈則第1条第2号〉

4　研究責任医師について、次のとおり示されている。〈H30/3/13 事務連絡〉

(ｱ)　臨床研究の対象者が在宅医療の患者等である場合、その在宅医療等を行う医療機関の医師が研究責任医師になる。

(ｲ)　臨床研究の対象者が臨床研究のために診療を受ける医療機関と、当該臨床研究で用いる医療機器が設置されている医療機関が異なる場合、いずれの医療機関においても診療行為が行われるため、研究責任医師はいずれの医療機関にも配置することが求められる。

(ｳ)　臨床研究の対象者への医薬品の投与等は実施せず、当該臨床研究において検体の解析のみをする医療機関には、研究責任医師の配置は不要である。
　　ただし、研究責任医師又は研究代表医師の指導の下、記録の保存や個人情報の取扱

いに関する規定を遵守すること。なお、共同施設の研究者として研究計画書に記載され、当該臨床研究を実施することによって利益を得ることが明白な者にあたる場合は、利益相反管理の対象になるため注意が必要である。

　(エ)　臨床研究は、実施医療機関における診療行為を前提として実施されるものである。
　　このため、医薬品等製造販売業者等が企画、立案し、研究資金等を提供した上で、実施医療機関に委託する臨床研究であっても、研究責任医師には実施医療機関で行う臨床研究の管理義務等が求められている。

5　「研究分担医師」とは、実施医療機関において、研究責任医師の指導の下に臨床研究に係る業務を分担する医師又は歯科医師をいう。〈則第1条第5号〉

6　「当該臨床研究を適正に実施するための十分な教育及び訓練」として、例えば、臨床研究中核病院が実施する臨床研究に従事する者を対象とした研修（臨床研究・治験従事者研修等）及びそれに準じた内容の研修が該当する。なお、単に学術集会に参加したのみではこれに該当しない。〈H30/3/13 事務連絡〉

□則第10条第2項□

研究責任医師は、臨床研究を実施する場合には、その安全性及び妥当性について、科学的文献その他の関連する情報¹又は十分な実験の結果²に基づき、倫理的及び科学的観点から十分検討³しなければならない。

趣旨

本規定は、臨床研究を実施する場合には、その安全性及び妥当性について倫理的及び科学的観点から十分検討することを、研究責任医師の義務としたものである。

解説

1　「科学的文献その他の関連する情報」として、例えば、研究論文や学術集会の発表が該当する。〈H30/2/28 医政経発0228第1号・医政研発0228第1号〉

2　「十分な実験の結果」として、例えば、未承認薬における投与される医薬品等の品質、毒性及び薬理作用に関する試験等が挙げられ、当該医薬品等の安全性や妥当性について、その時点での科学的水準に基づき検討することが求められる。〈H30/2/28 医政経発0228第1号・医政研発0228第1号〉

3　「倫理的及び科学的観点から十分検討」とは、則第9条に基づき検討すること、すなわち臨床研究の対象者の生命、健康及び人権を尊重し、以下の事項を基本理念として検討することをいう。〈H30/2/28 医政経発0228第1号・医政研発0228第1号〉
① 社会的及び学術的意義を有する臨床研究を実施すること
② 臨床研究の分野の特性に応じた科学的合理性を確保すること

③ 臨床研究により得られる利益及び臨床研究の対象者への負担その他の不利益を比較考量すること
④ 独立した公正な立場における審査意見業務を行う認定臨床研究審査委員会の審査を受けていること
⑤ 臨床研究の対象者への事前の十分な説明を行うとともに、自由な意思に基づく同意を得ること
⑥ 社会的に特別な配慮を必要とする者について、必要かつ適切な措置を講ずること
⑦ 臨床研究に利用する個人情報を適正に管理すること
⑧ 臨床研究の質及び透明性を確保すること

□則第10条第3項□

　研究責任医師及び研究分担医師は、この省令及び研究計画書に基づき臨床研究を行わなければならない。

趣旨

　本規定は、臨床研究法施行規則及び研究計画書に基づいて臨床研究を実施することを、研究責任医師及び研究分担医師の義務としたものである。

解説

1 「この省令」とは、臨床研究法施行規則(平成30年2月28日厚生労働省令第17号)をいう。
2 「研究計画書」とは、臨床研究の計画書をいう。〈則第1条第3号〉
　なお、研究計画書の記載事項については、則第14条において定められている。

□則第10条第4項□

　研究責任医師は、臨床研究がこの省令及び研究計画書に従い、適正に実施されていることを随時確認するとともに、必要に応じて、臨床研究の中止又は研究計画書の変更その他の臨床研究の適正な実施を確保するために必要な措置を講じなければならない。

趣旨

　本規定は、臨床研究が適正に実施されていることを随時確認するとともに、必要に応じて、臨床研究の適正な実施を確保するために必要な措置を講じることを、研究責任医師の義務としたものである。

解 説

1　研究責任医師は、臨床研究の対象者に配慮し、研究分担医師や当該臨床研究に従事する者による臨床研究法施行規則及び研究計画書の遵守を図るとともに、臨床研究の進捗管理や監督、疾病等や不適合の把握及び報告並びに当該臨床研究に従事する者に対する適時な情報共有を行う必要がある。また、疾病等や重大な不適合が発生した場合は、再発防止策を講じ、研究分担医師や当該臨床研究に従事する者に周知するとともに、再発防止の徹底を図ることが求められる。〈H30/2/28 医政経発 0228 第 1 号・医政研発 0228 第 1 号〉

2　臨床研究の進行、安全性及び有効性について適当な間隔で評価し、臨床研究の継続、変更又は中止の提言を受けるため、効果安全性評価委員会を設置することは差し支えない。ただし、効果安全性評価委員会を設置する場合には、その審議に関する手順を定め、これに従って審議をすることが望ましい。〈H30/3/13 事務連絡〉

□則第 10 条第 5 項□

研究責任医師は、臨床研究に関する業務の一部を委託する場合には、委託を受けた者が遵守すべき事項について、委託契約の内容を確認するとともに、委託を受けた者に対する必要かつ適切な監督を行わなければならない。

趣 旨

本規定は、臨床研究に関する業務の一部を委託する場合には、委託を受けた者の遵守事項に関する契約内容を確認するとともに、委託を受けた者を適切に監督することを、研究責任医師の義務としたものである。

解 説

1　「委託」とは、研究責任医師が臨床研究に関する業務の一部を行うことを他の者に依頼することをいう。契約の形態や種類は問われない。

2　「委託を受けた者に対する」とあるが、委託を受けた者が委託に係る業務以外の業務を行っている場合、委託元たる研究責任医師は、当該委託に係る業務についてのみ監督責任を有することとなる。

3　「必要かつ適切な監督」とは、委託を受けた者が必要かつ適切な管理を行うべきことを契約内容に盛り込むとともに、委託元たる研究責任医師が当該契約の内容が確実に遵守されているか確認することをいう。

法第三条（臨床研究実施基準）
則第十一条（実施医療機関の管理者等の責務）

□則第１１条第１項□

実施医療機関の管理者は、臨床研究がこの省令及び研究計画書に従い、適正に実施されていることを随時確認するとともに、必要に応じて、臨床研究の適正な実施を確保するために必要な措置をとらなければならない。

趣　旨

本規定は、臨床研究が適正に実施されていることを随時確認するとともに、必要に応じて、臨床研究の適正な実施を確保するために必要な措置をとることを、実施医療機関の管理者の義務としたものである。

解　説

1　「実施医療機関」とは、臨床研究が実施される医療機関をいう。〈則第１条第１号〉
2　「臨床研究の適正な実施を確保するために必要な措置」として、実施医療機関の管理者は、定期的に臨床研究に従事する者の教育又は研修の機会を確保することが求められる。その際、外部機関が実施する教育、研修等への参加の機会を確保することでも差し支えない。〈H30/2/28 医政経発 0228 第１号・医政研発 0228 第１号〉

□則第１１条第２項□

実施医療機関の管理者は、前項の確認のため、研究責任医師に対し、資料の提出その他の必要な協力を求めることができる。

趣　旨

本規定は、実施医療機関の管理者は、臨床研究が適正に実施されていることを確認するため、研究責任医師に必要な協力を求めることができる旨を明らかにしたものである。

解　説

1　臨床研究が適正に実施されていることを確認するためには、研究責任医師に協力を求める必要があるため、確認的に本規定が設けられている。

> 【則第11条第3項】
> 研究責任医師は、実施医療機関の管理者の求めに応じ、当該管理者が求める資料の提出その他の必要な協力を行わなければならない。

趣旨

本規定は、実施医療機関の管理者の求めに応じて必要な協力を行うことを、研究責任医師の義務としたものである。

法第三条（臨床研究実施基準）
則第十二条（多施設共同研究）

□則第１２条第１項□

　臨床研究を多施設共同研究として実施する研究責任医師は、当該多施設共同研究として実施する臨床研究に係る業務を代表するため、当該研究責任医師の中から、研究代表医師を選任しなければならない。

趣旨

　本規定は、臨床研究を多施設共同研究として実施する場合、研究責任医師の中から研究代表医師を選任することとしたものである。

解説

1　「多施設共同研究」とは、１つの研究計画書に基づき複数の実施医療機関において実施される臨床研究をいう。〈則第１条第３号〉

2　「研究代表医師」とは、多施設共同研究を実施する場合に、複数の実施医療機関の研究責任医師を代表する研究責任医師をいう。〈則第１条第４号〉

3　研究責任医師と研究代表医師のそれぞれの責務について、次のように示されている。〈H30/2/28 医政経発 0228 第１号・医政研発 0228 第１号〉

(ｱ)　研究責任医師は、各実施医療機関の臨床研究の実施の責務を担う。

(ｲ)　研究代表医師は、研究責任医師を代表して認定臨床研究審査委員会へ申請書等の提出、疾病等報告等の情報共有等の手続を行う。

(ｳ)　研究代表医師の選出方法や他の研究責任医師との役割分担については、当該臨床研究の研究責任医師間で決定して差し支えないが、その場合であっても、それぞれの研究責任医師が自身の実施医療機関における臨床研究の責務を有する。

4　再生医療法に基づく臨床研究を実施する場合、研究責任医師及び研究代表医師は、それぞれ次に掲げる者が該当する。〈H30/4/9 事務連絡〉

(ｱ)　研究責任医師――実施責任者（第三種再生医療等を実施する場合はこれに準ずる者）

(ｲ)　研究代表医師――統括責任者（第三種再生医療等を実施する場合はこれに準ずる者）

⇒　上記(ｱ)の「実施責任者」とは、第一種再生医療等又は第二種再生医療等に関する業務に係る責任者をいう。〈再生医療法施行規則第５条第１項〉

⇒　上記(ｲ)の「統括責任者」は、再生医療等提供計画の中止又は暫定的な措置を講ずる者で、１つの共同研究として行う再生医療等提供計画につき１名が置かれる。〈H26/10/31 医政研発 1031 第１号〉

> **則第１２条第２項**
>
> 　臨床研究を多施設共同研究として実施する研究責任医師は、他の研究責任医師に対し、当該多施設共同研究に関連する必要な情報を共有しなければならない。

趣旨

　本規定は、臨床研究を多施設共同研究として実施する場合、他の研究責任医師と必要な情報を共有することを、研究責任医師の義務としたものである。

解説

1　情報共有の主な目的は、再発防止策の周知等を通じて、臨床研究の対象者の安全性を確保するためである。〈H30/2/28 医政経発 0228 第 1 号・医政研発 0228 第 1 号〉

2　「関連する必要な情報」とは、疾病等報告、不適合の報告、モニタリングや監査の報告書等において、臨床研究を実施する上で共有すべき必要な情報をいう。〈H30/2/28 医政経発 0228 第 1 号・医政研発 0228 第 1 号〉

法第三条（臨床研究実施基準）
則第十三条（疾病等発生時の対応等）

□則第１３条第１項□

研究責任医師は、研究計画書ごとに、当該研究計画書に基づく臨床研究の実施に起因するものと疑われる疾病等が発生した場合の対応に関する一の手順書を作成し、当該手順書に沿った対応を行わなければならない。

趣旨

本規定は、研究計画書ごとに疾病発生時の対応に関する手順書を作成し、これに沿った対応を行うことを、研究責任医師の義務としたものである。

解説

1　「疾病等」には、特定臨床研究の実施に起因するものと疑われる疾病、障害もしくは死亡又は感染症に加え、臨床検査値の異常や諸症状が含まれる。〈H30/2/28 医政経発 0228 第１号・医政研発 0228 第１号〉

2　「手順書」とは、臨床研究に係る各々の業務が恒常的に、かつ適切に実施されるよう手順を定めた文書をいう。〈H30/2/28 医政経発 0228 第１号・医政研発 0228 第１号〉

⇒　手順書には、疾病等を知り得た当該臨床研究に従事する者から研究責任医師や研究代表医師への報告の流れ、重篤か否かの評価の方法等が含まれている必要がある。なお、手順書に記載すべき内容を研究計画書に記載する場合は、別途手順書の作成は要しない。
〈H30/2/28 医政経発 0228 第１号・医政研発 0228 第１号〉

□則第１３条第２項□

研究責任医師は、臨床研究の実施に起因するものと疑われる疾病等が発生した場合は、当該臨床研究の中止その他の必要な措置を講じなければならない。

趣旨

本規定は、臨床研究の実施に起因するものと疑われる疾病等が発生したときは必要な措置を講じることを、研究責任医師の義務としたものである。

法第三条（臨床研究実施基準）
則第十四条（研究計画書）

研究責任医師は、次に掲げる事項を記載した研究計画書を作成しなければならない。
一　臨床研究の実施体制に関する事項
二　臨床研究の背景に関する事項（当該臨床研究に用いる医薬品等の概要に関する事項を含む。）
三　臨床研究の目的に関する事項
四　臨床研究の内容に関する事項
五　臨床研究の対象者の選択及び除外並びに臨床研究の中止に関する基準
六　臨床研究の対象者に対する治療に関する事項
七　有効性の評価に関する事項
八　安全性の評価に関する事項
九　統計的な解析に関する事項
十　原資料等（臨床研究により得られたデータその他の記録であって、法第三十二条の規定により締結した契約の内容を含む。以下同じ。）の閲覧に関する事項
十一　品質管理及び品質保証に関する事項
十二　倫理的な配慮に関する事項
十三　記録（データを含む。）の取扱い及び保存に関する事項
十四　臨床研究の実施に係る金銭の支払及び補償に関する事項
十五　臨床研究に関する情報の公表に関する事項
十六　臨床研究の実施期間
十七　臨床研究の対象者に対する説明及びその同意（これらに用いる様式を含む。）に関する事項
十八　前各号に掲げるもののほか、臨床研究の適正な実施のために必要な事項

趣旨

　本規定は、研究計画書の記載事項を明示したものである。

解説

1　研究計画書について、次のとおり示されている。〈H30/2/28 医政経発0228第1号・医政研発0228第1号〉
　(ｱ)　研究の標題、それを特定する番号及び作成日を記載すること
　(ｲ)　改訂が行われた場合には、改訂番号及び改訂日を記載すること
　(ｳ)　改訂にあたっては、当該改訂後の研究計画書を施行する日を指定し、認定臨床研究審査委員会の承認を受けることとし、すべての実施医療機関において当該施行日以降、改訂後の研究計画書に基づき研究を実施すること
　(ｴ)　改訂番号の管理方法について疑義が生じた場合には、認定臨床研究審査委員会の意

見を聴くこと

＜第1号＞

2 本号の「臨床研究の実施体制に関する事項」は、次に掲げる事項を含むものとする。

(ア) 研究責任医師の氏名及び職名、並びに医療機関の所在地及び連絡先

(イ) データマネジメント、統計解析、モニタリング及び監査に関する責任者、研究・開発計画支援担当者、調整管理実務担当者並びに研究代表医師及び研究責任医師以外の研究を総括する者の氏名、職名及び連絡先

　＊「研究・開発計画支援担当者」とは、研究全体の方向性を明確にし、着想から戦略策定、成果の公表（又は実用化）までの一連のプロセスの効率的な計画・運営と、必要な複数の臨床研究及び基礎研究等の最適化を支援する者であって、臨床薬理学（特に薬効評価、研究倫理）、一般的臨床診療あるいは臨床研究関連法令に関する見地から臨床研究計画（又は開発戦略）に批判的評価を加え、臨床開発計画に基づく最も有効で効率的な（最適化された）臨床研究計画の基本骨格の作成を支援する者をいう。

　＊「調整管理実務担当者」とは、臨床研究の計画的かつ効率的な運営管理に関する知識及び手法に基づき、臨床研究を円滑に運営する者をいう。

　＊「研究代表医師及び研究責任医師以外の研究を総括する者」とは、当該臨床研究に用いる医薬品等の特許権を有する者や当該臨床研究の研究資金等を調達する者等であって、研究を総括する者をいう。

(ウ) その他臨床研究に関連する臨床検査施設並びに医学的及び技術的部門・機関の名称及び所在地

(エ) 開発業務受託機関に業務を委託する場合には、開発業務受託機関の名称及び所在地並びに委託する業務の内容及び監督方法

　なお、認定臨床研究審査委員会の審査の効率性の観点から、未承認・未認証又は適応外の医薬品等を用いた臨床研究において、実施医療機関が追加される可能性がある場合には、当該臨床研究を実施できる実施医療機関の要件を記載するよう努めることとされている。〈H30/2/28 医政経発 0228 第1号・医政研発 0228 第1号〉

⇒　上記(イ)の「研究・開発計画支援担当者」とは、次のような業務を行う者をいう。〈H30/3/13 事務連絡〉

① 開発しようとする医薬品等の主な特徴（有効性、安全性、想定対象疾患、既存治療との相違点及び付加価値等）を踏まえ、必要な基礎研究及び臨床研究、開発の各段階での意思決定基準を提示する業務の支援

② 医薬品等の開発に関する計画を時系列に作成する業務の支援

③ 医薬品等の開発に関する計画に基づく最も有効で効率的な研究計画書の基本骨格を作成する業務の支援

⇒　上記(イ)の「調整管理実務担当者」とは、次のような業務を行う者をいう。〈H30/3/13 事務連絡〉

① 臨床研究の進捗及び予算の管理

② 臨床研究に必要な手続の実施、文書の適切な管理及び収集データの信頼性確保

③ 臨床研究に関与する関係者との連絡調整及び情報交換

⇒　上記の「当該臨床研究を実施できる実施医療機関の要件」について、次のとおり示さ

れている。〈H30/3/13 事務連絡〉
- (ア) 多施設共同研究を実施する際、当該臨床研究の実施中に実施医療機関の追加があることが考えられる。このような場合、当初から研究計画書に、当該臨床研究を適切に実施するために必要と思われる実施医療機関の設備や臨床研究の実施体制についてあらかじめ定めておくことにより、実施医療機関の追加に伴う認定委員会における実施計画の変更審査を円滑に実施することが可能になると思われる。
- (イ) このような観点から、先進医療を実施可能とする保険医療機関の要件(平成28年3月4日医政研発0304第1号等・別紙1様式第9号)に準じたものとして、次に掲げるような要件項目を設定しておくことが望ましい。
    - 〇 診療科
    - 〇 実施診療科の医師数
    - 〇 他診療科の医師数
    - 〇 その他医療従事者の配置(薬剤師、臨床工学技士等)
    - 〇 病床数
    - 〇 看護配置
    - 〇 当直体制
    - 〇 緊急手術の実施体制
    - 〇 院内検査(24時間実施体制)
    - 〇 他の医療機関との連携体制(患者容態急変時等)
    - 〇 医療機器の保守管理体制
    - 〇 倫理審査委員会による審査体制
    - 〇 医療安全管理委員会の設置
    - 〇 医療機関としての当該技術の実施症例数その他

＜第2号＞

3 本号の「臨床研究の背景に関する事項(略)」は、当該臨床研究の必要性及び課題設定を明確化する観点から、次に掲げる点について、参考文献、根拠データ等に基づき、分かりやすく簡潔に記載することが求められる。〈H30/2/28 医政経発0228第1号・医政研発0228第1号〉
- (ア) 国内外における対象疾患の状況(対象疾患に関する疫学データを含む。)
- (イ) これまでに実施されてきた標準治療の経緯及び内容
- (ウ) 現在の標準治療の内容及び治療成績
- (エ) 当該臨床研究の必要性につながる、現在の標準治療の課題、不明点等
- (オ) 当該臨床研究に用いる医薬品等に関する次に掲げる情報
    - ① 当該医薬品等の名称(一般名及び販売名)
    - ② 投与経路、用法・用量及び投与期間
    - ③ 対象集団(年齢層、性別、疾患等)
    - ④ 当該医薬品等の有効性及び安全性に関して、非臨床試験、他の臨床研究等から得られている臨床的に重要な所見

⑤ 当該医薬品等の投与等による利益及び不利益(既知のもの及び可能性のあるもの)

〈第3号〉

4 本号の「臨床研究の目的に関する事項」は、臨床研究の背景(則第14条第2号)を踏まえ、当該臨床研究の技術的事項(デザイン)の適切性が判断できるよう、当該臨床研究で明らかにしようとしている点(課題設定)について、分かりやすく簡潔に記載することが求められる。〈H30/2/28 医政経発0228第1号・医政研発0228第1号〉

〈第4号〉

5 本号の「臨床研究の内容に関する事項」は、臨床研究の背景及び目的(則第14条第2号、第3号)を踏まえ、当該臨床研究の技術的事項(デザイン)として、次に掲げる点について、分かりやすく簡潔に記載することが求められる。〈H30/2/28 医政経発0228第1号・医政研発0228第1号〉

(ア) 臨床研究中に測定される主要評価項目及び副次評価項目に関する説明

(イ) 実施される臨床研究の種類及び手法(例:二重盲検、プラセボ対照、群間比較試験等)の説明並びに臨床研究の手順(段階等を図式化した表示等)

(ウ) 臨床研究におけるバイアスを最小限にする又は避けるために取られる無作為化及び盲検化等の方法の説明

(エ) 臨床研究に用いる医薬品等の用法・用量の説明、国内において製造販売承認等を取得している医薬品等以外の場合は、臨床研究に用いる医薬品等の剤形及び表示に関する記載表示については、少なくとも、医薬品等の名称、製造番号又は製造記号、医薬品等の管理に係る事項(保管方法等)について記載すること

(オ) 臨床研究の対象者の参加予定期間及び観察期間を含むすべての臨床研究の工程と期間の説明埋込み型医療機器等研究終了後にも配慮が必要なものに関しては、研究終了後のフォローアップの内容を明らかにすること

　＊「観察期間」とは、最初の症例を登録したときから臨床研究の内容に関する事項として記載したすべての評価項目に係るデータの収集を行うための期間が終了したときまでの期間をいう。

(カ) 臨床研究の一部及び全体の中止規定又は中止基準の説明(個々の症例について安全性確保の観点から中止すべき閾値を設定できる場合又は臨床研究全体として重篤な副作用の発現予測の観点から中止すべき閾値を設定できる場合を含む。)

(キ) プラセボ及び対照薬を含む臨床研究に用いる医薬品等の管理の手順臨床研究に用いる未承認の医薬品等を診療に用いる医薬品等と別に管理する必要がある場合には、その管理場所及び数量、据付け型医療機器の研究終了後の取扱い等を含むこと

　＊「対照薬」とは、臨床研究において評価の対象となる医薬品等と比較する目的で用いられる医薬品をいう。

(ク) 無作為化の手順

(ケ) 症例報告書に直接記入され、かつ、原資料と解すべき内容の特定

⇒ 上記(ケ)について、診療録に記載された内容を転記するのではなく、臨床研究の実施により臨床研究の対象者から得た情報を症例報告書に直接記入する場合は、当該症例報告書が原資料となるため、あらかじめ研究計画書にその旨を記載して、原資料を特定して

おくことが求められる。〈H30/3/13 事務連絡〉

<第5号>

6 本号の「臨床研究の対象者の選択及び除外並びに臨床研究の中止に関する基準」は、科学的根拠に基づき、臨床研究の対象者の人権保護の観点から臨床研究の目的に応じ、臨床研究の対象者を当該臨床研究の対象とすることの適否について慎重に検討されなければならないことを明らかにすることが求められる。〈H30/2/28 医政経発0228第1号・医政研発0228第1号〉

(ア) 選択基準は、臨床研究の有効性が示された場合にその治療を適用することが妥当とみなされる集団を規定する基準であること。対象疾患、年齢、性別、症状、既往疾患、併存疾患に関する制限、臨床検査値等による閾値、同意能力等を明確に記述すること。例えば、特定の遺伝子変異を有する者を臨床研究の対象者として選択する場合にあっては、当該遺伝子変異の有無を明記すること

(イ) 除外基準は、選択基準で示される集団に属するが、特定の状況下でリスクが高くなり臨床研究への参加が倫理的でない、また、臨床研究の有効性・安全性評価に影響を及ぼすと判断されることを規定する基準であること

(ウ) 中止基準は、いつ、どのようにして臨床研究の対象者の参加を中止とするか、理由を含めて規定すること。また、中止後、どのようなデータをいつ集めるかも含めて記載すること

(エ) やむを得ず、同意の能力を欠く者、同意の任意性が損なわれるおそれのある者を臨床研究の対象者とする場合には、その必然性を記載すること

(オ) 不当で恣意的な基準としないこと

<第6号>

7 本号の「臨床研究の対象者に対する治療に関する事項」は、次に掲げる事項を含むものとする。〈H30/2/28 医政経発0228第1号・医政研発0228第1号〉

(ア) 用いられるすべての医薬品等の名称、用法・用量、投与経路、投与期間等の内容(臨床研究の対象者に対する観察期間及びその後のフォローアップを含む。)及び入院、通院、食事制限等のスケジュールの内容

(イ) 臨床研究実施前及び臨床研究実施中に許容される治療法(緊急時の治療を含む。)及び禁止される治療法

(ウ) 臨床研究の対象者への医薬品の投与等、その他の取り決め事項の遵守状況を確認する手順

<第7号>

8 本号の「有効性の評価に関する事項」は、次に掲げる事項を含むものとする。〈H30/2/28 医政経発0228第1号・医政研発0228第1号〉

(ア) 有効性評価指標の特定

(イ) 有効性評価指標に関する評価、記録及び解析の方法並びにそれらの実施時期

<第8号>

9 本号の「安全性の評価に関する事項」は、次に掲げる事項を含むものとする。〈H30/2/28

医政経発 0228 第 1 号・医政研発 0228 第 1 号〉
    (ア) 安全性評価指標の特定
    (イ) 安全性評価指標に関する評価、記録及び解析の方法並びにそれらの実施時期
    (ウ) 疾病等の情報収集、記録及び報告に関する手順(研究責任医師が研究代表医師に報告すべき重要な疾病等及び臨床検査の異常値の特定並びに報告の要件及び期限を含む。)
    (エ) 疾病等発生後の臨床研究の対象者の観察期間

<第 9 号>

10　本号の「統計的な解析に関する事項」は、結果の解釈に関わる主たる解析方法について、統計解析計画書を作成した場合であっても、次に掲げるものを記載することが求められる。〈H30/2/28 医政経発 0228 第 1 号・医政研発 0228 第 1 号〉
    (ア) 中間解析を行う場合には実施される統計解析手法の説明(計画された中間解析の時期を含む。)
    (イ) 計画された登録症例数並びに臨床研究の検出力及び臨床上の理由からの考察を含む症例数設定の根拠
        多施設共同研究においては、各実施医療機関の登録症例数を特定すること
    (ウ) 用いられる有意水準
    (エ) 臨床研究の中止基準(登録症例数が実施予定症例数に達しない時点で、臨床研究の目的、内容等にかんがみ、明らかに有効又は無効であることが判定できる場合等)
    (オ) 欠落、不採用及び異常データの取扱いの手順
    (カ) 当初の統計的な解析計画を変更する場合の手順
        当初の統計的な解析計画からの変更がある場合は、研究計画書及び統計解析計画書を改訂し、臨床研究の総括報告書においても説明すること
    (キ) 解析の対象となる臨床研究の対象者の選択(無作為割り付けを受けた全症例、被験薬投与を受けた全症例、全適格例、評価可能症例等)
⇒　上記の「統計解析計画書」とは、統計的な解析を行うための計画書をいう。〈則第 24 条第 5 項第 2 号〉

<第 10 号>

11　本号の「原資料等(略)の閲覧に関する事項」について、研究責任医師は、研究計画書又は別の合意文書中に、研究責任医師及び実施医療機関が、臨床研究に関連するモニタリング、監査並びに認定臨床研究審査委員会及び規制当局の調査の際に、原資料等のすべての臨床研究関連記録を直接閲覧に供すべき旨を記載することが求められる。〈H30/2/28 医政経発 0228 第 1 号・医政研発 0228 第 1 号〉

12　「原資料」とは、臨床研究の対象者に対する医薬品等の投与及び診療により得られた臨床所見、観察その他の活動に関する元の記録やデータをいう。〈H30/2/28 医政経発 0228 第 1 号・医政研発 0228 第 1 号〉
⇒　「原資料」として、例えば、診療記録、検査記録、臨床研究の対象者の服薬日誌、投与記録、エックス線写真が該当する。〈H30/3/13 事務連絡〉

<第 11 号>

13 本号の「品質管理及び品質保証に関する事項」は、次に掲げる事項を含むものとする。〈H30/2/28 医政経発0228第1号・医政研発0228第1号〉

(ｱ) モニタリングの方法(則第17条)

(ｲ) 監査の方法(監査を実施する場合)(則第18条)

＜第12号＞

14 本号の「倫理的な配慮に関する事項」は、次に掲げる事項を含むものとする。〈H30/2/28 医政経発0228第1号・医政研発0228第1号〉

(ｱ) 当該臨床研究において、臨床研究の対象者に生じる利益及び負担並びに予測される不利益、これらの総合的評価並びに当該負担及び不利益を最小化する対策の倫理的背景や理由

(ｲ) 研究の実施に伴い、臨床研究の対象者の健康又は子孫に受け継がれ得る遺伝的特徴等に関する重要な知見が得られる可能性がある場合には、臨床研究の対象者に係る研究結果(偶発的所見を含む。)の取扱い

＜第13号＞

15 本号の「記録(略)の取扱い及び保存に関する事項」は、次に掲げる事項を含むものとする。〈H30/2/28 医政経発0228第1号・医政研発0228第1号〉

(ｱ) 利用目的に、他機関に試料・情報を提供することが含まれる場合にはその旨(ゲノムデータを取得する場合はその旨)

(ｲ) 試料・情報(臨床研究に用いられる情報に係る資料を含む。)の保管及び廃棄の方法

＜第14号＞

16 本号の「臨床研究の実施に係る金銭の支払及び補償に関する事項」は、次に掲げる事項を含むものとする。〈H30/2/28 医政経発0228第1号・医政研発0228第1号〉

(ｱ) 保険への加入の有無とその内容

(ｲ) 保険以外の補償の有無とその内容

17 臨床研究法の施行前から継続して実施されている補償保険に未加入の臨床研究については、法施行後、新たに保険に加入することは不要である。〈H30/3/13 事務連絡〉

＜第15号＞

18 本号の「臨床研究に関する情報の公表に関する事項」は、次に掲げる事項を含むものとする。〈H30/2/28 医政経発0228第1号・医政研発0228第1号〉

(ｱ) 厚生労働省が整備するデータベース(jRCT)に記録し、公表する旨

(ｲ) 資金提供を受けた医薬品等製造販売業者等と臨床研究の結果に関する公表内容及び時期に関する取り決めがある場合にはその内容

＜第16号＞

19 本号の「臨床研究の実施期間」には、当該臨床研究の開始及び終了の予定日を記載することが求められる。〈H30/2/28 医政経発0228第1号・医政研発0228第1号〉

＜第17号＞

20 本号の「臨床研究の対象者に対する説明及びその同意(略)に関する事項」の記載にあたっては、次に掲げる事項に留意する。〈H30/2/28 医政経発0228第1号・医政研発0228

第1号)
(ア) 説明文書及び同意文書の様式は、1つの研究計画書について1つの様式とする。なお、多施設共同研究の様式にあっては、各実施医療機関の臨床研究の対象者に対する説明及びその同意に関する記載内容が一致するよう実施医療機関ごとに固有の事項(研究責任医師名や相談窓口の連絡先等)以外の共通する事項を記載すること
(イ) 様式は、研究計画書の本文に記載するのではなく、別紙として差し支えない。
(ウ) 説明文書及び同意文書の様式には、次に掲げる事項(則第46条)を含むこと
　① 実施する特定臨床研究の名称、当該特定臨床研究の実施について実施医療機関の管理者の承認を受けている旨及び厚生労働大臣に実施計画を提出している旨
　② 実施医療機関の名称並びに研究責任医師の氏名及び職名(特定臨床研究を多施設共同研究として実施する場合にあっては、研究代表医師の氏名及び職名並びに他の実施医療機関の名称並びに当該実施医療機関の研究責任医師の氏名及び職名を含む。)
　③ 特定臨床研究の対象者として選定された理由
　④ 特定臨床研究の実施により予期される利益及び不利益
　⑤ 特定臨床研究への参加を拒否することは任意である旨
　⑥ 同意の撤回に関する事項
　⑦ 特定臨床研究への参加を拒否すること又は同意を撤回することにより不利益な取扱いを受けない旨
　⑧ 特定臨床研究に関する情報公開の方法
　⑨ 特定臨床研究の対象者等の求めに応じて、研究計画書その他の特定臨床研究の実施に関する資料を入手又は閲覧できる旨及びその入手又は閲覧の方法
　⑩ 特定臨床研究の対象者の個人情報の保護に関する事項
　⑪ 試料等の保管及び廃棄の方法
　⑫ 特定臨床研究に対する金銭的な関与(則第21条第1項各号)に関する状況
　⑬ 苦情及び問合せへの対応に関する体制
　⑭ 特定臨床研究の実施に係る費用に関する事項
　⑮ 他の治療法の有無及び内容並びに他の治療法により予期される利益及び不利益との比較
　⑯ 特定臨床研究の実施による健康被害に対する補償及び医療の提供に関する事項
　⑰ 特定臨床研究の審査意見業務を行う認定臨床研究審査委員会における審査事項その他当該特定臨床研究に係る認定臨床研究審査委員会に関する事項
　⑱ その他特定臨床研究の実施に関し必要な事項
(エ) 様式の改訂が行われた場合には、研究計画書の改訂番号とは別の改訂番号及び改訂日を記載すること
(オ) (ウ)以外に、次に掲げる事項を含むこと
　① インフォームド・コンセントを得る手続等
　② 代諾者の特定や選定方針等(必要時)
　③ インフォームド・アセントを得る場合の手続

④ 予期される全ての利益と不利益の記載

　　不利益のうち副作用等の種類が多い場合には、様式の別紙として差し支えない。

⑤ 臨床研究の対象者から取得された試料・情報について、臨床研究の対象者等から同意を得る時点では特定されない将来の研究のために用いられる可能性又は他の研究機関に提供する可能性がある場合には、その旨と同意を得る時点において想定される内容

(カ) 臨床研究の対象者となるべき者又は代諾者となるべき者及び立会人が理解できるよう、平易な言葉を用いること

(キ) 説明文書及びその同意文書は一体化した文書又は一式の文書とすることが望ましい。

(ク) 説明文書及びその同意文書の版管理を適切に行うこと

(ケ) 研究への参加の継続について臨床研究の対象者又は代諾者の意思に影響を与える可能性のある情報が得られたときは、速やかに説明文書を改訂すること

<第18号>

21　本号の「臨床研究の適正な実施のために必要な事項」は、次に掲げる事項を含むものとする。〈H30/2/28 医政経発0228第1号・医政研発0228第1号〉

(ア) 臨床研究に対する金銭的な関与(則第21条第1項各号)の有無とその内容

(イ) 説明た同意が不要となる場合の要件(則第50条)のすべてを満たしていることについて判断する方法

22　医療機器に係る臨床研究のうち、次に掲げるすべての事項を満たす臨床研究については、厳格には、被験医療機器が変化しており、同一の医療機器とはいえないものの、一連の医療機器として1つの研究計画書に次に掲げるすべての事項が記載されていることをもって、一連の医療機器の評価を行う臨床研究として、1つの研究計画書により研究を実施して差し支えない。このような研究を実施する場合には、研究計画中に次に掲げる事項のすべてを満たすように記載することが求められる。

　　なお、変更範囲に含まれる医療機器によって、臨床試験の対象者に対するリスクが大きく異なる場合には、一つの臨床研究の研究計画書として評価することはできないため、別の臨床試験計画とする。〈H30/2/28 医政経発0228第1号・医政研発0228第1号〉

　　＊「変更範囲」とは、最適化を行うに際し変化させる範囲をいう。

(ア) 対象となる医療機器の構造・原材料又はその両方を変化させることにより、構造・原材料の最適化を図ることを目的とする研究デザインとなっていること

(イ) 変更範囲については、その変化の意図に応じた適切な範囲を設定し、当該範囲内における変化が臨床研究の対象者に対する安全性に明らかな変化を生じないことが科学的に検証されていること

(ウ) 一連の変更した医療機器を臨床研究の対象者に適用する際には、よりリスクが小さいと考えられる順に適用し、適用の都度、安全性を順次検証した上で次の構造・原材料の医療機器を適用する研究デザインになっていること

法第三条（臨床研究実施基準）
則第十五条（不適合の管理）

◻則第１５条第１項◻

研究責任医師は、臨床研究がこの省令又は研究計画書に適合していない状態（以下「不適合」という。）であると知ったときは、速やかに、実施医療機関の管理者に報告しなければならない。

趣旨

本規定は、臨床研究が不適合であると知ったときは実施医療機関の管理者に報告することを、研究責任医師の義務としたものである。

解説

1 「不適合」とは、臨床研究法施行規則、研究計画書、手順書等の不遵守及び研究データの改ざん、ねつ造等をいう。〈H30/2/28 医政経発 0228 第１号・医政研発 0228 第１号〉

◻則第１５条第２項◻

前項の規定は、研究分担医師について準用する。この場合において、同項中「研究責任医師」とあるのは「研究分担医師」と、「実施医療機関の管理者」とあるのは「研究責任医師」と読み替えるものとする。

趣旨

本規定は、臨床研究が不適合であると知ったときは研究責任医師に報告することを、研究分担医師の義務としたものである。

解説

1 研究分担医師は、臨床研究が不適合であると知ったときは、速やかに、研究責任医師に報告しなければならない。〈則第 15 条第１項の準用〉
2 研究分担医師は、研究責任医師に報告することによって実施医療機関の管理者に報告されないことが懸念される場合においては、実施医療機関の管理者に直接報告することとして差し支えない。〈H30/2/28 医政経発 0228 第１号・医政研発 0228 第１号〉

□則第１５条第３項□

　研究責任医師は、第一項の不適合であって、特に重大なものが判明した場合においては、速やかに認定臨床研究審査委員会¹の意見を聴かなければならない。

趣 旨
　本規定は、臨床研究の不適合が特に重大なものであると判明した場合には認定臨床研究審査委員会の意見を聴くことを、研究責任医師の義務としたものである。

解 説
1 　「特に重大なもの」とは、臨床研究の対象者の人権や安全性及び研究の進捗や結果の信頼性に影響を及ぼすものをいう。例えば、選択・除外基準や中止基準、併用禁止療法等の不遵守をいい、臨床研究の対象者の緊急の危険を回避するためその他医療上やむを得ない理由により研究計画書に従わなかったものについては含まない。〈H30/2/28 医政経発 0228 第 1 号・医政研発 0228 第 1 号〉
2 　「認定臨床研究審査委員会」とは、厚生労働大臣の認定に係る臨床研究審査委員会をいう。〈法第 23 条第 5 項第 2 号〉

則第１５条第４項

　第一項及び前項の規定は、臨床研究を多施設共同研究として実施する場合について準用する。この場合において、第一項中「報告しなければ」とあるのは「報告するとともに、これを研究代表医師に通知しなければ」と、前項中「研究責任医師」とあるのは「研究代表医師」と読み替えるものとする。

趣旨

　本規定は、臨床研究を多施設共同研究として実施する場合においては、以下の規定が適用されることを定めたものである。
- ○ 臨床研究が不適合であると知ったときは、実施医療機関の管理者に報告するとともに研究代表医師に通知することを、研究責任医師の義務とする。
- ○ 臨床研究の不適合が特に重大なものであると判明したときは、認定臨床研究審査委員会の意見を聴くことを、研究代表医師の義務とする。

解説

1　臨床研究を多施設共同研究として実施する場合について、研究責任医師は、臨床研究が不適合であると知ったときは、速やかに、実施医療機関の管理者に報告するとともに、これを研究代表医師に通知しなければならない。〈則第15条第１項の準用〉

2　臨床研究を多施設共同研究として実施する場合について、研究代表医師は、臨床研究の不適合であって、特に重大なものが判明した場合においては、速やかに認定臨床研究審査委員会の意見を聴かなければならない。〈則第15条第３項の準用〉

則第１５条第５項

　研究代表医師は、第一項（前項の規定により読み替えて準用する場合を含む。）の規定により多施設共同研究が不適合であることを知ったときはその旨を、速やかに他の研究責任医師に情報提供しなければならない。

趣旨

　本規定は、臨床研究を多施設共同研究として実施する場合において、多施設共同研究が不適合であることを知ったときは他の研究責任医師に情報提供することを、研究代表医師の義務としたものである。

法第三条(臨床研究実施基準)
則第十六条(構造設備その他の施設)

> 研究責任医師は、臨床研究の内容に応じ、実施医療機関が救急医療に必要な施設又は設備を有していることを確認しなければならない。ただし、他の医療機関と連携することにより、臨床研究の対象者に対し、救急医療を行うために必要な体制があらかじめ確保されている場合には、この限りでない。

趣旨

　本規定は、実施医療機関に救急医療に必要な施設・設備があるか確認することを、研究責任医師の義務としたものである。

解説
<本文>

1　本規定は、臨床研究の対象者に救急医療が必要となった場合に、適切に救急医療が受けられるようにすることを確保する趣旨のものである。このため、救急医療を行う施設又は設備については、原則として実施医療機関が自ら有していることが望ましい。
〈H30/2/28 医政経発 0228 第 1 号・医政研発 0228 第 1 号〉

2　「救急医療に必要な施設又は設備」は、実施する臨床研究の内容に応じたものとする。
　例えば、エックス線装置、心電計、輸血及び輸液のための設備、救急医療を受ける者のために優先的に使用される病床等が含まれる。〈H30/2/28 医政経発 0228 第 1 号・医政研発 0228 第 1 号〉

<但書>

3　本但書は、実施医療機関と連携する他の医療機関において救急医療を行うために必要な体制が確保されているときは、その実施医療機関に救急医療に必要な施設・設備が備わっていなくてもよいこととしたものである。

4　「必要な体制があらかじめ確保されている場合」とは、救急医療が必要となった場合に、救急医療を行うために必要な施設又は設備を有する他の医療機関と実施医療機関との間で患者を受け入れることについてあらかじめ合意がされている場合をいう。
　なお、この場合には、研究計画書をあらかじめ共有するなど、救急医療を適切に行うことのできる体制の確保に努めることが求められる。〈H30/2/28 医政経発 0228 第 1 号・医政研発 0228 第 1 号〉

法第三条(臨床研究実施基準)
則第十七条(モニタリング)

□則第17条第1項□

> 研究責任医師は、研究計画書ごとにモニタリングに関する一の手順書を作成し、当該手順書及び研究計画書に定めるところにより、モニタリングを実施させなければならない。

趣旨

本規定は、研究計画書ごとにモニタリングに関する手順書を作成し、当該手順書及び研究計画書に従ってモニタリングを実施することを、研究責任医師の義務としたものである。

解説

1 「モニタリング」とは、臨床研究に対する信頼性の確保及び臨床研究の対象者の保護の観点から臨床研究が適正に行われていることを確保するため、当該臨床研究の進捗状況並びに当該臨床研究が臨床研究法施行規則及び研究計画書に従って行われているかどうかについて、研究責任医師が特定の者を指定して行わせる調査をいう。〈則第1条第6号〉

2 手順書においては、当該研究のリスクに応じて重点的に確認する事項を定めるなど、当該研究におけるモニタリングの方法や関係者の責務についてあらかじめ計画を立て、計画されたモニタリングが適切に行われるよう具体的な手順を定めることが求められる。
　なお、手順書に記載すべき内容を研究計画書に記載する場合は、当該研究計画書の記載をもって手順書とみなすことができる。〈H30/2/28 医政経発0228第1号・医政研発0228第1号〉

3 モニタリングを実施する場合には、次に掲げる事項について留意する。〈H30/2/28 医政経発0228第1号・医政研発0228第1号〉

(ｱ) 臨床研究の対象者の人権の保護、安全の確保が図られていること
(ｲ) 臨床研究が最新の実施計画、研究計画書及び臨床研究法施行規則を遵守して実施されていること
(ｳ) 臨床研究の実施について臨床研究の対象者から文書により同意を得ていること
(ｴ) 記録等が正確であることについて原資料等に照らして検証すること

□則第１７条第２項□

研究責任医師は、モニタリングの対象となる臨床研究に従事する者に、当該者が直接担当する業務のモニタリングを行わせてはならない。

趣 旨

本規定は、モニタリングの対象となる臨床研究に従事する者は、自身が直接担当する業務のモニタリングを行うことができない旨を定めたものである。

解 説

1 モニタリングを担当する者は、臨床研究法施行規則、実施計画、研究計画書、説明同意文書及び手順書を熟知していることが求められる。〈H30/2/28 医政経発 0228 第 1 号・医政研発 0228 第 1 号〉

2 対象者への研究実施が適切に実施されているかダブルチェックが働くよう担保できれば、同じ臨床研究に従事する他の研究分担医師がモニタリングを行っても差し支えない。〈H30/2/28 医政経発 0228 第 1 号・医政研発 0228 第 1 号〉

3 多施設共同研究の場合、研究計画書に基づき中央モニタリングを実施しても差し支えない。〈H30/3/13 事務連絡〉

□則第１７条第３項□

モニタリングに従事する者は、当該モニタリングの結果を研究責任医師に報告しなければならない。

趣 旨

本規定は、モニタリングに従事する者は、当該モニタリングの結果について研究責任医師に報告する旨を定めたものである。

解 説

1 モニタリングの結果は、疾病等、不適合等の重要な発見事項又は事実関係等の内容を要約した報告書によって取りまとめることが求められる。〈H30/2/28 医政経発 0228 第 1 号・医政研発 0228 第 1 号〉

□則第１７条第４項□

前項の報告を受けた研究責任医師は、臨床研究を多施設共同研究として実施する場合は、必要に応じ、当該報告の内容を研究代表医師に通知しなければならない。この場合において、当該研究代表医師は、当該通知の内容を他の研究責任医師に情報提供しなければならない。

趣旨

本規定は、臨床研究を多施設共同研究として実施する場合において、モニタリングの結果の報告を受けたときは当該報告の内容を研究代表医師に通知することを、研究責任医師の義務としたものである。また、当該通知の内容を他の研究責任医師に情報提供することを、研究代表医師の義務としている。

法第三条（臨床研究実施基準）
則第十八条（監査）

□則第１８条第１項□

　研究責任医師は、必要に応じて、研究計画書ごとに監査に関する一の手順書を作成し、当該手順書及び研究計画書に定めるところにより、監査を実施させなければならない。

趣　旨
　本規定は、必要に応じて研究計画書ごとに監査に関する手順書を作成し、当該手順書及び研究計画書に従って監査を実施することを、研究責任医師の義務としたものである。

解　説
1　「監査」とは、臨床研究に対する信頼性の確保及び臨床研究の対象者の保護の観点から臨床研究により収集された資料の信頼性を確保するため、当該臨床研究がこの省令及び研究計画書に従って行われたかどうかについて、研究責任医師が特定の者を指定して行わせる調査をいう。〈則第１条第７号〉

2　「必要に応じて」とは、当該臨床研究の対象者数、対象者への不利益の程度、モニタリング等で見出された問題点、利益相反管理計画を考慮して検討するという趣旨である。〈H30/2/28 医政経発0228第1号・医政研発0228第1号〉

3　手順書においては、臨床研究の品質保証のために、通常のモニタリングなどの品質管理業務とは独立・分離して評価を行い、原資料を直接閲覧することにより臨床研究が適切に実施されていること及び記録の信頼性が十分に保たれていることを確認するため、当該研究における監査の必要性、実施する場合の担当者や適切な実施時期を計画し、計画された監査が適切に行われるよう具体的な手順を定めることが求められる。

　なお、手順書に記載すべき内容を研究計画書に記載する場合は、当該研究計画書の記載をもって手順書とみなすことができる。〈H30/2/28 医政経発0228第1号・医政研発0228第1号〉

第2章／臨床研究実施基準(則第9条—第38条)

□則第18条第2項□

研究責任医師は、監査の対象となる臨床研究に従事する者及びそのモニタリングに従事する者に、監査を行わせてはならない。

趣 旨

本規定は、監査の対象となる臨床研究に従事する者及びそのモニタリングに従事する者は、監査を行うことができない旨を定めたものである。

解 説

1　独立性が担保されているのであれば、実施医療機関に所属する監査部門が監査を実施しても差し支えない。〈H30/3/13 事務連絡〉

□則第18条第3項□

監査に従事する者は、当該監査の結果を研究責任医師に報告しなければならない。

趣 旨

本規定は、監査に従事する者は、当該監査の結果について研究責任医師に報告する旨を定めたものである。

解 説

1　研究責任医師は、監査担当者から監査の結果報告を受ける必要がある。〈H30/2/28 医政経発 0228 第1号・医政研発 0228 第1号〉

□則第１８条第４項□

　前条第四項の規定は、臨床研究を多施設共同研究として実施する場合において、前項の報告を受けた研究責任医師について準用する。

趣 旨

　本規定は、臨床研究を多施設共同研究として実施する場合においては、以下の規定が適用されることを定めたものである。
- 〇 監査の結果の報告を受けたときは、当該報告の内容を研究代表医師に通知することを、研究責任医師の義務とする。
- 〇 監査の結果に関する通知の内容を他の研究責任医師に情報提供することを、研究代表医師の義務とする。

解 説

1　監査の結果の報告を受けた研究責任医師は、臨床研究を多施設共同研究として実施する場合は、必要に応じ、当該報告の内容を研究代表医師に通知しなければならない。この場合において、当該研究代表医師は、当該通知の内容を他の研究責任医師に情報提供しなければならない。〈則第17条第4項の準用〉

法第三条（臨床研究実施基準）
則第十九条（モニタリング及び監査に従事する者に対する指導等）

> 研究責任医師は、モニタリングに従事する者及び監査に従事する者が行うモニタリング及び監査に関し、必要な指導及び管理を行わなければならない。

趣 旨
　本規定は、モニタリングに従事する者が行うモニタリング、監査に従事する者が行う監査に関して指導・管理を行うことを、研究責任医師の義務としたものである。

解 説
1 　「必要な指導及び管理」とは、自施設において、モニタリング及び監査の実施が計画のとおりに適切に履行されていることを確認することをいう。〈H30/2/28 医政経発 0228 第１号・医政研発 0228 第１号〉

法第三条（臨床研究実施基準）
則第二十条（研究対象者に対する補償）

> 研究責任医師は、臨床研究を実施するに当たっては、あらかじめ、当該臨床研究の実施に伴い生じた健康被害の補償及び医療の提供のために、保険への加入、医療を提供する体制の確保その他の必要な措置を講じておかなければならない。

趣旨

本規定は、臨床研究の実施にあたっては、健康被害の補償及び医療の提供のために必要な措置を講じておくことを、研究責任医師の義務としたものである。

解説

1 研究責任医師は、臨床研究を実施するにあたっては、あらかじめ、当該臨床研究の実施に伴い生じた健康被害の補償のために、原則として適切な保険に加入する。また、保険に加入した場合であっても、当該臨床研究の実施に伴い生じた健康被害に対する医療の提供については、適切な措置を講じることが求められる。〈H30/2/28 医政経発 0228 第 1 号・医政研発 0228 第 1 号〉

2 研究責任医師は、当該臨床研究の実施に伴い生じた健康被害に対する医療の提供のみを行い、補償を行わない場合には、実施計画、研究計画書及び説明同意文書にその旨記載し、その理由について認定臨床研究審査委員会の承認を得なければならない。〈H30/2/28 医政経発 0228 第 1 号・医政研発 0228 第 1 号〉

3 特定臨床研究以外の臨床研究においても、原則、保険の加入に努めることが求められる。〈H30/2/28 医政経発 0228 第 1 号・医政研発 0228 第 1 号〉

4 臨床研究の対象者に対する補償として加入する保険は、第一の選択として補償金型の保険に、第二の選択として医療費・医療手当型の保険に加入することが望ましい。〈H30/3/13 事務連絡〉

法第三条(臨床研究実施基準)
則第二十一条(利益相反管理計画の作成等)

□則第21条第1項□

研究責任医師は、次に掲げる関与についての適切な取扱いの基準(以下「利益相反管理基準」という。)を定めなければならない。

一 当該研究責任医師が実施する臨床研究に対する医薬品等製造販売業者等(医薬品等製造販売業者又はその特殊関係者をいう。以下同じ。)による研究資金等の提供その他の関与

二 当該研究責任医師が実施する臨床研究に従事する者(当該研究責任医師、研究分担医師及び統計的な解析を行うことに責任を有する者に限る。)及び研究計画書に記載されている者であって、当該臨床研究を実施することによって利益を得ることが明白な者に対する当該臨床研究に用いる医薬品等の製造販売をし、又はしようとする医薬品等製造販売業者等による寄附金、原稿執筆及び講演その他の業務に対する報酬の提供その他の関与

趣 旨
本規定は、臨床研究に対する関与についての適切な取扱いの基準として利益相反管理基準を定めることを、研究責任医師の義務としたものである。

解 説
1 産学官における協力研究の推進により、臨床研究分野における協力関係が複雑化している状況において、今後、産学官の協力関係の一層の強化が必要となっている。そこで、臨床研究において、利益相反状況を把握し、適正に管理するとともに透明性を高めることにより、国民の臨床研究に対する信頼の確保を図ることで、適切な臨床研究を推進することを目的として本条が設けられている。

＊「利益相反状況」とは、医薬品等製造販売業者等の関与の状況をいう。

2 利益相反(COI)とは、企業の研究への関与や、研究に関わる企業と研究者との間に経済的利益関係が存在することにより、研究で必要とされる公正かつ適正な判断が損なわれると第三者から懸念されかねない状態のことをいう。

すなわち、利益相反に対する懸念は、企業の関与や経済的利益の存在そのものに対するものではなく、これら利益の存在によって、研究の信頼性が損なわれたり、研究対象者の保護がおろそかになる可能性に対するものである。実際、臨床研究を適切に実施するためには一定の研究資金の確保は必要であり、そのために研究者が企業からの資金援助を受けることは否定されるものではない。また、利益相反の問題は、"事実"としての不当な影響ではなく、あくまでも周囲からそのように見えるという"見え方"を問題にしている点にも留意する必要がある。

そもそも研究者の判断が経済的利益によって歪められていることを証明することは困難であり、仮にそれが明確な場合は別種の問題となる。

したがって、利益相反への対応は、研究者自身が潜在的利益相反を適切に管理し、

社会への説明責任を果たすことを主眼とするものである。これにより研究対象者及び国民の臨床研究に対する信頼を得る一助とすることが利益相反管理の目的である。〈H30/3/2 医政研発 0302 第 1 号〉

　　＊「COI」とは、Conflict of Interest の略

3　利益相反管理の概要として、次のとおり示されている。〈H30/3/2 医政研発 0302 第 1 号〉

　(ア) 研究責任医師(研究代表医師を含む。)は、実施しようとする臨床研究に関する利益相反管理基準を作成し、医薬品等製造販売業者等による研究資金等の提供等の関与(則第 21 条第 1 項第 1 号)を確認した上で、当該臨床研究に用いる医薬品等の製造販売をし、又はしようとする医薬品等製造販売業者等の関与について、利益相反申告者の利益相反状況について事実関係の確認を依頼すること

　(イ) 利益相反申告者は、実施医療機関の管理者又は所属機関の長に対して自らの利益相反状況について事実関係の確認を依頼すること

　(ウ) 研究責任医師は、これらの確認結果により把握した利益相反状況を踏まえ、利益相反管理基準に基づき、利益相反管理計画(則第 21 条第 3 項)を作成し、それらに従って適切に利益相反管理を行うこと

⇒　上記(ア)の「利益相反申告者」とは、当該研究責任医師が実施する臨床研究に従事する者(当該研究責任医師、研究分担医師及び統計的な解析を行うことに責任を有する者に限る。)及び研究計画書に記載されている者であって、当該臨床研究を実施することによって利益を得ることが明白な者をいう。

4　「利益相反管理基準」について、次のとおり示されている。〈H30/3/2 医政研発 0302 第 1 号〉

　(ア) 利益相反管理基準については、多施設共同研究の場合も含め、1 つの研究計画書について 1 つの利益相反管理基準を作成すること

　(イ) 多施設共同研究の場合にあっては、1 つの利益相反管理基準に基づき、実施医療機関ごとに研究責任医師が利益相反管理計画を作成すること

　(ウ) 利益相反管理基準には、次に掲げる内容を含むこと(解説 5 を参照)

　　① 臨床研究に対する金銭的な関与(則第 21 条第 1 項各号)について、研究計画書及び説明同意文書に記載し、研究結果の公表時に開示するとともに、医薬品等製造販売業者等から研究資金等の提供を受ける場合にあっては、契約(法第 32 条)を締結する旨

　　　＊　医薬品等製造販売業者が製造販売をし、又はしようとする医薬品等を用いた臨床研究において、医薬品等製造販売業者等から特定役務の提供を受ける場合にあっては、その役務が有償か無償かにかかわらず、当該医薬品等製造販売業者等の関与について研究計画書及び説明同意文書に記載するとともに、研究結果の公表時に開示すること

　　　＊「特定役務」とは、当該臨床研究の実施に重大な影響を与えるおそれがあると考えられる役務をいう。

　　② 利益相反状況の確認の手続及び変更が生じた場合の手続

　　③ 臨床研究の実施に影響を与えるおそれがあると考えられる重大な利益相反状況その他これに類する重大な利益相反状況の特定方法(特定のための判定値等を含む。)

　　④ 重大な利益相反状態にある研究責任医師及び研究分担医師が臨床研究に従事する

場合における従事の条件等
　　　＊研究責任医師の配偶者等の密接な関係を有する者が重大な利益相反状況にある場合を含む。
　⑤ 医薬品等製造販売業者等の研究者が臨床研究に従事する場合における従事の条件等

5　「利益相反管理基準」の内容として、次のとおり示されている。〈H30/3/2 医政研発0302第1号〉

(ア) 臨床研究に従事する者等は、臨床研究に対する金銭的な関与(則第21条第1項各号)について、研究計画書及び説明文書に記載し、研究結果の公表時に開示すること。

　　なお、医薬品等製造販売業者が製造販売をし、又はしようとする医薬品等を用いた臨床研究において、医薬品等製造販売業者等から特定役務の提供を受ける場合にあっては、その役務が有償か無償かにかかわらず、当該医薬品等製造販売業者等の関与について研究計画書及び説明同意文書に記載するとともに、研究結果の公表時(論文発表時を含む。)に開示すること

　　　＊「特定役務」とは、データ管理、モニタリング、統計・解析又は監査に関する役務とする。

(イ) 臨床研究に従事する者等は、本研究について、医薬品等製造販売業者等から研究資金等の提供を受ける場合は、契約を締結すること

(ウ) 研究責任医師は、研究開始後、新たに本研究と関わりのある企業が生じた場合には、利益相反管理計画書を認定臨床研究審査委員会の意見を聴くこと。

　　また、利益相反申告者は、本研究と関わりのある企業との間に新たに報告すべき個人的利益関係が発生した場合には、研究者利益相反自己申告書を再度作成し、所属機関の確認を受けること。その際、当該確認の結果、申告内容が(エ)から(ク)までに該当する場合には、研究責任医師は、利益相反管理計画を認定臨床研究審査委員会の意見を聴くこと。それ以外の場合は定期報告時に報告すること

　　　＊「研究責任医師」とあるが、臨床研究を多施設共同研究として実施する場合にあっては、研究代表医師とする。
　　　＊「利益相反管理計画書」は、様式E(略)とする。
　　　＊「利益相反申告者」とは、研究責任医師、分担研究医師、統計解析責任者、利益を得ることが明白な者とする。
　　　＊「研究者利益相反自己申告書」は、様式C(略)とする。
　　　＊「利益相反管理計画」は、様式E(略)とする。

(エ) 研究責任医師は、以下に該当する場合、原則として研究責任医師から外れること

　① 当該臨床研究に用いる医薬品等の製造販売をし、又はしようとする医薬品等製造販売業者等の寄附講座に所属し、かつ当該医薬品等製造販売業者等が拠出した資金で給与を得ている。

　② 当該臨床研究に用いる医薬品等の製造販売をし、又はしようとする医薬品等製造販売業者等から、当該臨床研究を開始する年度及びその前年度に年間合計250万円以上の個人的な利益を得ている。

　　　＊「個人的な利益」とは、給与、講演、原稿執筆、コンサルティング、知的所有権、贈答、接遇等による収入をいう。

　③ 当該臨床研究に用いる医薬品等の製造販売をし、又はしようとする医薬品等製造販

売業者等の役員に就任している。
④ 当該臨床研究に用いる医薬品等の製造販売をし、又はしようとする医薬品等製造販売業者等の株式(公開株式にあっては5%以上、未公開株式にあっては1株以上、新株予約権にあっては1個以上)を保有している。
⑤ 当該臨床研究に用いる医薬品等の製造販売をし、又はしようとする医薬品等製造販売業者等の当該臨床研究の医薬品等に関係する特許権を保有、あるいは特許の出願をしている。
   ＊ 特許を受ける権利を所属機関に譲渡している場合(職務発明)であっても、当該特許に基づき相当の対価を受ける権利を有している場合には該当する。
(オ) 研究責任医師は、(エ)①から⑤までの要件に該当するにもかかわらず、研究責任医師として研究に関与する場合には、研究期間中に監査を受けるものとする。ただし、この場合であってもデータ管理Ⅰ、モニタリング及び統計・解析に関与する業務に従事しないものとする。
   ＊「データ管理Ⅰ」は、効果安全性評価委員会への参画を含む。
   ＊「効果安全性評価委員会」とは、臨床研究の進行、安全性及び有効性について適当な間隔で評価し、臨床研究の継続、変更又は中止を提言することを目的として設置する委員会をいう。
(カ) 研究責任医師は、生計を同じにする自身の配偶者や一親等の親族が、(エ)②から⑤までに該当する場合、データ管理Ⅰ、モニタリング及び統計・解析に関与する業務に従事しないものとする。
(キ) 研究分担医師は、(エ)①から⑤までに該当する場合、データ管理Ⅰ、モニタリング及び統計・解析に関与する業務に従事しないものとする。
(ク) 研究責任医師は、当該臨床研究に用いる医薬品等の製造販売をし、又はしようとする医薬品等製造販売業者等の研究者が研究に関与する場合、原則として当該医薬品等製造販売業者等の研究者に被験者のリクルート、データ管理Ⅰ、モニタリング及び統計・解析に関与する業務に従事させないものとする。ただし、当該医薬品等製造販売業者等の研究者をデータ管理Ⅱ又は統計・解析に関与する業務に従事させる必要がある場合には、研究期間中に監査を受けるものとする。
   ＊「データ管理Ⅱ」は、効果安全性評価委員会への参画を含まない。

<第1号>
6 本号の関与は、次に掲げるところにより事実関係の確認することとされている。
〈H30/3/2 医政研発0302第1号〉
(ア) 研究責任医師は、利益相反管理基準に基づき、本号の関与の有無について確認の上、関与がある場合にあっては、関係企業等報告書を作成すること
(イ) 多施設共同研究の場合にあっては、1つの研究計画書について1つの関係企業等報告書を作成すること
(ウ) 関係企業等報告書においては、次に掲げる事項への該当性等について記載すること
   ① 医薬品等製造販売業者が製造販売をし、又はしようとする医薬品等を用いる臨床研究に該当するか
   ② 医薬品等製造販売業者等からの当該臨床研究に対する研究資金等の提供があるか

③ 医薬品等製造販売業者等からの当該臨床研究に使用する物品(医薬品等を含む。)・施設等・役務の無償又は相当程度に安価での提供・貸与があるか
　＊　特定役務にあっては、有償(相当程度に安価な場合を除く)での提供についても該当する。
④ 医薬品等製造販売業者等に在籍している者等の当該臨床研究への従事があるか

⇒　上記(ア)の「関係企業等報告書」とは、当該臨床研究に対する医薬品等製造販売業者等による研究資金等の提供等の関与の状況について記載した書類をいう。

7　研究責任医師は、関係企業等報告書を作成するにあたっては、次に掲げる事項の該当の有無及び該当する場合は関与する医薬品等製造販売業者等を確認することとされている。〈H30/3/2 医政研発 0302 第 1 号〉

(ア) 医薬品等製造販売業者が製造販売をし、又はしようとする医薬品等を用いる臨床研究

　　医薬品等製造販売業者が当該医薬品等の特許権を有しない場合であっても、臨床研究の結果によって、特許権の売却等を行う旨の契約等が締結されている場合等は、該当するものとする。

(イ) 医薬品等製造販売業者等からの当該臨床研究に対する研究資金等の提供

　　医薬品等製造販売業者が製造販売をし、又はしようとする医薬品等を用いない臨床研究の場合も含む。

(ウ) 医薬品等製造販売業者等からの当該臨床研究に使用する物品(医薬品等を含む。)、施設等の無償又は相当程度に安価での提供・貸与

　　医薬品等製造販売業者が製造販売をし、又はしようとする医薬品等を用いない臨床研究の場合も含む。

(エ) 医薬品等製造販売業者等からの無償又は相当程度に安価での役務提供

　　医薬品等製造販売業者が製造販売をし、又はしようとする医薬品等を用いない臨床研究の場合も含む。

　　なお、役務については、データの生成・固定・解析に関与する業務(データ入力、データ管理、モニタリング、統計・解析等)、研究計画書作成、発表資料作成協力(論文作成協力、予稿作成、報告書作成等)、被験者リクルート等に関与していれば、その対象となる。

　　＊　特定役務にあっては、有償(相当程度に安価な場合を除く。)での提供についても該当する。

(オ) 医薬品等製造販売業者等に在籍している者及び過去 2 年間在籍していた者の当該臨床研究への従事

　　医薬品等製造販売業者が製造販売をし、又はしようとする医薬品等を用いない臨床研究の場合も含む。

　　＊　「医薬品等製造販売業者等に在籍している者」には、実施医療機関等が受け入れている研究員・社会人学生(博士研究員等を含む。)又は実施医療機関等への出向者等も含まれる。

＜第 2 号＞

8　本号の関与は、次に掲げるところにより確認することとされている。〈H30/3/2 医政研発 0302 第 1 号〉

(ｱ) 利益相反申告者は、実施医療機関の管理者又は所属機関の長が事実関係の確認（則第21条第2項）にあたり、研究者利益相反自己申告書を作成すること

(ｲ) 研究者利益相反自己申告書においては、次に掲げる事項への該当性等について記載すること

　① 医薬品等製造販売業者等から提供を受けた寄附金の総額（判定値を含む。）及び医薬品等製造販売業者等が提供する寄附講座に所属しているか

　② 医薬品等製造販売業者等から提供を受けた利益等があるか（判定値を含む。）
　　＊ 利益相反申告者の配偶者等の密接な関係を有する者が医薬品等製造販売業者等から提供を受けた利益等を含む。

　③ 医薬品等製造販売業者等によるその他関与があるか

⇒ 上記(ｱ)の「研究者利益相反自己申告書」とは、利益相反申告者に対する、当該臨床研究に用いる医薬品等を製造販売し又はしようとする医薬品等製造販売業者等による報酬の提供等の関与の状況を記載した書類をいう。

9 「当該臨床研究を実施することによって利益を得ることが明白な者」として、例えば、臨床研究に用いる医薬品等の特許権を有する者、公的研究資金の研究代表者が該当する。
〈H30/3/2 医政研発 0302 第 1 号〉

10 利益相反申告者は、研究者利益相反自己申告書において研究を実施する当該年度及び前年度の状況について、次に掲げる事項を確認することとされている。〈H30/3/2 医政研発 0302 第 1 号〉

(ｱ) 当該医薬品等製造販売業者等から利益相反申告者が実質的に使途を決定し得る寄附金の総額が、年間 200 万円を超えているか否か
　＊「実質的に使途を決定し得る」とは、当該寄附金の管理をする場合を意味する。寄附金の額は、当該者が実質的に執行し得る額のみではなく受入総額をさす。所属機関における"間接経費"を除き、直接経費のみを指すものではない。

(ｲ) 寄附講座の資金から給与を取得しているか否かにかかわらず、利益相反申告者の当該医薬品等製造販売業者等が提供する寄附講座への所属の有無

(ｳ) 当該医薬品等製造販売業者等との間に、利益相反申告者本人又は利益相反申告者と生計を同じにする配偶者及びその一親等の親族（親・子）が年間合計 100 万円以上の個人的な利益があるか

(ｴ) 利益相反申告者本人又は利益相反申告者と生計を同じにする配偶者及びその一親等の親族（親・子）の当該医薬品等製造販売業者等の役員への就任の有無
　＊「役員」とは、株式会社の代表取締役・取締役、合同会社の代表者等代表権限を有する者及び監査役をいう。

(ｵ) 利益相反申告者本人又は利益相反申告者と生計を同じにする配偶者及びその一親等の親族（親・子）が、当該医薬品等製造販売業者等における株式（公開株式にあっては5%以上、未公開株式にあっては1株以上、新株予約権にあっては1個以上）の保有の有無又は当該企業への出資の有無

(ｶ) 当該医薬品等製造販売業者等との(ｱ)から(ｵ)まで以外のその他利益関係の有無
　＊「その他」とは、親講座として寄附講座の受入れをしている場合や、本研究に関する知的財産権に関する持分を有している場合等をいう。

第2章／臨床研究実施基準(則第9条—第38条)

□則第21条第2項□

　実施医療機関の管理者又は所属機関の長は、前項の関与が確認された場合には、利益相反管理基準の確認及び当該利益相反管理基準に基づく前項の関与の事実関係についての確認を行い、当該確認の結果(助言、勧告その他の措置が必要な場合にあっては、当該措置の内容を含む。)を記載した報告書を研究責任医師に提出しなければならない。

趣旨

　本規定は、臨床試験に対する関与が確認された場合には、利益相反状況確認報告書を研究責任医師に提出することを、実施医療機関の管理者又は所属機関の長の義務としたものである。

解説

1　「実施医療機関の管理者又は所属機関の長」とあるが、研究責任医師と、実施医療機関の管理者又は所属機関の長が同一の場合においては、利益相反管理基準及び臨床研究に対する金銭的な関与(則第21条第1項各号)の事実関係の確認を適切に行うことができる同機関の他の者が確認を行うとともに、その旨を報告書に記載することとされている。
〈H30/3/2 医政研発0302第1号〉

2　「当該確認の結果(略)を記載した報告書」は、利益相反状況確認報告書と呼ばれる。
〈H30/3/2 医政研発0302第1号〉

3　「助言、勧告その他の措置が必要な場合」とあるが、実施医療機関の管理者又は所属機関の長は、利益相反状況確認報告書の作成にあたり、助言、勧告その他の措置の必要性について確認するため、実施医療機関に設置する利益相反管理委員会等の意見を聴くこととしても差し支えない。〈H30/3/2 医政研発0302第1号〉

□則第２１条第３項□

　　研究責任医師は、前項に規定する報告書の内容も踏まえ、第一項の関与についての適切な取扱いの方法を具体的に定めた計画（前項の報告書に助言、勧告その他の措置が記載されている場合にあっては、その内容を含む。以下「利益相反管理計画」という。）を作成しなければならない。

趣旨

　本規定は、利益相反状況確認報告書の内容も踏まえ、利益相反管理計画を作成することを、研究責任医師の義務としたものである。

解説

1　研究責任医師は、関係企業等報告書及び利益相反状況確認報告書により把握した利益相反状況を踏まえた上で、利益相反管理計画を作成すること。その際、利益相反確認報告書において特段の注意喚起が付された場合にあっては、その意見の内容を利益相反管理計画に必ず特記することが求められる。〈H30/3/2 医政研発0302第１号〉

□則第２１条第４項□

　特定臨床研究を実施する研究責任医師は、利益相反管理基準及び利益相反管理計画について、認定臨床研究審査委員会の意見を聴かなければならない。

趣旨
　本規定は、利益相反管理基準及び利益相反管理計画について認定臨床研究審査委員会の意見を聴くことを、特定臨床研究を実施する研究責任医師の義務としたものである。

解説

1　「利益相反管理計画」とは、利益相反管理基準に抵触する関与についての適切な取扱いの方法を具体的に定めた計画（報告書に助言、勧告その他の措置が記載されている場合にあっては、その内容を含む。）をいう。〈則第21条第3項〉

2　認定臨床研究審査委員会の審査について、次のとおり示されている。〈H30/3/2 医政研発0302第1号〉

(ｱ) 臨床研究開始後に、その臨床研究に対する関与が新たに生じた場合にあっては、次に掲げるとおりとすること

　① 新たに医薬品等製造販売業者等による研究資金等の提供等の関与(則第21条第1項第1号)が生じた場合

　　　研究責任医師は、利益相反管理計画を変更し、認定臨床研究審査委員会の意見を聴くこと

　　　＊「研究責任医師」とあるが、臨床研究を多施設共同研究として実施する場合にあっては、研究代表医師とする。

　② 新たに医薬品等製造販売業者等による報酬の提供等の関与(則第21条第1項第2号)が生じた場合

　　　利益相反申告者は、研究者利益相反自己申告書を再度作成し、実施医療機関の管理者又は所属機関の長の確認を受けること。この場合において、利益相反管理計画に変更が必要な場合にあっては、研究責任医師は、当該変更後の利益相反管理計画について認定臨床研究審査委員会の意見を聴くこと

　　　＊「研究責任医師」とあるが、臨床研究を多施設共同研究として実施する場合にあっては、研究代表医師とする。

(ｲ) 研究責任医師は、利益相反管理計画に変更がない場合であっても、年に一度、臨床研究に対する金銭的な関与(則第21条第1項各号)の状況について確認の上、認定臨床研究審査委員会に報告(法第17条第1項)すること

□則第21条第5項□

研究責任医師は、第一項の関与について、利益相反管理基準及び利益相反管理計画に基づき、適切な管理を行わなければならない。

趣旨

本規定は、臨床研究に対する金銭的な関与について、利益相反管理基準及び利益相反管理計画に基づき適切な管理を行うことを、研究責任医師の義務としたものである。

解説

1 標準的な利益相反管理のプロセスについて、次のように整理することができる。
〈H30/3/2 医政研発 0302 第1号〉

(ア) 研究責任医師は、本通知が推奨する利益相反管理基準を採用する(様式A)。

(イ) 研究責任医師は、研究への企業の関与の内容を確定し、利益相反管理基準に基づき、当該研究への企業の関与に関する利益相反管理計画を作成する(様式B)。

(ウ) 研究責任医師は、利益相反申告者を確定した上で、当該利益相反申告者に対して個人収入等の申告書の作成を依頼する(様式C)。

　＊「利益相反申告者」として、通常、研究責任医師、研究分担医師、統計解析責任者が該当する。

(エ) 研究責任医師及び研究分担医師等の利益相反申告者は、様式Cに個人収入等を記入し、所属機関に提出する。その際、研究責任医師は併せて様式Aを提出する。

　＊利益相反申告者の個人収入等はプライバシーに関わる機微な情報であり、限定された範囲での閲覧となるよう配慮されるべきであるため、所属機関内部での取扱いとしている。

(オ) 所属機関は、提出された申告内容に関係する事実確認を行い、必要に応じて申告者に助言・指導を行った上で、最終的な確認結果を研究責任医師に提供する(様式D)。
なお、様式Dの写しは申告者にも送付する。

　＊事実確認等については必要な情報を有している部署が対応し、助言・勧告等が必要な場合には利益相反委員会等の意見を聴くこととして差し支えない。

(カ) 研究責任医師は、様式A、様式B及び様式Dの内容を確認し、説明文書の修正等の必要な措置を講じた上で、認定臨床研究審査委員会に対して利益相反管理計画を提出する(様式E)。

⇒ 上記(ア)の「本通知が推奨する利益相反管理基準」として、次のように示されている。

① 基準1——臨床研究に従事する者等は、本研究と関わりのある企業等と利益相反については直接・間接問わず、研究計画書に正確に記載し、説明文書に明示し、研究成果公表時に開示する。

② 基準2——臨床研究に従事する者等は、企業等から本研究に関わりのある研究資金等の提供は、契約を締結する。

③ 基準3——研究責任医師・研究代表医師は、研究開始後、新たに本研究と関わりのある企業等が生じた場合には、認定臨床研究審査委員会へ、利益相反管理計画書(様式E)の意見を聴く。利益相反申告者は、本研究と関わりのある企業等との間に新たな利益

相反が発生した場合には、研究者利益相反自己申告書(様式C)を再度作成し、所属機関の確認を受けるとともに、研究責任医師・研究代表医師は認定臨床研究審査委員会へ、当該申告内容が基準4から8までに該当する場合には利益相反管理計画(様式E)の意見を聴き、それ以外の場合は定期報告時に報告する。

④ 基準4——研究責任医師者は、以下の要件に該当する場合、原則として研究責任医師から外れる。

(i) 本研究と関わりのある企業等の寄附講座に所属し、当該企業が拠出する資金から給与を得ている

(ii) 本研究と関わりのある企業等から、当該年度あるいは前年度に年間合計250万円以上の個人的利益を得ている

(iii) 本研究と関わりのある企業等の役員に就任している

(iv) 本研究と関わりのある企業等の株式(新株予約権を含む。)を保有(公開株式は5%以上、未公開株式は1株以上、新株予約権は1個以上)している

(v) 本研究と関わりのある企業等の本研究の医薬品等に関係する特許権を保有あるいは特許を出願している(特許を受ける権利を所属機関に譲渡している場合(職務発明)であっても、当該特許に基づき相当の対価を受ける権利を有している場合には該当する)

⑤ 基準5——研究責任医師は、基準4の(i)から(v)までの要件に該当しているが、研究責任医師として研究に関与する場合には、データ管理(効果安全性評価委員会への参画を含む。)、モニタリング、統計・解析に関与する業務には従事しないものとし、かつ研究期間中に監査を受けるものとする。

⑥ 基準6——研究責任医師は、生計を同じにする自身の配偶者や一親等の親族が、基準4の(ii)から(v)の要件に該当する場合、データ管理(効果安全性評価委員会への参画を含む。)、モニタリング、統計・解析に関与する業務には従事しないものとする。

⑦ 基準7——研究分担医師は、基準4の(i)から(v)までの要件に該当する場合、データ管理(効果安全性評価委員会への参画を含む。)、モニタリング、統計・解析に関与する業務には従事しないものとする。

⑧ 基準8——研究責任医師は、本研究と関わりのある企業等の研究者が研究に関与する場合、原則として企業等の研究者に被験者のリクルート及びデータ管理(効果安全性評価委員会への参画を含む。))、モニタリング、統計・解析に関与する業務には関与させないものとする。ただし、企業等の研究者をデータ管理(効果安全性評価委員会への参画を含まない。)、統計・解析に関与する業務に関与させる必要がある場合には、研究期間中に監査を受けるものとする。

利益相反管理の流れ(単施設の場合)

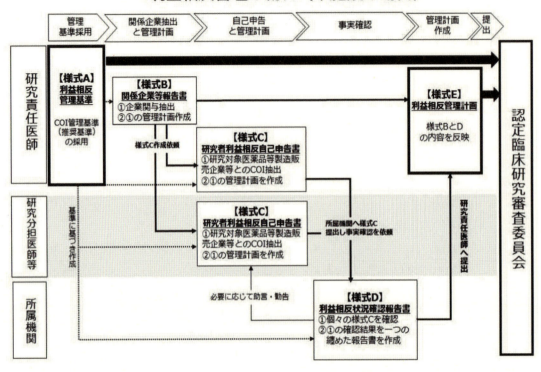

第2章／臨床研究実施基準(則第9条─第38条)

□則第21条第6項□

　第一項及び第四項の規定は、臨床研究を多施設共同研究として実施する場合について準用する。この場合において、第一項及び第四項中「研究責任医師は」とあるのは「研究代表医師は」と、第一項中「当該研究責任医師、」とあるのは「当該研究代表医師、他の研究責任医師、」と読み替えるものとする。

趣 旨

　本規定は、臨床研究を多施設共同研究として実施する場合においては、以下の規定が適用されることを定めたものである。
- 利益相反管理基準を定めることを、研究代表医師の義務とする。
- 臨床試験に対する関与が確認された場合には、利益相反状況確認報告書を研究責任医師に提出することを、実施医療機関の管理者又は所属機関の長の義務とする。
- 利益相反状況確認報告書の内容も踏まえて利益相反管理計画を作成することを、研究責任医師の義務とする。
- 利益相反管理基準及び利益相反管理計画について認定臨床研究審査委員会の意見を聴くことを、特定臨床研究を実施する研究代表医師の義務とする。

解 説

1 臨床研究を多施設共同研究として実施する場合において、研究代表医師は、次に掲げる関与についての適切な取扱いの基準として利益相反管理基準を定めなければならない。〈則第21条第1項の準用〉

(ｱ) 当該研究責任医師が実施する臨床研究に対する医薬品等製造販売業者等による研究資金等の提供その他の関与

(ｲ) 当該研究責任医師が実施する臨床研究に従事する者(当該研究代表医師、他の研究責任医師、研究分担医師及び統計的な解析を行うことに責任を有する者に限る。)及び研究計画書に記載されている者であって、当該臨床研究を実施することによって利益を得ることが明白な者に対する当該臨床研究に用いる医薬品等の製造販売をし、又はしようとする医薬品等製造販売業者等による寄附金、原稿執筆及び講演その他の業務に対する報酬の提供その他の関与

2 臨床研究を多施設共同研究として実施する場合において、実施医療機関の管理者又は所属機関の長は、臨床研究に対する関与が確認された場合には、利益相反管理基準の確認及び当該利益相反管理基準に基づく前項の関与の事実関係についての確認を行い、当該確認の結果(助言、勧告その他の措置が必要な場合にあっては、当該措置の内容を含む。)を記載した報告書を研究責任医師に提出しなければならない。〈則第21条第2項の準用〉

3 臨床研究を多施設共同研究として実施する場合において、研究責任医師は、利益相反状況確認報告書の内容も踏まえ、利益相反管理計画を作成しなければならない。〈則第21

条第3項の準用〉

4 臨床研究を多施設共同研究として実施する場合において、特定臨床研究を実施する研究代表医師は、利益相反管理基準及び利益相反管理計画について、認定臨床研究審査委員会の意見を聴かなければならない。〈則第21条第4項の準用〉

5 多施設共同研究の場合、標準的な利益相反管理のプロセスは、次のように整理することができる。〈H30/3/2 医政研発0302第1号〉

(ア) 研究代表医師は、本通知が推奨する利益相反管理基準を採用する(様式A)。

(イ) 研究代表医師は、研究への企業の関与の内容を確定し、利益相反管理基準に基づき、当該研究への企業の関与に関する利益相反管理計画を作成する(様式B)。

(ウ) 研究代表医師は、各施設の研究責任医師に対し、研究者利益相反自己申告書(様式C)の作成を依頼する。

(エ) 各施設の研究責任医師は、利益相反申告者を確定した上で、当該利益相反申告者に対して個人収入等の申告書の作成を依頼する(様式C)。

(オ) 各施設の研究責任医師及び研究分担医師等の利益相反申告者は、様式Cに個人収入等を記入し、所属機関に提出する。その際、研究責任医師は併せて様式Aを提出する。

(カ) 所属機関は、提出された申告内容に関係する事実確認を行い、必要に応じて申告者に助言・指導を行った上で、最終的な確認結果を研究責任医師に提供する(様式D)。
なお、様式Dの写しは申告者にも送付する。

(キ) 各施設の研究責任医師は、利益相反管理計画を作成し、研究代表医師に提出する(様式E)。

(ク) 研究代表医師は、全施設分の利益相反管理計画書を取りまとめて認定臨床研究審査委員会に提する。

利益相反管理の流れ（多施設の場合）

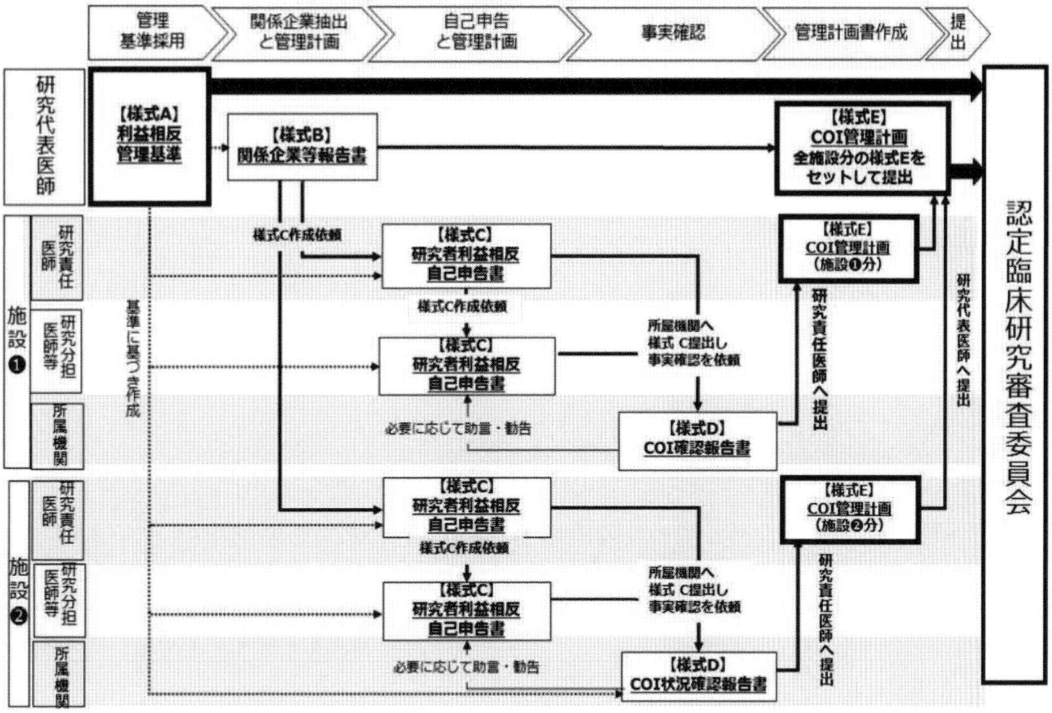
管理
基準採用
関係企業抽出
と管理計画
自己申告
と管理計画
事実確認
管理計画書作成
提出
研究代表医師
【様式A】
利益相反
管理基準
【様式B】
関係企業等報告書
【様式E】
COI管理計画
全施設分の様式Eを
セットして提出
認定臨床研究審査委員会
施設❶
研究責任医師
研究分担医師等
所属機関
基準に基づき作成
様式C作成依頼
【様式C】
研究者利益相反
自己申告書
様式C作成依頼
【様式C】
研究者利益相反
自己申告書
所属機関へ
様式C提出し
事実確認を依頼
必要に応じて助言・勧告
【様式D】
COI確認報告書
【様式E】
COI管理計画
（施設❶分）
研究責任医師へ提出
研究代表医師へ提出
施設❷
研究責任医師
研究分担医師等
所属機関
【様式C】
研究者利益相反
自己申告書
様式C作成依頼
【様式C】
研究者利益相反
自己申告書
所属機関へ
様式C提出し
事実確認を依頼
必要に応じて助言・勧告
【様式D】
COI状況確認報告書
【様式E】
COI管理計画
（施設❷分）
研究責任医師へ提出

□則第２１条第７項□

研究代表医師は、第一項（前項の規定により読み替えて準用する場合を含む。）の規定により利益相反管理基準を定めたときは、これを他の研究責任医師に通知しなければならない。

趣 旨

本規定は、臨床研究を多施設共同研究として実施する場合において、利益相反管理基準を定めたときはこれを他の研究責任医師に通知することを、研究代表医師の義務としたものである。

法第三条（臨床研究実施基準）
則第二十二条（認定臨床研究審査委員会の意見への対応）

□則第２２条第１項□

　研究責任医師は、認定臨床研究審査委員会から意見を述べられた場合には、速やかに、その意見の内容について、実施医療機関の管理者に対し報告を行わなければならない。

趣旨

　本規定は、認定臨床研究審査委員会が述べた意見の内容について実施医療機関の管理者に報告することを、研究責任医師の義務としたものである。

解説

1　実施医療機関の管理者に対する報告には、認定臨床研究審査委員会から述べられた意見に基づき具体的な対応が必要な場合にあっては、当該対応の内容を含むものとする。
〈H30/2/28 医政経発 0228 第１号・医政研発 0228 第１号〉

□則第２２条第２項□

　前項の規定は、臨床研究を多施設共同研究として実施する場合について準用する。この場合において、前項中「研究責任医師」とあるのは「研究代表医師」と、「報告を行わなければ」とあるのは「報告を行うとともに、これを他の研究責任医師に対し情報提供しなければ」と読み替えるものとする。

趣旨

　本規定は、臨床研究を多施設共同研究として実施する場合において、認定臨床研究審査委員会が述べた意見の内容について実施医療機関の管理者に報告するとともに、他の研究責任医師に情報提供することを、研究代表医師の義務としたものである。

解説

1　臨床研究を多施設共同研究として実施する場合において、研究代表医師は、認定臨床研究審査委員会から意見を述べられた場合には、速やかに、その意見の内容について、実施医療機関の管理者に対し報告を行うとともに、これを他の研究責任医師に対し情報提供しなければならない。〈則第 22 条第１項の準用〉

□則第２２条第３項□

　前項の規定により読み替えて準用する第一項の規定により研究代表医師から情報提供を受けた他の研究責任医師は、速やかに当該情報提供の内容を実施医療機関の管理者に報告しなければならない。

趣 旨

　本規定は、臨床研究を多施設共同研究として実施する場合において、研究代表医師から情報提供を受けたときは、認定臨床研究審査委員会が述べた意見の内容について実施医療機関の管理者に報告することを、他の研究責任医師の義務としたものである。

□則第２２条第４項□

　第一項(第二項の規定により読み替えて準用する場合を含む。)の場合において、研究責任医師は、当該意見を尊重して必要な措置をとらなければならない。

趣 旨

　本規定は、認定臨床研究審査委員会が述べた意見を尊重した措置をとることを、研究責任医師の義務としたものである。

法第三条（臨床研究実施基準）
則第二十三条（苦情及び問合せへの対応）

> 研究責任医師は、臨床研究に関する苦情及び問合せに適切かつ迅速に対応するため、苦情及び問合せを受け付けるための窓口の設置、苦情及び問合せのための対応の手順の策定その他の必要な体制を整備しなければならない。

趣旨

本規定は、臨床研究に関する苦情及び問合せに適切かつ迅速に対応するため、必要な体制を整備することを、研究責任医師の義務としたものである。

解説

1　臨床研究に関する苦情及び問合せの適切かつ迅速な対応には、必要な体制を整備する必要があるため、確認的に本規定が設けられている。

2　「窓口の設置」「対応の手順の策定」とあるが、これらは、整備する必要のある体制として具体的に例示したものである。

3　「窓口」について、次のとおり示されている。〈H30/2/28 医政経発 0228 第 1 号・医政研発 0228 第 1 号、H30/3/13 事務連絡〉

(ｱ) 必ずしも特定臨床研究の相談窓口として担当部署や場所を設ける必要はなく、臨床研究の対象者が問い合わせできる連絡先を明示し、対応可能な体制を整えることで差し支えない。

(ｲ) 必ずしも臨床研究ごとに窓口を設ける必要はなく、実施医療機関で一つ定めることとしても差し支えない。ただし、その場合にあっては、臨床研究に関する具体的な対応ができる者との連絡体制があることが求められる。

(ｳ) 実施医療機関に既に設置されている臨床研究の相談窓口を活用して差し支えない。

4　「必要な体制を整備」とあるが、苦情や告発の場合は、実施医療機関の連絡体制に準じ、実施医療機関の管理者に報告できる体制を整備しておくことが求められる。〈H30/2/28 医政経発 0228 第 1 号・医政研発 0228 第 1 号〉

法第三条（臨床研究実施基準）
則第二十四条（情報の公表等）

□則第２４条第１項□

> 研究責任医師は、臨床研究を実施する場合には、あらかじめ、臨床研究を実施するに当たり世界保健機関が公表を求める事項その他の臨床研究の過程の透明性の確保及び国民の臨床研究への参加の選択に資する事項を厚生労働省が整備するデータベースに記録することにより、当該事項を公表しなければならない。これを変更したときも同様とする。

■趣旨

本規定は、臨床研究の実施にあたっては、臨床研究の過程の透明性の確保及び国民の臨床研究への参加の選択に資する事項を、事前にjRCTに記録し公表することを、研究責任医師の義務としたものである。

■解説

1 「厚生労働省が整備するデータベース」は、jRCT（Japan Registry of Clinical Trials）と呼ばれる。

2 jRCTへの記録について、次のとおり示されている。〈H30/2/28 医政経発0228第1号・医政研発0228第1号〉

(ｱ) 本法の施行後（平成30年4月1日））に開始される臨床研究については、jRCT以外の国内の他の臨床研究登録機関のデータベースに重複して登録しないこと。なお、既に他の臨床研究登録機関のデータベースに登録している場合にあっては、情報の突合を容易にする観点から、jRCTに他の臨床研究登録機関の名称と当該機関発行の研究番号を記載すること

(ｲ) 本邦以外の国と多施設共同研究を行う場合等であって、当該国の法令等において、当該国の臨床研究登録機関のデータベースへの登録が義務づけられている場合において、当該データベースに登録することは差し支えない。

(ｳ) 臨床研究を実施するにあたり世界保健機関が公表を求める事項については、日本語と英語の両言語表記で公表すること

(ｴ) 世界保健機関が公表を求める事項のうち、実施計画に記載されている事項以外の事項は、総括報告書の概要の提出時（則第24条第4項）にjRCTに記録することにより、当該事項を公表すること

3 本規定に基づき、jRCTに記録することにより公表を行った日を当該臨床研究を開始した日とする。〈H30/2/28 医政経発0228第1号・医政研発0228第1号〉

⇒ jRCTへの公表を行った日が臨床研究の開始日となるため、それまでは臨床研究の説明・同意取得を開始してはならない。〈H30/3/13 事務連絡〉

4 特定臨床研究以外の臨床研究を実施する場合においても、jRCTに記録することにより、公表することが求められる。〈H30/2/28 医政経発0228第1号・医政研発0228第1号〉

⇒ 特定臨床研究以外の臨床研究について、jRCT以外の国内の他の臨床研究登録機関のデータベースや海外の臨床研究登録機関のデータベース等に記録し公表した場合であっても、本規定の公表を行ったことにはならない。〈H30/3/13 事務連絡〉

□則第２４条第２項□

　研究責任医師は、第十四条第四号に掲げる臨床研究の内容に関する事項として記載した主たる評価項目に係るデータの収集を行うための期間が終了したときは原則としてその日から一年以内に主要評価項目報告書¹(研究計画書につき当該収集の結果等を取りまとめた一の概要²をいう。以下同じ。)を、同号に掲げる臨床研究の内容に関する事項として記載した全ての評価項目に係るデータの収集を行うための期間が終了したときは原則としてその日から一年以内⁴に研究計画書につき一の総括報告書³(臨床研究の結果等を取りまとめた文書をいう。以下同じ。)及びその概要を、それぞれ作成しなければならない。

趣旨

　本規定は、主たる評価項目に係るデータの収集を行うための期間が終了したときは、1年以内に主要評価項目報告書を作成することを、研究責任医師の義務としたものである。また、すべての評価項目に係るデータの収集を行うための期間が終了したときは、1年以内に総括報告書及びその概要を作成することを、研究責任医師の義務としている。

解説

1　「評価項目に係るデータの収集を行うための期間が終了したとき」とは、1つの研究計画書に基づき臨床研究を実施する国内外のすべての実施医療機関において、当該期間を終了したときをいう。〈H30/2/28 医政経発 0228 第 1 号・医政研発 0228 第 1 号〉
2　「主要評価項目報告書」は、臨床研究の主要評価項目に関する結果について簡潔に記載するものとする。〈H30/2/28 医政経発 0228 第 1 号・医政研発 0228 第 1 号〉
3　「総括報告書」には、少なくとも次に掲げる事項を含めるものとする。〈H30/2/28 医政経発 0228 第 1 号・医政研発 0228 第 1 号〉
　① 臨床研究の対象者の背景情報(年齢、性別等)
　② 臨床研究のデザインに応じた進行状況に関する情報(対象者数の推移等)
　③ 疾病等の発生状況のまとめ
　④ 主要評価項目及び副次評価項目のデータ解析及び結果
4　「原則としてその日から一年以内に」とあるが、1年を超える妥当な理由があり、総括報告書の作成に時間を要することが見込まれる場合は、あらかじめ、研究計画書に予定作成時期を記して認定委員会の承認を得た上で対応することが求められる。〈H30/3/13 事務連絡〉

第 2 章／臨床研究実施基準(則第 9 条—第 38 条)

□則第２４条第３項□

特定臨床研究を実施する研究責任医師は、前項の規定により主要評価項目報告書の作成を行う場合は、実施計画を変更することにより行わなければならない。

趣 旨

本規定は、主要評価項目報告書の作成は実施計画を変更することにより行うことを、特定臨床研究を実施する研究責任医師の義務としたものである。

解 説

1　主要評価項目報告書の作成(及び提出)は、実施計画に基づく研究の実施中に行うこととし、実施計画の変更手続に従って対応することが求められる。〈H30/2/28 医政経発 0228 第 1 号・医政研発 0228 第 1 号〉

2　「主要評価項目報告書」とは、研究計画書につき当該収集の結果等を取りまとめた 1 つの概要をいう。〈則第 24 条第 2 項〉

3　主要評価項目報告書と総括報告書を作成しなければならない時期が同時期の場合は、総括報告書の作成により主要評価項目報告書の作成をしたものとみなす。〈H30/2/28 医政経発 0228 第 1 号・医政研発 0228 第 1 号〉

【則第２４条第４項】

　研究責任医師は、第二項の規定により主要評価項目報告書又は総括報告書及びその概要を作成したときは、遅滞なく、実施医療機関の管理者に提出するとともに、第一項の規定により、主要評価項目報告書又は総括報告書の概要を公表しなければならない。

趣旨

　本規定は、主要評価項目報告書又は総括報告書・その概要を作成したときは、実施医療機関の管理者に提出するとともに、主要評価項目報告書又は総括報告書の概要を jRCT に記録し公表することを、研究責任医師の義務としたものである。

解説

1　「総括報告書」とは、臨床研究の結果等を取りまとめた文書をいう。〈則第 24 条第 2 項〉

2　主要評価項目報告書又は総括報告書の概要の公表については、当該研究成果を論文等で公表する場合においては、認定臨床研究審査委員会に論文投稿中の旨を報告した上で、当該論文等の公表後としても差し支えない。

　　この場合であっても厚生労働大臣への届出・報告（則第 24 条第 5 項）は期限内に行い、届出・報告時に公表時期について申し出ること。ただし、研究論文等が公表された場合は、直ちに主要評価項目報告書又は総括報告書の概要を公表することとし、総括報告書の概要の公表にあたっては、厚生労働大臣への届出の際に未記入で提出した項目について jRCT に記録することにより公表する。〈H30/2/28 医政経発 0228 第 1 号・医政研発 0228 第 1 号〉

⇒　上記の「未記入で提出した項目」として、『結果に関する最初の出版物での発表日』及び『結果と出版に関する URL（複数可）』がある。

　　これらについては、終了届書の提出時点では記入できない場合は空欄で提出し、総括報告書の概要を公表可能になった際に、jRCT に記録することにより公表する。〈H30/2/28 医政経発 0228 第 1 号・医政研発 0228 第 1 号〉

3　総括報告書の概要は、jRCT における研究結果の概要を登録したものでも差し支えない。〈H30/2/28 医政経発 0228 第 1 号・医政研発 0228 第 1 号〉

4　本規定に基づき、総括報告書の概要を jRCT に記録することにより公表した日を当該臨床研究が終了した日とする。〈H30/2/28 医政経発 0228 第 1 号・医政研発 0228 第 1 号〉

⇒　臨床研究の総括報告書の概要の公表を、当該研究の成果に関する論文の公表後とした場合であっても、当該臨床研究の終了の日は、総括報告書の概要を厚生労働大臣に提出した日となる。〈H30/5/17 事務連絡〉

第2章／臨床研究実施基準(則第9条—第38条)

□則第２４条第５項□

　特定臨床研究を実施する研究責任医師は、前項の規定による提出をしようとするときは、あらかじめ認定臨床研究審査委員会の意見を聴くとともに、当該認定臨床研究審査委員会が意見を述べた日から起算して一月以内に第一項の規定による公表をしなければならない。この場合において、当該研究責任医師は、同項の規定により、総括報告書の概要を提出をしたときは、速やかに、当該総括報告書の概要に次に掲げる書類を添えて厚生労働大臣に提出しなければならない。
一　研究計画書
二　統計解析計画書(統計的な解析を行うための計画書をいう。以下同じ。)を作成した場合にあっては、当該統計解析計画書

趣 旨

　本規定は、主要評価項目報告書又は総括報告書・その概要の実施医療機関の管理者への提出にあたっては、認定臨床研究審査委員会の意見を聴くとともに、当該認定臨床研究審査委員会が意見を述べた日から1月以内にjRCTに記録し公表することを、特定臨床研究を実施する研究責任医師の義務としたものである。また、実施医療機関の管理者に提出したときは、総括報告書の概要に研究計画書等を添えて厚生労働大臣に提出することを、当該研究責任医師の義務としている。

解 説

1　「認定臨床研究審査委員会が意見を述べた日」とは、審査意見業務を行った日ではなく、審査意見業務の結果について研究責任医師に通知をした日をさす。〈H30/3/13 事務連絡〉

2　認定臨床研究審査委員会は、提出された総括報告書について、研究計画書やその時点における医学的知見に照らして、矛盾点がないかを確認することが求められる。データの信頼性を確認するために原資料まで遡って確認することは求めていない。〈H30/3/13 事務連絡〉

3　厚生労働大臣への総括報告書の概要の提出は、別紙様式第1(略)による届書を提出して行うものとし、その際は次に掲げる点に留意する。〈H30/2/28 医政経発0228第1号・医政研発0228第1号〉

　(ｱ)　研究計画書(則第24条第5項第1号)は、当該臨床研究の実施期間中に改訂があった場合には、最終の改訂版とすることとし、最終の説明文書を含むこと

　(ｲ)　添付書類(則第24条第5項各号)についても公表対象となるが、研究計画書について、個人情報保護や知的所有権の保護の観点から公表を留保する必要のある部分については、当該部分の内容が分からないように墨塗り、被覆等を行った上で公表することとして差し支えない。

4　先進医療に該当する臨床研究については、主要評価項目報告書及び総括報告書の概要

について認定臨床研究審査委員会の意見を聴くことに加えて、先進医療として求められる事項を厚生労働省に報告する必要がある。その主な手順は以下のとおりとなる。
〈H30/4/9 事務連絡〉

(ア) 主要評価項目報告書及び総括報告書の概要について、認定臨床研究審査委員会の意見を聴き、承認の結論を得る。

(イ) 先進医療として求められる総括報告に、(ア)を添付した上で厚生労働省に報告し、先進医療会議等の審査を受ける。

(ウ) (イ)の審査で了となった後、認定臨床研究審査委員会に報告の上、jRCT に記録し公表する。((イ)において修正があった場合には、その修正について再度認定委員会の意見を聴き、承認の結論を得る必要がある。)

なお、この場合において、「認定臨床研究審査委員会が意見を述べた日(則第 24 条第 5 項)」とは、(ウ)の報告を行った日又は承認の結論を研究責任医師に通知した日とする。

□則第２４条第６項□

　特定臨床研究を実施する研究責任医師は、法第五条第一項若しくは第六条第一項の規定による提出をした場合、同条第三項の規定による届出をした場合又は前項の規定による総括報告書の概要の厚生労働大臣への提出をした場合にあっては、第一項の公表を行ったものとみなす。

趣　旨

　本規定は、特定臨床研究を実施する研究責任医師が、厚生労働大臣に実施計画(変更後の実施計画を含む。)を提出した場合、実施計画の軽微な変更の届出をした場合、総括報告書の概要を提出した場合は、jRCT に記録し公表を行ったものとみなされる旨を定めたものである。

解　説

1　提出された実施計画(法第 5 条第 1 項、第 6 条第 1 項・第 3 項)は、地方厚生局において、記載不備を確認した上で速やかに公表される。〈H30/2/28 医政経発 0228 第 1 号・医政研発 0228 第 1 号〉

第2章／臨床研究実施基準(則第9条—第38条)

□則第２４条第７項□

　第一項及び第三項から前項までの規定は、臨床研究を多施設共同研究として実施する場合について準用する。この場合において、これらの規定中「研究責任医師」とあるのは、「研究代表医師」と読み替えるものとする。

趣旨

　本規定は、臨床研究を多施設共同研究として実施する場合においては、通常の臨床研究に関する規定が準用して適用されることとしたものである。

解説

1　臨床研究を多施設共同研究として実施する場合において、研究代表医師は、臨床研究を実施するときは、あらかじめ、臨床研究を実施するにあたり世界保健機関が公表を求める事項その他の臨床研究の過程の透明性の確保及び国民の臨床研究への参加の選択に資する事項を厚生労働省が整備するデータベース(jRCT)に記録することにより、当該事項を公表しなければならない。これを変更したときも同様とする。〈則第24条第1項の準用〉

2　臨床研究を多施設共同研究として実施する場合において、特定臨床研究を実施する研究代表医師は、主要評価項目報告書の作成を行う場合は、実施計画を変更することにより行わなければならない。〈則第24条第3項の準用〉

3　臨床研究を多施設共同研究として実施する場合において、研究代表医師は、主要評価項目報告書又は総括報告書及びその概要を作成したときは、遅滞なく、実施医療機関の管理者に提出するとともに、主要評価項目報告書又は総括報告書の概要を公表しなければならない。〈則第24条第4項の準用〉

4　臨床研究を多施設共同研究として実施する場合において、特定臨床研究を実施する研究代表医師は、主要評価項目報告書又は総括報告書・その概要を実施医療機関の管理者に提出をしようとするときは、あらかじめ認定臨床研究審査委員会の意見を聴くとともに、当該認定臨床研究審査委員会が意見を述べた日から起算して1月以内にjRCTに記録し公表をしなければならない。この場合において、実施医療機関の管理者に総括報告書の概要を提出をしたときは、速やかに、当該総括報告書の概要に次に掲げる書類を添えて厚生労働大臣に提出しなければならない。〈則第24条第5項の準用〉

① 研究計画書
② 統計解析計画書を作成した場合にあっては、当該統計解析計画書

5　臨床研究を多施設共同研究として実施する場合において、特定臨床研究を実施する研究代表医師は、実施計画(変更後の実施計画を含む。)を厚生労働大臣に提出をした場合(法第5条第1項、第6条第1項)、実施計画の軽微な変更の届出をした場合(法第6条第3項)又は総括報告書の概要を厚生労働大臣に提出をした場合(則第24条第5項)にあっては、jRCTに記録し公表を行ったものとみなす。〈則第24条第6項の準用〉

則第２４条第８項

　臨床研究（特定臨床研究を除く。）を実施する研究代表医師は、前項の規定により読み替えて準用する第一項の規定により、主要評価項目報告書又は総括報告書の概要を公表したときは、速やかに、実施医療機関の管理者に報告するとともに、その旨を他の研究責任医師に情報提供しなければならない。この場合において、当該他の研究責任医師は、速やかに、当該情報提供の内容を実施医療機関の管理者に報告しなければならない。

趣旨

　本規定は、臨床研究（特定臨床研究を除く。）を多施設共同研究として実施する場合において、主要評価項目報告書又は総括報告書の概要を jRCT に記録し公表したときは、実施医療機関の管理者に報告するとともに、他の研究責任医師に情報提供することを、研究代表医師の義務としたものである。

則第２４条第９項

　特定臨床研究を実施する研究代表医師は、第七項の規定により読み替えて準用する第五項の規定による提出をしたときは、速やかに、実施医療機関の管理者に報告するとともに、その旨を他の研究責任医師に情報提供しなければならない。この場合において、当該他の研究責任医師は、速やかに、当該情報提供の内容を実施医療機関の管理者に報告しなければならない。

趣旨

　本規定は、特定臨床研究を多施設共同研究として実施する場合において、総括報告書の概要に添えて研究計画書等を厚生労働大臣に提出したときは、実施医療機関の管理者に報告するとともに他の研究責任医師に情報提供することを、研究代表医師の義務としたものである。また、当該情報提供の内容を実施医療機関の管理者に報告することを、当該他の研究責任医師の義務としている。

法第三条（臨床研究実施基準）
則第二十五条（臨床研究に用いる医薬品等の品質の確保等）

□則第２５条第１項□

研究責任医師は、臨床研究の内容に応じ、当該臨床研究に用いる医薬品等の品質の確保のために必要な措置を講じた上で製造された医薬品等を用いて臨床研究を実施しなければならない。

趣旨

本規定は、臨床研究には品質確保措置を講じて製造された医薬品等を用いることを、研究責任医師の義務としたものである。

解説

1 「医薬品等の品質の確保のために必要な措置」とあるが、次に掲げる事項を満たしていることが求められる。〈H30/2/28 医政経発 0228 第 1 号・医政研発 0228 第 1 号〉
 (ｱ) 国内において製造販売承認等を取得している医薬品等
  ① 承認事項に基づく適切な保管等の管理を行った上で用いること
  ② 製造販売業者等から回収・品質不良等に係る情報を入手した場合には、適切な検討を行った上で、必要な措置を講じること
  ③ 粉砕等の加工を施して用いる場合は、研究の段階及び医薬品等の加工の程度を踏まえ、安全性、有効性の観点から十分な科学的な検討を行い、品質の確保に必要な措置を講じること
 (ｲ) 研究者自身が製造する場合を含め、国内において製造販売承認等を取得していない医薬品等
  ① 製造や品質の管理について適切な検討を行った上で、必要な措置を講じること
  ② 海外において承認等を取得しているものを用いる場合は、海外の承認等に基づく適切な保管等の管理を行った上で用いること。また、海外当局及び海外事業者等からの情報収集に努め、回収・品質不良等に係る情報を入手した場合には、適切な検討を行った上で、必要な措置を講じること
2 臨床研究に用いる医薬品等の適切な品質を確保する目的として、次のとおり示されている。〈H30/3/2 医政研発 0302 第 5 号〉
 (ｱ) 臨床研究に用いる医薬品等の品質を確保することにより、不良な医薬品等から対象者を保護すること
 (ｲ) 臨床研究に用いる医薬品等のロット内及びロット間の均質性を保証することにより、臨床研究の適切性を確保すること
 (ｳ) 臨床研究に用いる医薬品等に係る製造や加工を適切に記録することにより、臨床研究の再現性を含めた信頼性を確保すること

これらの目的を達成し、適切な臨床研究を実施するため、臨床研究の内容に応じ、臨床研究に用いる医薬品等の適切な品質の確保のための措置を講ずる必要がある。

この際、臨床研究に用いる医薬品等の入手の方法、臨床研究の段階、臨床研究の規模等については、必要な措置に影響を及ぼす要素であるため、その点を十分に考慮し、個別の臨床研究に則した品質の確保のための措置を設定することが望ましい。

3 臨床研究に用いる医薬品等の品質の確保のために必要な措置についての基本的な考え方として、次のとおり示されている。なお、これらは、医薬品等の品質の確保のために必要な措置についての基本的な考え方を示したものであり、個別の臨床研究については、この基本的な考え方に基づき、解説1の措置を検討し、実施することとされている。

〈H30/3/2 医政研発0302第5号〉

(A) 医薬品等を用いる場合について、一律に対応を要する事項

(ｱ) 研究責任医師による適切な実施等

研究責任医師は、臨床研究に用いる医薬品等の品質の確保のために必要な措置を適切に実施（委託を行う場合は管理監督）すること。また、その確認を行うこと

(ｲ) 品質不良への対応

研究責任医師は、臨床研究に用いる医薬品等の品質が不良である等の情報を得たときには、その検証を行い、臨床研究の停止等の講ずる措置について、認定臨床研究審査委員会に報告すること。また、その記録を作成すること

(ｳ) 回収に係る対応

研究責任医師は、臨床研究に用いる医薬品等の品質が不良である等の理由により、医薬品等の回収が必要と判断したときは、速やかに認定臨床研究審査委員会に報告すること。また、次に掲げる業務を行うこと

① 研究分担医師等に対し、医薬品等の使用中止と回収の指示を速やかに行うこと

② 回収の内容、原因究明の結果及び改善措置を記載した回収処理記録を作成し、保存すること

(B) 医薬品等の入手方法に応じて講ずる措置の考え方

(A)において一律に行うこととしている事項に加え、医薬品等の入手方法に応じ、それぞれ以下の措置を講ずること

(b1) 国内において製造販売されている医薬品等を用いる場合

(ｱ) 入手後、そのまま対象者に用いる場合

国内において製造販売されている医薬品等をそのまま用いる場合、医薬品等の製造販売業者が確保している品質を損なうことなく臨床研究に用いるため、医薬品等の承認事項に基づく適切な保管等の管理を行った上で用いること

(ｲ) 入手後、医薬品等に加工等を施し、対象者に用いる場合

国内において製造販売されている医薬品等に加工等を施し臨床研究に用いる場合、加工等を施す際の品質の確保等については研究責任医師の管理の下で行われる必要があることから、次に掲げる措置を講ずること

＊「加工等」とは、粉砕、脱カプセル、溶解、軽微な形状の変更等の加工をいう。

① 加工等を施した医薬品等の品質、有効性及び安全性の確保に関し、十分な科学的検討を行った上で、適切な使用方法、保管方法を設定すること
② 実際に施す加工等について、当該加工等の手順を定め、次に掲げる事項として研究計画書に記載すること
　　○ 臨床研究の背景に関する事項（当該臨床研究に用いる医薬品等の概要に関する事項を含む。）（則第14条第2号）
　　○ 臨床研究の内容に関する事項（則第14条第4号）
③ 加工等を施した際には、当該加工等に係る記録を保存すること

(b2) 国内未承認であるが、海外での承認がある医薬品等を用いる場合

(ｱ) 入手後、そのまま対象者に用いる場合

海外で製造販売されている医薬品等をそのまま用いる場合、海外事業者から得られる医薬品等に関する情報を適切に入手及び記録するとともに、当該事業者が確保している品質を損なうことなく臨床研究に用いるため、次に掲げる措置を講ずること

① 当該医薬品等の海外における承認等に基づく適切な保管の方法等を確認し、適切に保管した上で用いること
② 海外当局及び海外事業者等から得られる医薬品等に関する情報の収集に努め、対応が必要な情報を入手した場合には、速やかに対応すること
③ 臨床研究に用いた医薬品等の製造番号又は製造記号を記録すること

(ｲ) 入手後、医薬品等に加工等を施し、対象者に用いる場合

海外で承認されている医薬品等に加工等を施し臨床研究に用いる場合、(b1)(ｲ)と同様の考え方に基づき、次に掲げる措置を講ずること

① 加工等を施した医薬品等の品質、有効性及び安全性の確保に関し、十分な科学的検討を行った上で、適切な使用方法、保管方法を設定すること
② 実際に施す加工等について、当該加工等の手順を定め、次に掲げる事項として研究計画書に記載すること
　　○ 臨床研究の背景に関する事項（当該臨床研究に用いる医薬品等の概要に関する事項を含む。）（則第14条第2号）
　　○ 臨床研究の内容に関する事項（則第14条第4号）
③ 加工等を施した際には、加工等を施した医薬品等の製造番号又は製造記号の記録及び当該加工等に係る記録を保存すること

(b3) 国内・海外ともに未承認である医薬品等を用いる場合

国内・海外ともに未承認である医薬品等を用いる場合には、次に掲げる事項に留意すること。なお、研究用試薬等を購入し、合成等を伴わず用いる場合にあっても、人体への影響に関しては未検証であることから、品質試験の実施については自ら製造する場合と同様に取り扱うこと

(ｱ) 研究責任医師の責務

研究責任医師は、(ｲ)から(ｷ)までのすべての事項について、適切に実施（委託を

行う場合は管理監督)し、臨床研究に用いる医薬品等が、(イ)に定める文書に基づき適切な製造等が行われたかを確認すること

＊「製造等」とは、製造及び品質試験をいう。

(イ) 臨床研究に用いる医薬品等に関する文書の作成及び保存
① 研究責任医師は、臨床研究に用いる医薬品等の品目ごとに、次に掲げる事項について記載した医薬品等に関する文書を作成し、保存すること
（ⅰ）成分、分量、規格及び試験方法、性能並びに構造に関する事項
（ⅱ）製造等を行う方法に関する事項
（ⅲ）医薬品等の包装・表示に関する事項
（ⅳ）臨床研究における使用方法その他必要な事項

なお、次に掲げる事項として研究計画書に記載することで当該文書の代わりとすることができる。
○ 臨床研究の背景に関する事項（当該臨床研究に用いる医薬品等の概要に関する事項を含む。）（則第14条第2号）
○ 臨床研究の内容に関する事項（則第14条第4号）

② ①の文書の作成にあたっては、毒性試験等を含めた適切な非臨床試験による検証により、適切な規格試験の設定を行うこと

(ウ) 製造等の管理に関する事項
製造等を行う際には、次に掲げる対応が必要であること
① 製造等における具体的手順、注意事項その他必要な事項を記載した製造等に係る文書を作成し、これを保存すること
② 実際に製造等を行った際の記録を作成し、これを保存すること。なお、製造等を行う際に用いた原料、資材等については、そのロット等についても適切に記録すること
③ 臨床研究に用いる医薬品等については、その使用が計画されている臨床研究で使用が終了するまで(埋植される医療機器等に関しては、その評価が完了するまで)の期間において、その品質を保証すること
④ 製造等を行った医薬品等については、後に検証を行う必要が生じた際に対応可能な数・量の参考品を採取し、臨床研究の記録の保存期限まで保管すること

(エ) 包装・表示に関する事項
臨床研究に用いる医薬品等の包装・表示については、少なくとも次に掲げる事項について記載すること
① 医薬品等の名称
② 製造番号又は製造記号
③ 医薬品等の管理に係る事項(保管方法など)

(オ) 製造等に係る文書及び実際に製造等を行った記録の作成に係る注意事項
対象者の保護及び臨床研究の信頼性の確保のため、(ウ)で示す臨床研究に用いる

医薬品等の製造等に係る文書及び実際に製造等を行った記録について、後日確認が取れるように保存すること。具体的には次に掲げるとおりとすること
① 製造等に係る文書を作成し、又は改訂するときは、当該文書にその日付を記載するとともに、それ以前の改訂に係る履歴を保存すること
② 製造等に係る文書及び実際に製造等を行った記録については、研究の終了後5年間保存すること

(カ) 製造等の外部委託
① 研究責任医師は、臨床研究に用いる医薬品等の製造等について、外部に委託することができる。この場合、「治験薬の製造管理、品質管理等に関する基準(治験薬 GMP)について(平成20年7月9日薬食発0709002号)」で求める委託製造の規定に準ずる形で委託先の製造施設と取決めをすることが望ましい。
② 臨床研究に用いる医薬品等の製造等に係る外部施設との取決めにおいては、外部施設側で製造等に係る文書及び実際に製造等を行った記録の保存を行っても差し支えない。
③ ①及び②に基づいて委託を行う場合には、研究責任医師は、委託先において製造等に係る文書及び実際に製造等を行った記録等の保存が適切に行われるよう管理監督を行うこと

(キ) 構造設備
① 臨床研究に用いる医薬品等の製造等を行う構造設備については、当該医薬品等の物性・特性に基づき、科学的観点から、適切に対応できる設備により製造等を行うこと。なお、必要に応じ、薬機法及び薬機法関係法令を参考とすること
② 臨床研究に用いる医薬品等の製造等のみを行う場合にあっては、薬機法上の構造設備に係る要件を満たすことは必要とされないが、当該医薬品等の製造施設の構造設備について、カルタヘナ法等の法規制が係る場合においては、これらの法規制についても遵守する必要があること

□則第２５条第２項□

　研究責任医師は、法第二条第二項第二号イ、ハ又はホに規定する医薬品等[1]を用いる臨床研究を実施する場合その他臨床研究の内容に応じて必要と判断される場合にあっては、臨床研究に用いる医薬品等に関する次に掲げる記録を作成し、又は入手しなければならない。
一　臨床研究に用いる医薬品等の製造年月日、製造番号又は製造記号その他の当該医薬品等の製造に関する記録
二　臨床研究に用いる医薬品等を入手した場合には、その数量及び年月日の記録
三　臨床研究に用いる医薬品等の処分の記録

趣旨

　本規定は、未承認の医薬品等を臨床研究に用いる場合は、当該医薬品等の製造、入手及び処分に関する記録を作成することを、研究責任医師の義務としたものである。

解説

1　「法第二条第二項第二号イ、ハ又はホに規定する医薬品等」とは、次に掲げるものをいう。
　① 未承認の医薬品(法第2条第2項第2号イ)
　② 未承認・未認証の医療機器(法第2条第2項第2号ハ)
　③ 未承認の再生医療等製品(法第2条第2項第2号ニ)

2　臨床研究に用いる医薬品等の製造に関する記録について、次のとおり示されている。
〈H30/2/28 医政経発0228第1号・医政研発0228第1号〉
　(ア) 粉砕等の加工を施して用いる場合は、その加工等に係る方法を記録すること
　(イ) 海外において承認等を取得しているものを用いる場合は、その製造番号又は製造記録を記録すること
　(ウ) 許認可を得た実績のない医薬品等を研究者自身が新たに製造する場合は、製造等に係るすべてを記録すること

法第三条（臨床研究実施基準）
則第二十六条（臨床研究を行う際の環境への配慮）

> 研究責任医師は、環境に影響を及ぼすおそれのある臨床研究を実施する場合には、環境へ悪影響を及ぼさないよう必要な配慮をしなければならない。

趣旨

本規定は、臨床研究が環境に影響を及ぼすおそれのあるものである場合は、環境への配慮を行うことを、研究責任医師の義務としたものである。

解説

1　「環境に影響を及ぼすおそれのある臨床研究」には、例えば、遺伝子組換えを行う遺伝子治療を伴う臨床研究など、『遺伝子組換え生物等の使用等の規制による生物の多様性の確保に関する法律（平成15年6月18日法律第97号）』（いわゆるカルタヘナ法）に基づく拡散防止措置を執って行うべきものが含まれる。〈H30/2/28 医政経発0228第1号・医政研発0228第1号〉

2　解説1の「カルタヘナ法」は、改変された生物の利用等が生物多様性の保全及びその持続可能な利用に及ぼす悪影響を防止するための国際的な枠組みである議定書及び補足議定書の担保法という位置づけを持ち、それぞれの議定書の的確かつ円滑な実施を目的としている。なお、食品や医薬品等の安全性を確保するための法律ではなく、あくまで生物多様性への影響を防止するために定められたものである。食品の安全性については食品衛生法により、医薬品の安全性については薬機法により確保されている。

　　＊「改変された生物」とは、現代のバイオテクノロジーの利用によって得られる遺伝素材の新たな組合せを有する生物をいう。

⇒　上記の「議定書」は、改変された生物の国境を越える移動に先立ち、輸入国が生物多様性の保全及びその持続可能な利用への影響を評価し、改変された生物の輸入の可否を決定するための手続きなど、国際的な枠組みを定めたものである。平成12年1月に採択され、その後、平成15年6月に50カ国が締結したことを踏まえて、その90日後の9月に国際発効した。

⇒　上記の「補足議定書」は、改変された生物の国境を越える移動から生ずる損害についての責任及び救済に関する国際的な規則及び手続を定めたものである。平成22年10月に採択され、その後、平成29年年12月に40カ国が締結したことを踏まえて、その90日後の平成30年3月5日に国際発効した。

3　解説1の「拡散防止措置」とは、遺伝子組換え生物等の使用等にあたって、施設等を用いることその他必要な方法により施設等の外の大気、水又は土壌中に当該遺伝子組換え生物等が拡散することを防止するために執る措置をいう。〈カルタヘナ法第2条第7項〉

　　拡散防止措置として、施設等のハード面の措置と、施設の運転管理等に関するソフト面の措置が規定されており、主務省令（カルタヘナ法第12条）において定められたものと、

主務大臣の確認(カルタヘナ法第13条)を受けたものとがある。

＜カルタヘナ法第12条に基づく拡散防止措置＞

4 遺伝子組換え生物等の第二種使用等をする者は、当該第二種使用等にあたって執るべき拡散防止措置が主務省令により定められている場合には、その使用等をする間、当該拡散防止措置を執らなければならない。〈カルタヘナ法第12条〉

⇒ 上記の「第二種使用等」とは、施設等の外の大気、水又は土壌中への遺伝子組換え生物等の拡散を防止する意図をもって行う使用等であって、そのことを明示する措置等を執って行うものをいう。〈カルタヘナ法第2条第6項〉

5 遺伝子組換え生物等の第二種使用等をしようとする者は、その使用等を行う事業所等において生物多様性への影響を防止するための措置を適切に行うことができるよう、遺伝子組換え生物等の特性及び使用等の態様に応じ、遺伝子組換え生物等の安全な取扱いについて検討する委員会等を設置し、あらかじめ遺伝子組換え生物等の安全な取扱いについての検討を行うとともに、遺伝子組換え生物等の取扱いについて経験を有する者の配置、遺伝子組換え生物等の取扱いに関する教育訓練、事故時における連絡体制の整備を行うよう努めることとされている。〈H15/11/21 財務省・文部科学省・厚生労働省・農林水産省・経済産業省・環境省告示第1号〉

6 遺伝子組換え生物等の第二種使用等のうち産業上の使用等にあたって執るべき拡散防止措置として、次のとおり定められている。〈H16/1/29 財務省・厚生労働省・農林水産省・経済産業省・環境省令第1号〉

(A) 遺伝子組換え微生物の生産工程中における使用等にあたって執るべき拡散防止措置
　　遺伝子組換え生物等の産業上の使用等のうち、遺伝子組換え微生物の生産工程中における使用等にあたって執るべき拡散防止措置は、下表の左欄に掲げる遺伝子組換え生物等の区分に応じ、それぞれ右欄に定めるとおりとする。ただし、カルタヘナ法施行規則第16条第1号、第2号及び第4号に掲げる場合並びに虚偽の情報の提供を受けていたために、第二種使用等にあたって執るべき拡散防止措置を執らないで第二種使用等をする場合を除く。

* 「遺伝子組換え微生物」とは、細胞外において核酸を加工する技術であって主務省令で定めるもの(カルタヘナ法第2条第2項第1号)の利用により得られた核酸又はその複製物を有する遺伝子組換え生物等のうち、菌界に属する生物(きのこ類を除く。)、原生生物界に属する生物、原核生物界に属する生物、ウイルス及びウイロイドをいう。
* 「遺伝子組換え微生物の生産工程中における使用等」とあるが、これには生産工程中における保管及び運搬が含まれる。
* 「カルタヘナ法施行規則第16条第1号、第2号及び第4号に掲げる場合」とは、次に掲げる場合をいう。
  (i) 人の生命もしくは身体の保護のための措置又は非常災害に対する応急の措置として、緊急に遺伝子組換え生物等の第二種使用等をする必要がある場合として主務大臣が別に定める場合
  (ii) 生物検査(カルタヘナ法第17条)、収去した遺伝子組換え生物等の検査(カルタヘナ法第31条、第32条)を実施するため、又はその準備を行うため、必要最小限の第二種使用等をする場合
  (iii) カルタヘナ法の規定に違反して使用等がなされた遺伝子組換え生物等の拡散を防止するため、必要最小限の第二種使用等をする場合

遺伝子組換え生物等の区分	拡散防止措置の内容
(ア) GILSP 遺伝子組換え微生物（特殊な培養条件下以外では増殖が制限されること、病原性がないこと等のため最小限の拡散防止措置を執ることにより使用等をすることができるものとして財務大臣、厚生労働大臣、農林水産大臣、経済産業大臣又は環境大臣が定めるもの）	① 施設等について、作業区域が設けられていること 　＊「作業区域」とは、遺伝子組換え微生物を使用等する区域であって、それ以外の区域と明確に区別できるものをいう。 ② 作業区域内に、遺伝子組換え微生物を利用して製品を製造するための培養又は発酵の用に供する設備が設けられていること ③ 作業区域内に、製造又は試験検査に使用する器具、容器等を洗浄し、又はそれらに付着した遺伝子組換え微生物を不活化するための設備が設けられていること ④ 遺伝子組換え微生物の生物学的性状についての試験検査をするための設備が設けられていること ⑤ 遺伝子組換え微生物を他のものと区別して保管できる設備が設けられていること ⑥ 廃液又は廃棄物は、それに含まれる遺伝子組換え微生物の数を最小限にとどめる措置を執った後、廃棄すること ⑦ 生産工程中において遺伝子組換え微生物を施設等の外に持ち出すときは、遺伝子組換え微生物が漏出しない構造の容器に入れること
(イ) カテゴリー1 遺伝子組換え微生物（(ア)に掲げるもの以外のものであって、病原性がある可能性が低いものとして財務大臣、厚生労働大臣、農林水産大臣、経済産業大臣又は環境大臣が定めるもの）	① (ア)①から⑤まで及び⑦に掲げる事項 ② その外の大気、水又は土壌と遺伝子組換え微生物とを物理的に分離する施設等であること ③ 作業区域内に、事業の従事者が使用する洗浄又は消毒のための設備が設けられていること ④ 必要に応じ、作業区域内に設置された室内における空気中の遺伝子組換え微生物の数を最小限にとどめるための換気設備（遺伝子組換え微生物を捕捉できるものに限る。）が設けられていること ⑤ 設置時及び定期的に、培養設備等の密閉の程度又は性能の検査を行うこと 　＊「培養設備等」とは、培養又は発酵の用に供する設備及び当該設備に直接接続された設備をいう。 ⑥ 培養設備等のうち漏出防止機能に係る部分の改造又は交換を行った場合には、その都度、当該設備の密閉の程度又は性能の検査を行うこと ⑦ 廃液及び廃棄物を不活化すること ⑧ 除菌設備については、交換時、定期検査時及び製造業務内容の変更時に、付着した遺伝子組換え微生物を不活化すること ⑨ 遺伝子組換え微生物を培養又は発酵の用に供する設備に入れ、又はこれから取り出す場合に、遺伝子組換え微生物が施設等か

		ら漏出しないよう取り扱うとともに、培養設備等の外面に遺伝子組換え微生物が付着した場合には、直ちに不活化すること
		⑩ 作業終了後、使用した培養設備等を洗浄し、又はそれに付着した遺伝子組換え微生物を不活化すること
		⑪ 作業区域内を清潔に保ち、げっ歯類、昆虫類等の駆除に努めること
		⑫ 教育訓練を受けた事業の従事者以外の者の作業区域への立入りを制限し、仮に立ち入る場合は、事業の従事者の指示に従わせること
		⑬ 作業区域には、その見やすいところに「カテゴリー1取扱い中」と表示すること

(B) 保管にあたって執るべき拡散防止措置

　　遺伝子組換え生物等の産業上の使用等のうち、保管(生産工程中における保管を除く。)にあたって執るべき拡散防止措置は、次に定めるとおりとする。ただし、カルタヘナ法施行規則第16条第1号、第2号及び第4号に掲げる場合並びに虚偽の情報の提供を受けていたために、第二種使用等にあたって執るべき拡散防止措置を執らないで第二種使用等をする場合を除く。

　(ｱ) 遺伝子組換え生物等が漏出、逃亡その他拡散しない構造の容器に入れ、かつ、当該容器の見やすい箇所に、遺伝子組換え生物等である旨を表示すること

　(ｲ) (ｱ)の遺伝子組換え生物等を入れた容器は、遺伝子組換え生物等以外の生物等と明確に区別して保管することとし、当該保管のための設備の見やすい箇所に、遺伝子組換え生物等を保管している旨を表示すること

(C) 運搬にあたって執るべき拡散防止措置

　　遺伝子組換え生物等の産業上の使用等のうち、運搬(生産工程中における運搬を除く。)にあたって執るべき拡散防止措置は、次に定めるとおりとする。ただし、カルタヘナ法施行規則第16条第1号、第2号及び第4号に掲げる場合並びに虚偽の情報の提供を受けていたために、第二種使用等にあたって執るべき拡散防止措置を執らないで第二種使用等をする場合を除く。

　(ｱ) 遺伝子組換え生物等が漏出、逃亡その他拡散しない構造の容器等に入れること

　(ｲ) (ｱ)の遺伝子組換え生物等を入れた容器(容器を包装する場合にあっては、当該包装)の見やすい箇所に、取扱いに注意を要する旨を表示すること

⇒ 上記(A)(ｱ)の「厚生労働大臣が定めるGILSP遺伝子組換え微生物」については、『遺伝子組換え生物等の第二種使用等のうち産業上の使用等に当たって執るべき拡散防止措置等を定める省令別表第一号の規定に基づき厚生労働大臣が定めるGILSP遺伝子組換え微生物(平成16年2月19日厚生労働省告示第27号)』により指定されている。

　　＊ 「GILSP」は、Good Industriallarge Scale Practice の略

7 厚生労働省 GILSP 告示で定められていない遺伝子組換え微生物を用いる場合は、厚生労働大臣に拡散防止措置の確認申請を行う必要があるが、その際、医薬品等の製造に用いる遺伝子組換え微生物に関する情報(宿主の性質、ベクター及び供与核酸の遺伝情報、遺伝子組換え微生物の性質等)等に基づき、遺伝子組換え微生物について、GILSP 並びにカテゴリー1、2及び3の使用区分を選定し、当該区分に対応した拡散防止措置を執る必要がある。〈H16/2/19 薬食発第 0219011 号〉

(ｱ) GILSP──宿主、供与核酸及びベクター並びに遺伝子組換え微生物が、次に掲げる基準を満たすもの
　① 宿主
　　○ 病原性がないこと
　　○ 病原性に関係のあるウイルス及びプラスミドを含まないこと
　　○ 安全に長期間利用した歴史がある又は特殊な培養条件下では増殖するがそれ以外では増殖が制限されていること
　② 供与核酸及びベクター
　　○ 性質が十分に明らかにされており、有害と認められる塩基配列を含まないこと
　　○ 伝達性に乏しく、かつ、本来耐性を獲得することが知られていない生細胞に耐性マーカーを伝達しないこと
　③ 遺伝子組換え微生物
　　○ 病原性がないこと
　　○ 宿主と比べて増殖する能力が高くないこと

(ｲ) カテゴリー1──遺伝子組換え微生物が病原性がある可能性が低く、かつ GILSP に含まれないもの

(ｳ) カテゴリー2──遺伝子組換え微生物がヒトに感染性はあるが発症の可能性は少なく、予防対策及び有効な治療法があるもの

(ｴ) カテゴリー3──遺伝子組換え微生物がヒトに対し病原性があり、取扱う際にかなりの注意を必要とするが、感染・発症してもその危険度は、比較的低く、予防対策及び有効な治療法があるもの

8 遺伝子組換え微生物を用いて医薬品等を製造する場合の拡散防止措置として、次のとおり示されている。〈H16/2/19 薬食発第 0219011 号〉

(A) GILSP の施設及び設備等
　(a1) 製造
　　(ｱ) 施設及び設備
　　　① 作業区域が設けられていること
　　　② 作業区域内に、遺伝子組換え微生物を利用して医薬品等を製造するための培養又は発酵の用に供するよく整備された装置が設けられていること
　　　③ 作業区域内に、製造又は試験検査に使用する器具器械、容器等を洗浄し、又はそれらに付着した遺伝子組換え微生物を不活化するための設備が設けられていること

④ 遺伝子組換え微生物の生物学的性状について試験検査をするための設備が設けられていること
⑤ 遺伝子組換え微生物を他のものと区別して保管できる設備が設けられていること
⑥ 培地等を調整するための設備が設けられていること
⑦ 製造従事者の更衣設備が設けられていること
⑧ 作業区域内を清潔に保ち、げっ歯類、昆虫類等の駆除に努めること
⑨ 作業区域および遺伝子組換え微生物の保管設備には、その見やすいところに、遺伝子組換え微生物の作業レベルに関する必要な事項(例：GILSP 取扱い中)を表示すること
⑩ 教育訓練を受けた製造従事者以外の者の作業区域への立入りを作業レベルに応じ制限することとし、仮に立ち入る場合は、製造従事者の指示に従わせること

(イ) 設備管理
① 作業終了後、使用した設備・装置を十分に洗浄し、又はそれに付着した遺伝子組換え微生物を不活化すること
② 設置時及び定期的に、培養又は発酵の用に供する設備及び当該設備に直接接続された設備並びに除菌装置の密閉の程度又は性能の検査を行うこと
③ 設備・装置の機能に係る部分の改造又は交換を行った場合は、その都度、当該設備・装置の密閉の程度又は性能の検査を行うこと
④ 除菌装置については、交換時、定期検査時及び製造業務内容の変更時に、付着した遺伝子組換え微生物を不活化すること

(ウ) 汚染の防止
① 廃液又は廃棄物はそれに含まれる遺伝子組換え微生物の数を最小限にとどめる措置を執った後、廃棄すること
② 遺伝子組換え微生物を培養又は発酵の用に供する設備に入れ、又はこれから取り出す場合に、遺伝子組換え微生物が施設等から漏出しないよう注意すること
③ 遺伝子組換え微生物を含む培養液の大量流出に対する対策及び緊急時の作業手順を確立しておくこと

(a2) 保管
(ア) 遺伝子組換え微生物が漏出しない構造の容器に入れ、かつ、当該容器の見やすい箇所に遺伝子組換え微生物である旨を表示すること
(イ) (ア)の遺伝子組換え微生物を入れた容器は、遺伝子組換え微生物以外の生物と明確に区別して保管することとし、遺伝子組換え微生物を保管している旨を当該保管設備の見やすい箇所に作業レベルに応じて表示(例：GILSP 遺伝子組換え微生物保管中)すること
(ウ) 製造管理者は、遺伝子組換え微生物を含む保管物の明細目録を作成し、保存すること

(a3) 運搬
(ア) 遺伝子組換え微生物を含む材料を作業区域外へ運搬する場合には、遺伝子組換え微生物が漏出しない構造の容器等に入れること
(イ) 遺伝子組換え微生物を含む材料を入れた容器等(容器を包装する場合にあっては、当該包装)の見やすい箇所に取扱いに注意を要する旨を表示すること
(B) カテゴリー1の施設及び設備等
(b1) 製造
(ア) 施設及び設備
① (a1)(ア)①から⑩までに掲げる措置
② その外の大気、水又は土壌と遺伝子組換え微生物とを物理的に分離する施設等であること
③ 作業区域内に、製造従事者が使用する洗浄又は消毒のための設備が設けられていること
④ 必要に応じ、作業区域内に設置された室内における空気中の遺伝子組換え微生物の数を最小限にとどめるための換気設備(遺伝子組換え微生物を捕捉できるものに限る。)が設けられていること
(イ) 設備管理
(a1)(イ)①から④までに掲げる措置
(ウ) 汚染の防止
① (a1)(ウ)①及び③に掲げる措置
② 廃液又は廃棄物は不活化すること
③ 製造従事者は専用の作業着を着用すること
④ 遺伝子組換え微生物を培養又は発酵の用に供する設備に入れ、又はこれから取り出す場合に、遺伝子組換え微生物が施設等から漏出しないよう取り扱うとともに、培養設備等の外面に遺伝子組換え微生物が付着した場合は直ちに不活化すること
⑤ 目的の物質を分離する場合であって、その物質がタンパク質等のように失活しやすいものである時は、培養液の取扱いは、遺伝子組換え微生物の漏出を最小限にして作業を行うことで差し支えないこと
⑥ 設備・装置からのエアロゾルの漏出を最小限にするよう注意すること
(b2) 保管
(a2)に掲げる措置
(b3) 運搬
(a3)に掲げる措置
(C) カテゴリー2及び3の施設及び設備等
(c1) 製造
(ア) 施設及び設備
① (b1)(ア)①から④までに掲げる措置

② 作業区域内を清潔に保ち、げっ歯類、昆虫類等を防除すること
③ 下表に掲げる措置

<table>
<tr><th colspan="2"></th><th>カテゴリー2</th><th>カテゴリー3</th></tr>
<tr><td colspan="2">一　遺伝子組換え微生物を取り扱う工程</td><td>閉鎖系</td><td>閉鎖系</td></tr>
<tr><td colspan="2">二　閉鎖系からの排気ガス</td><td>遺伝子組換え微生物の漏出を防止</td><td>遺伝子組換え微生物の漏出を防止</td></tr>
<tr><td colspan="2">三　サンプリング、閉鎖系への物質の添加及び他の閉鎖系への遺伝子組換え微生物の移動の場合</td><td>遺伝子組換え微生物の漏出を防止</td><td>遺伝子組換え微生物の漏出を防止</td></tr>
<tr><td colspan="2">四　培養液を閉鎖系から開放系に移す場合</td><td>遺伝子組換え微生物を不活化してから行う。</td><td>遺伝子組換え微生物を不活化してから行う。</td></tr>
<tr><td colspan="2">五　閉鎖系の密閉のための設計</td><td>遺伝子組換え微生物の漏出を防止</td><td>遺伝子組換え微生物の漏出を防止</td></tr>
<tr><td rowspan="11">六　閉鎖系を設置する作業区域の条件</td><td>バイオハザードの標識</td><td>必要</td><td>必要</td></tr>
<tr><td>指定された製造従事者以外の立入り</td><td>制限</td><td>制限。製造従事者は、エアロックを経由して入ること</td></tr>
<tr><td>製造従事者の着衣</td><td>専用の作業衣</td><td>専用の作業衣に完全に交換</td></tr>
<tr><td>製造従事者が作業区域から退出する際のシャワー設備</td><td>場合による</td><td>必要</td></tr>
<tr><td>洗浄設備及びシャワー室からの排水処理設備</td><td>場合による</td><td>必要</td></tr>
<tr><td>空気の汚染を最小限にするための換気設備</td><td>場合による</td><td>必要</td></tr>
<tr><td>作業区域が陰圧に保たれていること</td><td>場合による</td><td>必要</td></tr>
<tr><td>作業区域において、流入・流出する空気が高性能除塵フィルターを通されていること</td><td>場合による</td><td>必要</td></tr>
<tr><td>作業区域は、閉鎖系内のすべての内容物が漏出してもこれを外部に漏らさないように設計されていること</td><td>場合による</td><td>必要</td></tr>
<tr><td>作業区域は、燻蒸消毒ができるように設計されていること</td><td>場合による</td><td>必要</td></tr>
</table>

(ｲ) 設備管理
　　　① (b1)(ｲ)に掲げる措置
　　　② 製造作業中、培養又は発酵の用に供する設備及び当該設備に直接接続された設備の機能を適切な方法により確認すること
　　　③ 製造に用いられる設備・装置には一連の識別番号を付し、厳重な管理の下に置くこと
　　(ｳ) 汚染の防止
　　　① (b1)(ｳ)①から④までに掲げる措置
　　　② 目的の物質を分離する場合であって、その物質がタンパク質等のように失活しやすいものである時は、培養液の取扱いは、その漏出を防止して作業を行うことで差し支えないこと
　　　③ 設備・装置からのエアロゾルの漏出を防止すること
　(c2) 保管
　　(ｱ) (b2)に掲げる措置
　　(ｲ) 作業区域内の保管設備に安全に保管すること
　(c3) 運搬
　　(ｱ) (b3)に掲げる措置
　　(ｲ) 遺伝子組換え微生物を含む材料を作業区域外へ運搬する場合には、容器が万一破損しても内容物が外部に漏出しないようにすること

9 遺伝子組換え微生物を用いて医薬品等を製造する場合の組織及び運営上の遵守事項等として、次のとおり示されている。〈H16/2/19 薬食発第 0219011 号〉

(A) 製造業者
　製造業者は、次の任務を果たすこと
　＊「製造業者」とは、医薬品等の製造工程において遺伝子組換え微生物を使用等する者をいう。
　(a1) 製造所ごとに製造管理者及び製造安全主任者を任命すること
　　＊「製造管理者」とあるが、医薬部外品、化粧品又は医療機器の場合には、「責任技術者」と読み替えを行う。
　(a2) 製造上の安全性を確保するため製造業者ごとに製造安全委員会を設置し、その委員を任命すること。また、製造安全委員会に、製造業務の安全確保について、調査審議を求めること
　(a3) 製造管理者が業務を遂行するにあたって支障を生じることがないようにすること

(B) 製造管理者
　製造管理者は、カルタヘナ法、産業利用二種省令及び本通知を熟知し、次の任務を果たすこと
　(b1) 製造計画の立案及びその実施に際し、カルタヘナ法、産業利用二種省令及び本通知を十分に遵守し、製造安全主任者との緊密な連絡の下に製造作業全体の適切な管理・監督にあたること
　(b2) 製造従事者に対して教育訓練を行うこと

(b3) 製造安全委員会と十分連絡を取るとともに、必要な事項について製造安全委員会に報告すること
　　　(b4) その他製造上の安全性の確保に必要な事項を実施すること
　(C) 製造安全主任者
　　(c1) 製造安全主任者は、遺伝子組換え微生物の使用等に関し、製造管理者を補佐するものであり、製造上の安全性を確保するための知識及び技術に高度に習熟した者であること
　　(c2) 製造安全主任者は、カルタヘナ法、産業利用二種省令及び本通知を熟知し、次の任務を果たすこと
　　　(ア) 製造がカルタヘナ法、産業利用二種省令及び本通知に従って適正に遂行されていることを確認すること
　　　(イ) 製造管理者に対し助言、報告を行うこと
　　　(ウ) その他製造上の安全性の確保に関し、必要な事項の処理にあたること
　(D) 製造従事者
　　(d1) 製造従事者は、製造管理者の行う教育訓練をあらかじめ受けた者であること
　　(d2) 製造従事者は、次の事項を遵守すること
　　　(ア) 製造作業を行うにあたって製造上の安全確保について十分に自覚し必要な配慮をすること
　　　(イ) 作業区域内では、作業レベルに応じた作業衣を着用すること
　(E) 製造安全委員会
　　(e1) 製造安全委員会は、高度に専門的な知識及び技術並びに広い視野に立った判断が要求されることを十分に考慮し、適切な分野の者により構成されること
　　(e2) 製造安全委員会は、製造業者の求めに応じて次の事項について調査審議し、製造業者に報告すること
　　　(ア) 製造作業標準のカルタヘナ法、産業利用二種省令及び本通知に対する適合性
　　　(イ) 製造従事者に対する安全教育訓練及び健康管理の状況
　　　(ウ) 事故発生の際の必要な処置及び改善策
　　　(エ) その他製造上の安全性の確保に関する必要な事項
　　(e3) 製造安全委員会は、必要に応じて製造管理者又は製造安全主任者から報告を求めることができる。
　(F) 教育訓練
　　製造管理者は、製造作業の開始前に製造従事者に対し、カルタヘナ法、産業利用二種省令及び本通知を熟知させるとともに、次の事項に関する教育訓練を行うこと
　　　(ア) 遺伝子組換え微生物の安全性に関する知識
　　　(イ) 製造に用いる遺伝子組換え微生物の安全な取扱いに関する技術
　　　(ウ) 設備・装置に関する知識及び技術
　　　(エ) 製造工程の安全性に関する知識
　　　(オ) 事故発生時の措置に関する知識

(G) 健康管理
　(g1) 製造業者は、製造従事者に対し、定期健康診断を行うとともに、医薬品等を取扱うのに不適当な者を製造作業に従事させないこと
　(g2) 製造業者は、製造従事者がカテゴリー2及び3の製造作業に従事する場合は、あらかじめ予防及び治療の方策について検討しておくこと
　(g3) 製造業者は、カテゴリー2及び3の製造作業において作業区域内感染のおそれがある場合は、直ちに製造従事者に対し健康診断を行い、適切な措置を採ること。なお、カテゴリー3の製造従事者については、製造従事前に血清をあらかじめ採取し、当該製造従事者が製造に従事することを終えた日から2年間はこれを保存すること

(H) 記録及びその保存
　(h1) 製造管理者は、帳簿を備え、次の事項を記載すること
　　(ア) 遺伝子組換え微生物の名称及びその容器に付された番号
　　(イ) 遺伝子組換え微生物の保管及び継代の状況
　　(ウ) 遺伝子組換え微生物の生物学的性状及びその試験検査の年月日
　　(エ) 遺伝子組換え微生物の譲受けの相手方の氏名及び住所
　　(オ) 製造従事者の氏名、所属機関、職名、製造業務に従事している期間(カテゴリー1、2及び3の場合に限る。)
　　(カ) 健康診断の結果
　　(キ) 製造安全委員会の審議記録(製造作業標準がカルタヘナ法、産業利用二種省令及び本通知に適合していることを確認する根拠となった資料を含む。)
　　(ク) 設備・装置の定期点検記録及び製造記録
　(h2) (h1)の帳簿は、当該医薬品等の製造終了の日から5年間保存すること

(I) 報告
　製造業者は、製造に用いる遺伝子組換え微生物に関する情報を収集するとともに、当該遺伝子組換え微生物の評価に影響を及ぼす知見を発見した場合には、すみやかに厚生労働大臣に報告すること

＜カルタヘナ法第13条に基づく拡散防止措置＞

10 遺伝子組換え生物等の第二種使用等をする者は、カルタヘナ法第12条の主務省令により当該第二種使用等にあたって執るべき拡散防止措置が定められていない場合(特定遺伝子組換え生物等の第二種使用等をする場合その他主務省令で定める場合を除く。)には、その使用等をする間、あらかじめ主務大臣の確認を受けた拡散防止措置を執らなければならない。〈カルタヘナ法第13条第1項〉

⇒ 上記の「特定遺伝子組換え生物等」とは、その性状等からみて第一種使用等による生物多様性影響が生じないことが明らかな生物として主務大臣が指定する遺伝子組換え生物等をいう。〈法第4条第1項〉　なお、現在のところ指定されたものはない。

11 遺伝子組換え生物等の大気等への拡散を防止するための措置は、遺伝子組換え生物等の特性及び使用等の状況に応じて様々に異なるものである。第二種使用等をする者が講じるべき拡散防止措置をあらかじめ定めておくことが適当な場合には、主務大臣がそれ

らを主務省令に定めておき、第二種使用等をする者に当該省令に従って拡散防止措置を講ずることを義務づけている(カルタヘナ法第12条)。

　一方、遺伝子組換え生物等の第二種使用等にあたって執るべき拡散防止措置が主務省令により定められていない場合においては、第二種使用等をする者は、その拡散防止措置について主務大臣に申請し、主務大臣による当該拡散防止措置が適当である旨の確認を受けた上で第二種使用等を行うこととしている(カルタヘナ法第13条)。

12　特定遺伝子組換え生物等を使用等する場合その他主務省令で定める場合は、その拡散防止措置について主務大臣の確認を受ける必要はない。

　　「主務省令で定める場合」は、次に掲げる場合とする。〈カルタヘナ法施行規則第16条〉

(ア)　人の生命もしくは身体の保護のための措置又は非常災害に対する応急の措置として、緊急に遺伝子組換え生物等の第二種使用等をする必要がある場合として主務大臣が別に定める場合

(イ)　生物検査(カルタヘナ法第17条)、収去した遺伝子組換え生物等の検査(カルタヘナ法第31条、第32条)を実施するため、又はその準備を行うため、必要最小限の第二種使用等をする場合

(ウ)　虚偽の情報の提供を受けていたために、拡散防止措置の確認を受けなければならないことを知らないで、第二種使用等をする場合

(エ)　本法の規定に違反して使用等がなされた遺伝子組換え生物等の拡散を防止するため、必要最小限の第二種使用等をする場合

(オ)　植物防疫官が植物防疫所の業務(植物防疫法第8条、第10条)に伴って植物防疫所の施設内において必要最小限の第二種使用等をする場合

(カ)　家畜防疫官が動物検疫所の業務(狂犬病予防法第7条、家畜伝染病予防法第40条・第45条、感染症の予防及び感染症の患者に対する医療に関する法律第55条)に伴って動物検疫所の施設内において必要最小限の第二種使用等をする場合

⇒　上記(ア)は、医薬品を緊急に使用する必要がある場合など、時間的余裕がない場合には、その拡散防止措置について主務大臣の確認を受けなくてもよいこととしている。

⇒　上記(イ)は、本法に基づく検査を行う際には未承認の遺伝子組換え生物等が含まれている可能性があるため、そのような場合の使用等を適用除外としている。また、遺伝子組換え生物等が含まれているかどうかの検査に際し、検出しようとしている遺伝子組換え生物等の検出方法をあらかじめ確立する必要があるため、そのような事前準備の段階での使用等についても適用除外とし、カルタヘナ法に基づく検査の迅速かつ的確な実施を確保している。

⇒　上記(ウ)は、第二種使用等をする遺伝子組換え生物等の譲渡等にあたって提供された情報(カルタヘナ法第26条第1項)が誤っていたために、本来であれば主務大臣の確認を受けなければならない遺伝子組換え生物等であることを知らないで第二種使用等する場合等を想定して設けられている。

⇒　上記(エ)は、カルタヘナ法に違反して使用等がなされている遺伝子組換え生物等の拡散を防止するために廃棄するなど、必要最小限の第二種使用等をする場合を想定して設け

られている。

⇒　上記(オ)及び(カ)は、遺伝子が組換えられた実験動物や植物の輸出入等に際しては、植物防疫法又は家畜伝染病予防法等に基づく検疫等が必要となるが、その際に適切な拡散防止措置が執られた施設で行われる必要最小限の第二種使用等をする場合を想定して設けられている。

13　拡散防止措置の確認を受けようとする者は、遺伝子組換え生物等の使用等をする事業所等において生物多様性への影響を防止するための措置を適切に行うことができるよう、遺伝子組換え生物等の特性及び使用等の態様に応じ、遺伝子組換え生物等の安全な取扱いについて検討する委員会等を設置し、あらかじめ遺伝子組換え生物等の安全な取扱いについての検討を行うとともに、遺伝子組換え生物等の取扱いについて経験を有する者の配置、遺伝子組換え生物等の取扱いに関する教育訓練、事故時における連絡体制の整備を行うよう努めることとされている。〈H15/11/21 財務省・文部科学省・厚生労働省・農林水産省・経済産業省・環境省告示第1号〉

14　遺伝子組換え生物等を用いて医薬品等を製造する業者は、あらかじめ、厚生労働大臣による第二種使用等の確認を受けなければならない。ただし、厚生労働省GILSP告示により規定されたGILSP遺伝子組換え微生物を用い、産業利用二種省令により定められている拡散防止措置を執って製造を行う場合はこの限りではない。〈H28/7/14 薬生発0714第2号〉

⇒　上記の「製造」とは、研究開発に係る遺伝子組換え生物等の第二種使用等以外での遺伝子組み換え生物等の第二種使用等をいう。医薬品(体外診断用医薬品を除く。)、医療機器及び再生医療等製品については、治験薬、治験機器及び治験製品の製造を行う前までに、体外診断用医薬品、医薬部外品及び化粧品については、実用化段階での製造(パイロットスケールでの製造及び実生産スケールでの製造)を開始する前までに確認を受けなければならない。〈H28/7/14 薬生発0714第2号〉

　＊「治験薬」とは、被験薬及び対照薬(治験に係るものに限る。)をいう。
　＊「被験薬」とは、治験の対象とされる薬物又は製造販売後臨床試験の対象とされる医薬品をいう。
　＊「対照薬」とは、治験又は製造販売後臨床試験において被験薬と比較する目的で用いられる医薬品又は薬物その他の物質をいう。
　＊「治験機器」とは、被験機器及び対照機器(治験に係るものに限る。)をいう。
　＊「被験機器」とは、治験の対象とされる機械器具等又は製造販売後臨床試験の対象とされる医療機器をいう。
　＊「機械器具等」とは、機械器具、歯科材料、医療用品、衛生用品並びにプログラム及びこれを記録した記録媒体をいう。
　＊「プログラム」とは、電子計算機に対する指令であって、1つの結果を得ることができるように組み合わされたものをいう。
　＊「対照機器」とは、治験又は製造販売後臨床試験において被験機器と比較する目的で用いられる医療機器又は機械器具等その他の物質をいう。
　＊「被験製品」とは、治験の対象とされる加工細胞等又は製造販売後臨床試験の対象とされる再生医療等製品をいう。
　＊「加工細胞等」とは、人もしくは動物の細胞に培養その他の加工を施したもの又は人もしくは動物の細胞に導入され、これらの体内で発現する遺伝子を含有させたものをいう。
　＊「対照製品」とは、治験又は製造販売後臨床試験において被験製品と比較する目的で用いられ

る再生医療等製品又は加工細胞等その他の物質をいう。

＊「治験製品」とは、被験製品及び対照製品(治験に係るものに限る。)をいう。

15 　厚生労働省 GILSP 告示は、製造指針に基づいた GILSP 確認の実績及び学識経験者の意見等を踏まえて作成したものであるが、当該告示に収載されているものであっても、宿主によっては糖鎖付加等の翻訳後修飾を生起する場合があるため、安全性を損なうおそれを生じさせるような宿主と挿入 DNA の組み合わせを用いる場合は、大臣確認が必要となる。また、当該告示に収載されているものであっても、科学的知見の充実によって、ウイルス、感染性のウイルス様粒子を生じる可能性のある因子、高等生物に伝播する可能性のある因子、水平伝播を引き起こす可能性のある因子を宿主に導入するケースなど、生物多様性影響が生ずるおそれが認められた場合は、大臣確認が必要となる。〈H28/7/14 薬生発 0714 第 2 号〉

法第三条（臨床研究実施基準）
則第二十七条（個人情報の取扱い）

□則第２７条第１項□

研究責任医師は、個人情報を取り扱うに当たっては、その利用（臨床研究を多施設共同研究として実施する場合における他の研究責任医師又は外国（個人情報の保護に関する法律（平成十五年法律第五十七号）第二十四条に規定する外国をいう。以下同じ。）にある者への提供を含む。以下同じ。）の目的（以下「利用目的」という。）をできる限り特定しなければならない。

趣　旨

本規定は、個人情報の適正な取扱いを実現するための前提として、個人情報の利用目的をできる限り特定することを、研究責任医師の義務としたものである。

解　説

1　個人情報は、その取扱いの態様によっては、個人の人格的、財産的な権利利益を損なうおそれのあるものであることから、その適正な取扱いを図ることにより、個人の権利利益の侵害を防止する必要がある。

　そこで、個人情報の適正な取扱いを実現するため、研究責任医師に対して、その取り扱う個人情報の利用目的を特定させて不必要な個人情報の取扱いを制限するとともに、原則、本人等の同意を得ることを義務づけることにより、自己の個人情報がどのように利用されるかわからないこと等から生じる不安感を緩和し、本人自らが権利利益の侵害を防止するために対応することができるようにしている。

　なお、本規定は、個人情報の適正な取扱いを確保するための根幹となるものであるため、適用除外規定は設けられていない。

2　「個人情報を取り扱う」とあるが、これは、個人情報に関する一切の行為（取得、入力、蓄積、編集・加工、更新、消去、出力、利用、提供等）を含む概念である。

3　「外国」とは、本邦の域外にある国又は地域をいい、個人の権利利益を保護する上で我が国と同等の水準にあると認められる個人情報の保護に関する制度を有している外国として個人情報保護委員会規則で定めるものは除かれる。〈個人情報保護法第24条〉

⇒　上記に「外国として個人情報保護委員会規則で定めるもの」とあるが、現在のところ、いかなる外国も定められていない。

4　「利用目的」とは、個々の処理ごとの目的ではなく、最終的にどのような目的で個人情報が利用されるかという趣旨である。

5　「できる限り」とは、個人情報の利用目的を抽象的に特定するのではなく、可能な限り、具体的に特定することを求める趣旨である。利用目的を特定する義務を緩やかなものにしようとする趣旨ではない。

6　「特定」とは、個人情報がどのような事業の用に供され、どのような目的で利用され

るのかを明確にするという趣旨である。個人情報の取り扱いにあたっては、利用目的をできる限り具体的に特定しなければならないが、利用目的の特定にあたっては、利用目的を単に抽象的、一般的に特定するのではなく、個人情報が最終的にどのような目的で個人情報が利用されるのかが、本人にとって一般的かつ合理的に想定できる程度に具体的に特定することが望ましい。

□則第２７条第２項□

臨床研究に従事する者は、偽りその他不正の手段により個人情報を取得してはならない。

趣旨

本規定は、個人の権利利益の侵害を防止するため、臨床研究に従事する者に対し、不正の手段により個人情報を取得することを禁止したものである。

解説

1　個人の権利利益の侵害を防止する観点からは、個人情報が適正に取得されることが不可欠である。特に、本人が全く認識し得ない状態で他人に知られることを望まない個人情報が取得されたり、違法な手段によって取得された個人情報が利用に供されることは、個人の権利利益を著しく侵害することになるため、明確にこれを禁止している。

2　理由の如何を問わず、個人情報の不正な取得を認めるべきではないことから、本規定に除外規定は設けられていない。

3　「偽りその他不正の手段」とは、本人に対して個人情報の収集の事実や目的を告げず、又は収集の目的を偽ること等の手段をいう。

則第２７条第３項

臨床研究に従事する者は、原則として、あらかじめ、本人(個人情報によって識別される特定の個人をいう。以下同じ。)又はその配偶者、親権を行う者、後見人その他これらに準ずる者(以下「本人等」という。)から同意を受けている範囲又は次条の規定により通知し、若しくは公表している範囲を超えて、臨床研究の実施に伴い取得した個人情報を取り扱ってはならない。

趣旨

本規定は、臨床研究に従事する者に対し、本人等から同意を受けている範囲又は既存試料等が臨床研究に利用される者等に通知・公表している範囲を超えて個人情報を取り扱うことを禁止することにより、制限のない個人情報の取扱いを排除することを通じて、本人の権利利益の侵害を防止しようとするものである。

解説

1 個人情報の取扱いを適正なものとし本人の権利利益の保護を図るため、いかなる目的で個人情報を利用するのかを特定させる(則第27条第1項)とともに、本規定により、その目的の達成に必要な範囲内に個人情報の取扱いを限定させることとしている。

則第２７条第４項

研究責任医師は、利用目的の達成に必要な範囲内において、個人情報を正確かつ最新の内容に保たなければならない。

趣旨

本規定は、個人情報の内容が不正確なまま利用された場合、本人に不測の権利利益の侵害を生ずるおそれがあることを考慮し、個人情報の正確性等を確保することを、研究責任医師の義務としたものである。

解説

1 「利用目的の達成に必要な範囲内において」とあるが、そもそも個人情報の利用は、過去の事実を必要とする場合、あるいは現時点の最新の事実を必要とする場合など様々なケースが想定されるように、これは、個人情報を一律に最新なものにすることを求める趣旨ではなく、それぞれの利用目的に応じて必要な範囲内で正確性・最新性を確保することを求めたものである。

例えば、本人から提供された情報をそのまま記録し使用することが利用目的に照らして必要である場合、当該情報が正確に保たれている限り、現在の本人の情報と異なるも

のであっても正確性が確保されていることになる。

2 「正確かつ最新の内容」とは、個人情報の内容がその利用目的からみて最も新しい事実と合致することをいう。

個人情報の正確性・最新性を確保するための措置として、例えば、入力時の照合・確認の手続きの整備、誤りを発見した場合の訂正等の手続きの整備、記録事項の更新、保存期間の設定が挙げられる。

□則第２７条第５項□

研究責任医師は、個人情報の漏えい、滅失又は毀損の防止その他の個人情報の適切な管理のために必要な措置を講じなければならない。

趣旨

本規定は、個人情報を安全に管理するための措置を講じることを、研究責任医師の義務としたものである。

解説

1 杜撰な個人情報の取扱いにより漏えい等が起こった場合、個人の権利利益が侵害されるおそれが増大することとなるため、研究責任医師にあっては、個人情報が漏えい、滅失又は毀損の危機にさらされることのないよう、組織的な対応(例：情報の取扱い権限を有する者の範囲の明確化)及び技術的な対応(例：セキュリティ確保のためのシステム、機器の整備)を図ることが求められる。

□則第２７条第６項□

研究責任医師は、前項の措置の方法を具体的に定めた実施規程を定めなければならない。

趣旨

本規定は、個人情報の適切な管理のために必要な措置の方法について実施規程を定めることを、研究責任医師の義務としたものである。

解説

1 「規程」とは、事務処理規程や服務規程等のように一定の目的のために定められた一連の条項の総体をいう。

第2章／臨床研究実施基準(則第9条—第38条)

法第三条(臨床研究実施基準)
則第二十八条(本人等の同意)

　研究責任医師は、個人情報を利用して臨床研究を実施する場合においては、次に掲げる場合を除き、本人等の同意を得なければならない。
一　既存試料等(研究計画書が作成されるまでの間に存在する試料等(人体から取得された試料及び臨床研究に用いる情報をいう。以下同じ。)又は当該研究計画書が作成された後に当該臨床研究の目的以外の目的で取得された試料等であって、当該臨床研究に利用するものをいう。以下同じ。)の取得時に別の研究における利用についての同意が得られており、当該臨床研究の実施について、次に掲げる事項を既存試料等が臨床研究に利用される者又はその配偶者、親権を行う者、後見人その他これらに準ずる者(以下「既存試料等が臨床研究に利用される者等」という。)に通知し、又は公表しており、かつ、その同意が当該臨床研究の目的と相当の関連性があると合理的に認められる場合
　イ　当該臨床研究における既存試料等の利用目的及び利用方法(当該臨床研究を多施設共同研究として実施する場合において、他の研究責任医師へ提供される場合はその方法を含む。)
　ロ　当該臨床研究に利用する既存試料等の項目
　ハ　当該臨床研究に利用する既存試料等を利用する者の範囲
　ニ　当該臨床研究に利用する既存試料等の管理について責任を有する者の氏名又は名称
二　当該臨床研究の実施について、次に掲げる事項を既存試料等が臨床研究に利用される者等に通知し、又は公表している場合であって、当該既存試料等が臨床研究に利用される者が当該臨床研究に参加することについて、原則として、既存試料等が臨床研究に利用される者等が拒否できる機会を保障している場合(前号に該当する場合を除く。)
　イ　前号イからニまでに掲げる事項
　ロ　既存試料等が臨床研究に利用される者等の求めに応じて、既存試料等が臨床研究に利用される者が識別される既存試料等の利用又は他の研究責任医師への提供を停止すること
　ハ　ロの既存試料等が臨床研究に利用される者等の求めを受け付ける方法

趣　旨
　本規定は、個人情報を利用した臨床研究の実施にあたっては、原則、本人等の同意を得ることを、研究責任医師の義務としたものである。

解　説
　1　「本人」とは、個人情報によって識別される特定の個人をいう。〈則第27条第3項〉
　2　「本人等」とは、本人又はその配偶者、親権を行う者、後見人その他これらに準ずる者をいう。〈則第27条第3項〉

〈第1号〉

113

3 本号は、既存試料等の取得時に別の研究における利用についての同意が得られており、既存試料等が臨床研究に利用される者等に利用目的等の事項を通知・公表しており、かつ、その同意が当該臨床研究の目的と相当の関連性がある場合においては、本人等の同意を得なくてもよいこととしたものである。

＜第2号＞
4 本号は、既存試料等が臨床研究に利用される者等に利用目的及び求めに応じてその者が識別される既存試料等の利用を停止すること等の事項を通知・公表している場合であって、既存試料等が臨床研究に利用される者の当該臨床研究への参加を既存試料等が臨床研究に利用される者等が拒否できる機会を保障しているときは、本人等の同意を得なくてもよいこととしたものである。

第2章／臨床研究実施基準(則第9条—第38条)

法第三条(臨床研究実施基準)
則第二十九条(利用目的の通知)

□則第29条第1項□

　研究責任医師は、本人等から、当該研究責任医師及び実施医療機関が保有する個人情報(以下「保有個人情報」という。)について、その利用目的の通知を求められた場合には、その求めをした本人等に対し、遅滞なく、これを通知しなければならない。ただし、利用目的の通知の求めをした本人等に対して通知することにより、本人若しくは第三者の生命、身体、財産その他の権利利益又は実施医療機関の権利若しくは正当な利益を害するおそれがある場合には、この限りでない。

趣旨
　本規定は、保有個人情報の利用目的の通知を求められたときは本人等に通知することを、研究責任医師の義務としたものである。

解説
〈本文〉
1　保有個人情報の内容の訂正等の求め(則第32条第1項)の実効性を確保するためには、本人等が保有個人情報の利用目的を知る必要があるため、本規定が設けられている。
2　「本人等から」とあるが、これは、個人の権利利益を保護するという観点からすれば、権利利益の保護の対象である本人等からの求めを起点とすることが適切と考えられること、また、本人等以外の第三者に対しても利用目的の通知を認めるとすれば、かえって個人の権利利益の侵害につながるおそれがあることを考慮したものである。
3　「利用目的」とは、研究責任医師が特定した個人情報の利用目的(則第27条第1項)をいう。
4　「利用目的の通知を求められた場合」とあるが、これに関して次のような規定が設けられている。
　(ア)　研究責任医師が利用目的の通知の求めを受け付ける手続を定めたときは、その手続に従って求めを行うこと(則第34条第1項)
　(イ)　研究責任医師が保有個人情報の特定に足りる事項の提示を求めたときは、それに応じて利用目的の通知の求めを行うこと(則第34条第2項)
　(ウ)　研究責任医師が手数料を徴収することとしたときは、その手数料を支払うこと(則第31条第2項)
5　本規定による利用目的の通知を求められたときは、当該措置の実施に関し、手数料を徴収することができる。〈則第31条第1項〉
6　本規定に基づく保有個人情報の利用目的の通知について、実施医療機関において、個人情報保護法等の他の法令に基づく診療情報の利用目的の通知の手続が整備されている場合にあっては、当該手続に準じて実施することとして差し支えない。

利用目的の通知措置の実施に関する手数料（則第 31 条）についても同様である。
〈H30/2/28 医政経発 0228 第 1 号・医政研発 0228 第 1 号〉

＜但書＞

7　本但書は、①利用目的を本人等に通知することにより本人又は第三者の生命、身体、財産その他の権利利益を害するおそれがある場合、②利用目的を本人等に通知することにより実施医療機関の権利又は正当な利益を害するおそれがある場合は、利用目的の通知義務が免除されることとしたものである。

8　「第三者」とは、本人及び研究責任医師以外の者を指し、これには法人も含まれる。

□則第２９条第２項□

研究責任医師は、前項の規定により求められた利用目的の通知について、当該通知をしない旨の決定をした場合には、その求めをした本人等に対し、遅滞なく、その旨を通知しなければならない。

趣旨

本規定は、保有個人情報の利用目的の通知の求めがあった場合において当該通知をしない旨の決定をしたときは、その旨を本人等に通知することを、研究責任医師の義務としたものである。

解説

1　保有個人情報の利用目的の通知義務の免除が認められているのは、則第 29 条第 1 項但書に該当する場合のみである。したがって、この但書に基づいて「求められた保有個人情報の利用目的を通知しない旨の決定をしたとき」に、本規定の通知が行われることとなる。

2　「前項の規定により求められた」とあるように、次に掲げる場合は、通知の拒否事由になり得る。

(ｱ)　研究責任医師が利用目的の通知を求めを受け付ける手続を定めた場合において（則第 34 条第 1 項）、その手続に従って求めを行わなかったとき

(ｲ)　研究責任医師が保有個人情報の特定に足りる事項の提示を求めた場合において（則第 34 条第 2 項）、それに応じて利用目的の通知の求めを行わなかったとき

(ｳ)　研究責任医師が手数料を徴収することとした場合において（則第 31 条第 2 項）、その手数料を支払わなかったとき

法第三条（臨床研究実施基準）
則第三十条（開示）

□則第３０条第１項□

　研究責任医師は、本人等から、保有個人情報のうち本人を識別することができるものについて開示を求められた場合には、その求めをした本人等に対し、遅滞なく、該当する個人情報を開示しなければならない。ただし、開示することにより次の各号のいずれかに該当する場合は、その全部又は一部を開示しないことができる。
一　本人又は第三者の生命、身体、財産その他の権利利益を害するおそれがある場合
二　臨床研究の適正な実施に著しい支障を及ぼすおそれがある場合
三　他の法令に違反することとなる場合

趣旨

　本規定は、保有個人情報の開示を求められたときは本人等に開示することを、研究責任医師の義務としたものである。

解説

＜本文＞

1　保有個人情報の内容の訂正等の求め（則第32条第1項）の実効性を確保するためには、本人等が自身の保有個人情報の内容を知る必要があるため、本規定が設けられている。

2　「研究責任医師は」とあるように、本人が識別される保有個人情報の開示は、研究責任医師の義務として規定されている。これは、個人の権利利益を侵害しないよう適正と考えられる個人情報の取扱いを予防的に確保させるため、その義務の実効性を担保する手段の一つとして位置づけられているためである。

　なお、保有個人情報の利用目的の通知義務（則第29条第1項）、内容の訂正等の義務（則第32条第1項）、利用停止等の義務（則第33条第1項）においても、本規定の開示義務の場合と同様である。

3　「保有個人情報」とは、当該研究責任医師及び実施医療機関が保有する個人情報をいう。〈則第29条第1項〉

4　「開示を求められた場合」とあるが、これに関して次のような規定が設けられている。

(ア)　研究責任医師が開示の求めを受け付ける手続を定めたときは、その手続に従って求めを行うこと（則第34条第1項）

(イ)　研究責任医師が保有個人情報の特定に足りる事項の提示を求めたときは、それに応じて開示の求めを行うこと（則第34条第2項）

(ウ)　研究責任医師が手数料を徴収することとしたときは、その手数料を支払うこと（則第31条第2項）

5　本規定に基づく保有個人情報の開示について、実施医療機関において、個人情報保護法等の他の法令に基づく診療情報の開示の手続が整備されている場合にあっては、当該

手続に準じて実施することとして差し支えない。

開示措置の実施に関する手数料(則第31条)についても同様である。〈H30/2/28 医政経発0228第1号・医政研発0228第1号〉

<但書>

6 「その全部又は一部」とあるが、これは、開示を求められた保有個人情報の全部が不開示事由に該当する場合もあれば、その一部が該当する場合もあるためである。保有個人情報の一部が不開示事由に該当する場合においては、開示が可能な部分についてできる限り開示すべきものといえる。

<第1号>

7 本号は、本人又は第三者の生命、身体、財産その他の権利利益を害するおそれがある場合を不開示事由としたものである。

8 研究責任医師が本人等に保有個人情報を開示することにより、第三者の生命、身体、財産その他の権利利益を害してしまった場合、当該第三者から損害賠償請求を受ける可能性がある。その請求が認められるかどうかは、研究責任医師が善管注意義務を果たしたかどうか、そして、開示による本人の利益と第三者の権利利益侵害の程度の比較衡量等により判断されることとなろう。

<第2号>

9 本号は、臨床研究の適正な実施に著しい支障を及ぼすおそれがある場合を不開示事由としたものである。研究責任医師の権利利益の保護との調整を図るため、本号が設けられている。

<第3号>

10 本号は、他の法令に違反することとなる場合を不開示事由としたものである。

□則第30条第2項□

研究責任医師は、前項の規定により求められた個人情報の全部又は一部について開示しない旨の決定をした場合又は開示を求められた個人情報が存在しない場合には、その求めをした本人等に対し、遅滞なくその旨を通知しなければならない。

趣　旨

本規定は、保有個人情報の開示の求めがあった場合において、当該保有個人情報を開示しない旨の決定をしたとき又は当該保有個人情報が存在しないときは、その旨を本人等に通知することを、研究責任医師の義務としたものである。

解　説

1　保有個人情報の開示義務の免除が認められているのは、則第30条第1項但書に該当する場合のみである。したがって、当該保有個人情報が存在しないときのほか、この但書に基づいて「求められた保有個人情報の全部又は一部を開示しない旨の決定をしたとき」に、本規定の通知が行われることとなる。

2　「前項の規定により求められた」とあるように、次に掲げる場合は、本規定の通知不履行の事由になり得る。

(ア)　研究責任医師が開示の求めを受け付ける手続を定めた場合において(則第34条第1項)、その手続に従って求めを行わなかったとき

(イ)　研究責任医師が保有個人情報の特定に足りる事項の提示を求めた場合において(則第34条第2項)、それに応じて開示の求めを行わなかったとき

(ウ)　研究責任医師が手数料を徴収することとした場合において(則第31条第2項)、その手数料を支払わなかったとき

則第３０条第３項

他の法令の規定により、保有個人情報の開示について定めがある場合には、前二項の規定は、適用しない。

趣旨

本規定は、他の法令の規定による保有個人情報の開示規定がある場合には、当該保有個人情報について、求めに基づく開示義務(則第30条第1項)及び開示の求めに応じない旨の通知義務(則第30条第2項)は適用されない旨を定めたものである。

解説

1 既に、他の法令の規定により、本人等に対し、臨床研究法による開示の方法(則第30条第1項本文)に相当する方法により保有個人情報の全部又は一部を開示することとされている場合においては、当該他の法令の規定に加えて臨床研究法の規定に基づき開示を行う必要性に乏しいといえる。そのため、則第30条第1項項本文に規定する方法に相当する方法により保有個人情報の全部又は一部を開示することとされている場合においては、則30条第1項及び第2項の規定は適用しないこととしたものである。

2 「他の法令」とは、次のような法律をいう。なお、地方公共団体において制定される条例で上乗せ規定がある場合は、その上乗せ規定も遵守することが求められる。
〈H30/2/28 医政経発0228第1号・医政研発0228第1号〉
○ 行政機関の保有する個人情報の保護に関する法律(平成15年5月30日法律第58号)
○ 独立行政法人等の保有する個人情報の保護に関する法律(平成15年5月30日法律第59号)

法第三条（臨床研究実施基準）
則第三十一条（手数料）

□則第３１条第１項□

研究責任医師は、第二十九条第一項の規定により利用目的の通知を求められたとき又は前条第一項の規定による開示を求められたときは、当該措置の実施に関し、手数料を徴収することができる。

趣 旨

本規定は、保有個人情報の利用目的の通知、開示の措置の実施に関して手数料を徴収できる旨を明らかにしたものである。

解 説

1　「利用目的の通知を求められたとき」「開示を求められたとき」とあるように、研究責任医師が手数料を徴収できるのは、保有個人情報の利用目的の通知を求められたとき（則第29条第1項）又は開示を求められたとき（則第30条第1項）に限られ、訂正等を求められたとき（則第32条第1項）又は利用停止等を求められたとき（則第33条第1項）は、本規定の対象となっていない。

　　これは、次のように整理することができる。

(ｱ)　手数料を徴収することが適当かどうかについては、特定の行為にかかる費用を当該行為を求める者が負担すべきなのか、臨床研究遂行のためのコストとみなすべきなのかについて勘案した上で決まってくるものと考えられる。

(ｲ)　訂正等や利用停止等は、そもそもデータ内容の正確性の確保（則第27条第4項）や取り扱いの制限（則第27条第3項）、適正な取得（則第27条第2項）等の義務の履行を求めるものであって、本人への付加的な行為ではないため、本人等が手数料を負担することが妥当であるとは考えにくい。

(ｳ)　訂正等や利用停止等の求めにあたっては、まずは開示や利用目的の通知を求めることが多いと考えられることから、訂正等や利用停止等の求めに手数料を要するとすれば、本人等に二重の負担を課すことになってしまう。

(ｴ)　開示や利用目的の通知については、その理由にかかわらず、原則として本人等からの求めがあれば、研究責任医師としてはそれに応じざる得ないことから、求めの濫用を防止する観点からも手数料を徴収する必要があると考えられる。

2　「求められたとき」とあるように、求めに係る保有個人情報について開示しない旨の決定がなされた場合においても、手数料を徴収することができる。

　　これは、開示又は不開示の決定は、個々の求めごとに判断されるものであり、たとえ不開示の場合であっても、開示を求められた保有個人情報の検索等の作業が必要であり、また、開示しない旨を通知することが義務づけられている（則第30条第2項）など、開示の場合と比較してさほど変わらない手間を要するためである。

3 「手数料」とは、他人の求めに応じて行った特定の行為に対する報償として収受する金銭をいう。
4 「徴収することができる」とあるように、必ずしも手数料を徴収しなければならないというわけではなく、無料としても差し支えない。

□則第３１条第２項□

　研究責任医師は、前項の規定により手数料を徴収する場合は、実費を勘案して合理的と認められる範囲内において、その手数料の額を定めなければならない。

趣　旨

　本規定は、利用目的の通知、開示の実施に関する手数料の額は、実費を勘案して合理的な範囲内とすることを明確にしたものである。

法第三条（臨床研究実施基準）
則第三十二条（訂正等）

□則第32条第1項□

　研究責任医師は、本人等から、保有個人情報のうち本人を識別することができるものについて、その内容が事実でないという理由によって、当該内容の訂正、追加又は削除（以下この条において「訂正等」という。）を求められた場合には、当該内容の訂正等に関して他の法令の規定により特別の手続が定められている場合を除き、利用目的の達成に必要な範囲内において、遅滞なく、必要な調査を行い、その結果に基づき、当該内容の訂正等を行わなければならない。

趣旨

　本規定は、保有個人情報の内容の訂正等を求められたときは、必要な調査を行いその結果に基づき、当該内容の訂正等を行うことを、研究責任医師の義務としたものである。

解説

1　本規定は、誤った保有個人情報が広く利用されることによる個人の権利利益の侵害を予防する観点から、通常、自己に関する情報の内容をもっともよく知り得る立場にある本人等に一定の関与を認めることにより、個人情報の内容の正確性の確保義務（則第27条第4項）の実効性を確保するために設けられている。

2　「訂正」とは、情報の誤りを正しくすること、情報が古くなって事実と異なる場合はそれを新しくすることをいう。

3　「追加」とは、情報が不完全な場合に不足している情報を加えることをいう。

4　「削除」とは、情報が不要となった場合にその情報を取り除くことをいう。

5　「訂正等」の具体的な内容を「内容の訂正、追加又は削除」としているように、『訂正、追加、削除その他の適切な措置』とはしていない。これは、次にような理由による。

（ア）『その他の適切な措置』を加えた場合、研究責任医師が「内容の訂正、追加又は削除」以外の措置を講ずるのみで本規定の義務を果たすことが可能となり、そうした場合、保有個人情報の適切な取扱いの確保の観点から不十分であるとも考えられるため

（イ）『その他の適切な措置』を加え、その措置の内容を限定しない場合には、本人等が求めることのできる範囲が大きく広がり、研究責任医師にとって不測の求めが行われることが懸念されるため

6　「訂正等（略）を求められた場合」とあるが、これに関して次のような規定が設けられている。

（ア）研究責任医師が訂正等の求めを受け付ける手続を定めたときは、その手続に従って求めを行うこと（則第34条第1項）

（イ）研究責任医師が保有個人情報の特定に足りる事項の提示を求めたときは、それに応じて訂正等の求めを行うこと（則第34条第2項）

7 「他の法令の規定により特別の手続が定められている場合を除き」とあるように、既に、保有個人情報の内容の訂正等に関して他の法令の規定により特別の手続が定められている場合においては、本人の権利利益の保護の観点から、当該法令の規定による特別の手続きに加えて臨床研究法に基づき内容の訂正等を行う必要性に乏しいといえる。また、仮に、臨床研究法に基づく内容の訂正等を認めることとした場合には、他の法令に基づく訂正等の事務の安定的な実施に支障を来すおそれがある。

そこで、保有個人情報の内容の訂正等に関して他の法令の規定により特別の手続が定められている場合においては、本規定は適用しないこととしている。

⇒ 本規定に基づく保有個人情報の訂正等について、実施医療機関において、個人情報保護法等の他の法令に基づく診療情報の訂正等の手続が整備されている場合にあっては、当該手続に準じて実施することとして差し支えない。〈H30/2/28 医政経発 0228 第 1 号・医政研発 0228 第 1 号〉

8 「利用目的の達成に必要な範囲内において」とあるが、これは次のように整理することができる。

(ア) 研究責任医師は、利用目的の達成に必要な範囲内において訂正等を行えば足り、利用目的の達成に必要でない場合には訂正等を行わなくてもかまわない。

例えば、過去の一定時点の事実を保存しておくことが利用目的である場合において、訂正等の求めが今後利用することが予定されていない保有個人情報であるときが該当する。

(イ) 訂正等を行うことが利用目的の達成に必要である場合であっても、直ちに訂正等を行わなければならないというわけではなく、利用目的の達成に必要な時点までに訂正等を行うことでかまわない。

9 「必要な調査」とは、大がかりな調査を意味するものではなく、研究責任医師にとって容易に実行可能なものにとどまると解すべきであろう。

10 「その結果に基づき」とあるように、研究責任医師の調査の結果、事実でないと判明した場合に、保有個人情報の内容の訂正等が行われることになる。したがって、調査の結果、事実かどうか不明である場合にあっては、研究責任医師に本規定の訂正等を行う義務は生じない。

第２章／臨床研究実施基準（則第9条—第38条）

□則第３２条第２項□

研究責任医師は、前項の規定による求めに係る訂正等を行ったとき又は訂正等を行わない旨の決定をしたときは、その求めをした本人等に対し、遅滞なく、その旨（訂正等を行ったときは、その内容を含む。）を通知しなければならない。

趣 旨

本規定は、保有個人情報の内容の訂正等の求めがあった場合において、当該訂正等を行ったとき又は訂正等を行わない旨の決定をしたときはその旨を本人等に通知することを、研究責任医師の義務としたものである。

解 説

1 「前項の規定による求めに係る」とあるように、次に掲げる場合は、本規定の通知不履行の事由になり得る。
 (ｱ) 研究責任医師が訂正等の求めを受け付ける手続を定めた場合において（則第34条第1項）、その手続に従って求めを行わなかったとき
 (ｲ) 研究責任医師が保有個人情報の特定に足りる事項の提示を求めた場合において（則第34条第2項）、それに応じて訂正等の求めを行わなかったとき

2 「訂正等」とは、保有個人情報の内容の訂正、追加又は削除をいう。〈則第32条第1項〉

3 「訂正等を行わない旨の決定をしたとき」とあるが、次に掲げる場合に訂正等を行わない旨の決定がなされることとなる。
 (ｱ) 保有個人情報の内容の訂正等に関し、他の法令の規定により特別の手続が定められている場合
 (ｲ) 利用目的の達成に必要な範囲内でなかった場合
 (ｳ) 求めの対象が保有個人情報の中に存在しなかった場合
 (ｴ) 保有個人情報の内容に誤りがなかった場合、あるいは誤りであることが判明しなかった場合

4 「その旨（訂正等を行ったときは、その内容を含む。）を通知」とあるように、保有個人情報の訂正等を行ったときは、「その旨」だけではなく、「その内容」についても本人等に通知することとしている。これは、本人等の求めどおりに訂正等が行われた場合には「その旨」だけで足りるかもしれないが、本人等の求めとは異なった措置（例：削除を求められるも、一部訂正とした場合）が行われることもあり得るものであり、その場合、単に『訂正等を行った旨』を通知するだけでは、本人等は実際にどのような訂正等が行われたのかを知ることができないためである。

5 「訂正等を行ったときは、その内容を含む」とあるが、求めに係る訂正等が実際に行われたかどうか本人等にはわからないため、訂正等を行った場合であっても、本人等に『訂正等を行った旨』の通知を行うこととしている。なお、開示の求めの場合（則第30条第2項）においては、本人等に対して保有個人情報の開示がなされることから、『開示を行った旨』の通知を別途する必要はないものと整理できる。

法第三条（臨床研究実施基準）
則第三十三条（利用停止等）

□則第33条第1項□

　研究責任医師は、本人等から、保有個人情報について、第二十七条第二項の規定に違反して不適切に取得されたものであるという理由又は同条第三項の規定に違反して取り扱われているという理由により、該当する保有個人情報の利用の停止又は消去（以下この条において「利用停止等」という。）を求められた場合であって、その求めが適正と認められるときは、遅滞なく、当該規定に違反していることを是正するために必要な限度で、当該個人情報の利用停止等を行わなければならない。ただし、他の法令の規定により個人情報の利用停止等について定めがある場合、当該個人情報の利用停止等を行うことが困難な場合又は当該本人の権利利益を保護するため必要なこれに代わるべき措置をとる場合にあっては、この限りでない。

趣旨

　本規定は、保有個人情報の利用停止等を求められ、その求めが適正と認められるときはその利用停止等を行うことを、研究責任医師の義務としたものである。

解説

＜本文＞

1　本規定は、通常、自己に関する情報の取扱いにもっとも利害を有する立場にある本人等に一定の関与を認めることにより、適正な取得(則第27条第2項)及び取扱いの制限(則第27条第3項)の義務違反の是正の実効性を確保するために設けられている。

2　本規定による利用停止等の求めは、次に掲げる場合に行うことができる。

(ア)　臨床研究に従事する者が、偽りその他不正の手段により個人情報を取得した場合(則第27条第2項)

(イ)　臨床研究に従事する者が、あらかじめ本人等から同意を受けている範囲等を超えて個人情報を取り扱った場合(則第27条第3項)

3　「第二十七条第二項の規定に違反」「同条第三項の規定に違反」とあるように、個人情報の取扱いに関する義務のうち、これらの義務違反のみが本規定の対象となっている。

　例えば、内容の正確性等の確保(則第27条第4項)の義務は、個人情報を一律に最新なものにすることを求める趣旨ではなく、それぞれの利用目的に応じて必要な範囲内で正確性・最新性を確保することを求めたものである。個人情報の最新化の頻度は、その利用目的との関係で自ずと定まるものであり、常に最新の状態を維持し続けることを求めるものではないため、正確性・最新性の確保措置の内容を一律に規定し、その義務違反をもって利用停止等の求めの理由とすることは適切ではないと考えられる。

　他方、安全管理措置(則第27条第5項)の義務は、保有個人情報の全体の取扱いに着目したものであることから、当該本人が識別される保有個人情報の取扱いに関する本規定

の対象とすることは適当とはいえず、また、本人等の関与を認めることとすれば、安全管理措置の内容が対外的に明らかになり、かえって安全管理の目的が達成されないと考えられるためである。

4 「違反して不適切に取得されたものであるという理由」「違反して取り扱われているという理由」とあるように、本人等が利用停止等を求めることができるのは、当該本人が識別される保有個人情報が違法に取得されたものである理由又は違法に取り扱われている理由がある場合に限られる。利用停止等の求めに理由がない場合は、研究責任医師に利用停止等を行う義務はない。

なお、本人等の求めに理由があるかどうかを一次的に判断するのは研究責任医師となるが、客観的に行う必要があり、恣意的な判断は認められない。

5 「利用の停止」とあるが、これには保有個人情報の利用の全面的な停止だけでなく、利用の一部停止も含まれる。例えば、則第27条第3項違反の場合においては、同意の範囲外の利用を停止すれば足り、同意の範囲内の利用までの停止を意味するものではない。

6 「消去」とは、保有個人情報として使えなくすることをいう。当該個人情報を削除することのほか、特定の個人を識別できないようにすること等の措置も含まれる。

7 「利用の停止又は消去(略)を求め」とあるが、利用の停止をするか消去をするかの選択は研究責任医師の判断に委ねられ、たとえ本人等が「消去」の方を請求したとしても拘束力はない。なお、「利用の停止」の究極的な形態が「消去」であり、消去の求めは利用停止の求めを含む関係にある。本人等が「消去」に固執する場合には、消去請求訴訟において、違反是正のためには単に利用を停止するだけでは足りないことを立証する必要がある。

8 「利用停止等(略)を求められた場合」とあるが、これに関して次のような規定が設けられている。

(ア) 研究責任医師が利用停止等の求めを受け付ける手続を定めたときは、その手続に従って求めを行うこと(則第34条第1項)

(イ) 研究責任医師が保有個人情報の特定に足りる事項の提示を求めたときは、それに応じて利用停止等の求めを行うこと(則第34条第2項)

9 「違反していることを是正するために必要な限度で」とあるように、利用停止等の措置は、則第27条第2項又は第3項の義務違反を是正するために必要な限度で行うことで足り、必ずしも本人等から求められた措置を講ずる必要はない。

例えば、保有個人情報の消去又は全部の利用の停止を求められた場合であっても、当該保有個人情報の同意の範囲外の利用停止で違反状態を是正できるのであれば、その範囲外利用の停止措置を講ずることにより本規定の義務を果たしたことになる。

<但書>

10 本号は、①他の法令の規定により個人情報の利用停止等について定めがある場合、②当該個人情報の利用停止等を行うことが困難な場合、③当該本人の権利利益を保護するため代替措置をとる場合は、利用停止等を行わなくてもよいこととしたものである。

11 本規定に基づく保有個人情報の利用停止等について、実施医療機関において、個人情

報保護法等の他の法令に基づく診療情報の利用停止等の手続が整備されている場合にあっては、当該手続に準じて実施することとして差し支えない。〈H30/2/28 医政経発0228 第1号・医政研発0228 第1号〉

12 「これに代わるべき措置」として、例えば、利用停止等の措置に代えて、本人に金銭を支払う措置が考えられる。

□則第３３条第２項□

研究責任医師は、前項の規定による求めに係る利用停止等を行ったとき又は利用停止等を行わない旨の決定をしたときは、その求めをした本人等に対し、遅滞なく、その旨を通知しなければならない。

趣 旨
本規定は、研究責任医師に対し、保有個人情報の利用停止等の求めがあった場合において、当該利用停止等を行ったとき又は利用停止等を行わない旨の決定をしたときは、その旨を本人等に通知することを義務づけたものである。

解 説
1 「前項の規定による求めに係る」とあるように、次に掲げる場合は、本規定の通知不履行の事由になり得る。
   (ア) 研究責任医師が利用停止等の求めを受け付ける手続を定めた場合において(則第34条第1項)、その手続に従って求めを行わなかったとき
   (イ) 研究責任医師が保有個人情報の特定に足りる事項の提示を求めた場合において(則第34条第2項)、それに応じて利用停止等の求めを行わなかったとき
2 「利用停止等」とは、保有個人情報の利用の停止又は消去をいう。〈則第33条第1項〉
3 「利用停止等を行わない旨の決定をしたとき」とあるが、次に掲げる場合に利用停止等を行わない旨の決定がなされることとなる。
   (ア) 保有個人情報の利用停止等に関し、他の法令の規定により特別の手続が定められている場合
   (イ) 当該個人情報の利用停止等を行うことが困難な場合
   (ウ) 本人の権利利益を保護するため必要な利用停止等に代わるべき措置をとる場合
   (エ) 利用停止等の求めに理由がない場合、あるいはその求めが適正と認められない場合

法第三条（臨床研究実施基準）
則第三十四条（開示等の求めに応じる手続）

□則第３４条第１項□

　研究責任医師は、開示等の求め(第二十九条第一項、第三十条第一項、第三十二条第一項及び前条第一項の規定による求めをいう。以下同じ。)に応じる手続として、次に掲げる事項を定めることができる。この場合において、本人等が当該手続によらずに開示等の求めを行ったときは、研究責任医師は、その求めをした本人等に対し、開示等の求めに応じることが困難である旨を通知することができる。
一　開示等の求めの申出先
二　開示等の求めに際して提出すべき書面(電磁的記録(電子的方式、磁気的方式その他人の知覚によっては認識することができない方式で作られる記録をいう。以下同じ。)を含む。)の様式その他の開示等の求めの方式
三　開示等の求めをする者が本人等であることの確認の方法
四　第三十一条第二項の規定により手数料を定めた場合には、その徴収方法

趣　旨
　本規定は、研究責任医師は開示等の求めを受け付ける手続を定めることができ、その手続によらない求めには応じ難い旨を明らかにしたものである。

解　説
＜前段＞
1　本規定は、研究責任医師が開示等を受け付ける手続を明確化することを通して、本人等及び研究責任医師の双方に過剰な負担を課すことがないようにしたものである。

2　「開示等の求め」とは、保有個人情報の利用目的の通知の求め(則第29条第1項)、開示の求め(則第30条第1項)、内容の訂正等の求め(則第32条第1項)及び利用停止等の求め(則第33条第1項)をいう。

3　「定めることができる」とあるように、必ずしも求めに応じる手続を定めなければならないというわけではない。求めに応じる手続を定めない場合は、自由な申請を認めたものとみなされる。

＜第1号＞
4　「開示等の求めの申出先」として、例えば、担当窓口名・係名、郵送先住所、受付電話番号、受付FAX番号、受付メールアドレスが考えられる。

＜第2号＞
5　「開示等の求めの方式」として、例えば、郵送、FAX、電子メールが考えられる。

＜第3号＞
6　「本人等」の『等』とは、本人の配偶者、親権を行う者、後見人その他これらに準ずる者をいう。〈則第27条第3項〉

⇒ 　上記の「後見人」とは、未成年後見人及び成年後見人をいう。〈民法第10条〉
　　親権を行う者がいない場合に未成年者に対して置かれる法定代理人を未成年後見人といい、精神上の障害により事理を弁識する能力を欠く常況にある者として家庭裁判所から後見開始の審判を受けた者（成年被後見人）に対して置かれる法定代理人を成年後見人という。

7　本人であることの確認の方法として、次のようなものが考えられる。
　○　運転免許証
　○　健康保険の被保険者証
　○　個人番号カード（マイナンバーカード）の表面
　○　旅券（パスポート）
　○　在留カード
　○　特別永住者証明
　○　年金手帳
　○　印鑑証明書と実印

8　本人の配偶者、親権を行う者、後見人その他これらに準ずる者であることの確認の方法として、次のいずれもが必要になると考えられる。
　○　本人及びその配偶者等の運転免許証、健康保険の被保険者証、個人番号カードの表面、旅券、在留カード、特別永住者証明又は年金手帳
　○　代理を証する書類（親権を行う者が未成年者の法定代理人であることを示す場合は、本人及びその者が共に記載され、その続柄が示された戸籍謄抄本、住民票の写し）

＜後段＞
9　研究責任医師が開示等の求めに応じる手続を定めた場合において、本人等がこの手続等に従わずに開示等の求めを行ったときは、当該求めの拒否事由となり得る。

□則第３４条第２項□

　研究責任医師は、本人等から開示等の求めがあった場合において、その求めをした本人等に対し、その対象となる保有個人情報を特定するに足りる事項の提示を求めることができる。この場合において、研究責任医師は、本人等が容易かつ的確に開示等の求めを行うことができるよう、当該個人情報の特定に資する情報の提供その他本人等の利便を考慮しなければならない。

趣　旨

　本規定は、研究責任医師は、開示等の求めの対象となる保有個人情報を特定するに足りる事項の提示を本人等に求めることができるが、その場合、本人等の利便を考慮する必要があることとしたものである。

解　説

＜前段＞

1　研究責任医師が施設ごとに保有個人情報を管理している場合、あるいは取得年月日ごとに保有個人情報を管理しているような場合等において、開示等の求めに係る個人情報がどの区分に含まれているのかを特定できるようにするため、本規定が設けられている。

2　「開示等の求め」とは、利用目的の通知、開示、訂正等又は利用停止等の求めをいう。
　〈則第34条第1項〉

＜後段＞

3　研究責任医師が開示等の求めの対象となる保有個人情報を特定するに足りる事項の提示を本人等に求める場合においては、本人等が容易に特定し得るよう利便を考慮した措置(例：保有個人情報の区分を本人等の知り得る状態に置くようにすること)をとる必要があるため、本規定が設けられている。

> □則第３４条第３項□
>
> 　研究責任医師は、前二項の規定に基づき開示等の求めに応じる手続を定めるときは、本人等に過重な負担を課するものとならないよう、配慮しなければならない。

趣旨

　本規定は、研究責任医師が開示等の求めに応じる手続を定める際には、本人等に過重な負担とならないものとする必要があることとしたものである。

解説

1. 研究責任医師は、則第34条第1項及び第2項の規定に基づき、保有個人情報の開示等の求めに応じる手続をそれぞれ定めることとなるが、その手続が本人等に過重な負担を課すものであった場合、事実上、開示等の求めを制限することにつながるおそれがあることから、確認的に本規定が設けられている。
2. 「過重な負担を課するもの」として、例えば、必要以上に煩雑な書類を用意させること、開示等の求めの窓口をいたずらに不便な場所に設置することが考えられる。

法第三条(臨床研究実施基準)
則第三十五条(理由の説明)

> 研究責任医師は、第二十九条第二項、第三十条第二項、第三十二条第二項又は第三十三条第二項の規定により、本人等から求められた措置の全部又は一部について、その措置をとらない旨を通知する場合又はその措置と異なる措置をとる旨を通知する場合は、その求めをした本人等に対し、その理由を説明するよう努めなければならない。

趣 旨
本規定は、本人等から求められた措置をとらない旨又はその措置と異なる措置をとる旨を通知する場合には理由を説明することを、研究責任医師の努力義務としたものである。

解 説
1 本規定による理由の説明は、次に掲げる場合に行うこととなる。
  (ア) 求められた保有個人情報の利用目的を通知しない旨を本人等に通知する場合(則第29条第2項)
  (イ) 求められた保有個人情報を開示しない旨、あるいは一部のみを開示する旨を本人等に通知する場合(則第30条第2項)
  (ウ) 求められた保有個人情報の内容の訂正等を行わない旨、あるいは求められた訂正等とは異なる措置をとる旨を本人等に通知する場合(則32条第2項)
  (エ) 求められた保有個人情報の利用停止等を行わない旨、あるいは求められた利用停止等とは異なる措置をとる旨を本人に通知する場合(則第33条第2項)

2 「その措置をとらない旨を通知する場合」「その措置と異なる措置をとる旨を通知する場合」とあるように、本人等の求めに応じた措置をとる場合は本規定の対象としていない。これは、その理由が自明であり、理由を説明する必要がないためである。

なお、本人等からの求めに全面的に応じないことを決定したときはもちろんのこと、本人等の求めに応じた措置をとった場合であっても、求められたすべての措置をとるのでなければ、本規定の対象となり、その措置をとる理由を本人等に対して説明する必要がある。

3 「努めなければならない」とあるように、理由の説明は『義務』ではなく、『努力義務』としている。これは、どの程度理由を説明すればよいのか明確にすることが困難であること、理由を説明することが適切でない場合(例:病名の告知)があること等を考慮したためである。

法第三条（臨床研究実施基準）
則第三十六条（試料等に係る個人情報の保護に関する措置）

> 　臨床研究を多施設共同研究として実施する研究責任医師は、他の研究責任医師に対し試料等を提供する場合にあっては、個人情報の保護の観点から、個人情報の全部又は一部を削除（当該個人情報の全部又は一部を特定の個人と関わりのない情報に置き換えることを含む。）するための措置をとるよう努めなければならない。

趣　旨

　本規定は、臨床研究を多施設共同研究として実施する場合において、他の研究責任医師に試料等を提供するときは、当該試料等に係る個人情報の全部又は一部の削除措置をとることを、研究責任医師の努力義務としたものである。

解　説

1　本規定は、試料等から識別される本人に係る個人情報の保護の観点から設けられたものである。
2　「試料等」とは、人体から取得された試料及び臨床研究に用いる情報をいう。〈則第28条第1号〉

法第三条（臨床研究実施基準）
則第三十七条（記録の作成）

□則第３７条第１項□

　研究責任医師は、外国にある者と共同して臨床研究を実施する場合であって、外国にある者に個人情報を含む試料等を提供するとき（他の法令の規定により当該外国にある者に当該試料等を提供する場合を除く。）は、次に掲げる事項に関する記録を作成しなければならない。
一　当該個人情報を含む試料等を提供した年月日
二　当該外国にある者の名称及び所在地
三　法第九条に規定する同意を得ている旨又は前条に規定する手続を行っている旨
四　当該個人情報によって識別される本人の氏名その他の当該本人を特定するに足りる事項
五　当該外国にある者に提供した個人情報の項目

趣旨

　本規定は、共同して臨床研究を実施するため個人情報を含む試料等を外国にある者に提供する場合において、提供した年月日、当該外国にある者の名称等に関する記録の作成を、研究責任医師の義務としたものである。

解説

1　「外国」とは、本邦の域外にある国又は地域をいう。〈個人情報保護法第24条〉
　　なお、『本邦』とは、日本国の領域を指す場合に用いられる表現である。
2　「外国にある者に」とあるように、本規定の適用は、個人情報を含む試料等の提供が外国に対して行われるか否かに依拠している。したがって、その提供が国境を越えて行われるかどうかという物理的な側面に考えを及ぼす必要がある。例えば、個人情報を含むデータについていえば、当該情報を受信したサーバの設置場所や、個人情報が記録された媒体の受け渡し場所など、個人情報の提供に付随する要素が物理的に外国にあるか否かで判断することになろう。
　ただし、サーバの設置場所が外国にある場合であっても、サーバの運営事業者が当該サーバに保存されたデータを取り扱わないこととなっている場合には、当該サーバに電子データを保存したことをもって、外国にある第三者への提供とみなされることはない。

□則第37条第2項□

外国にある者から個人情報を含む試料等の提供を受ける場合(他の法令の規定により外国にある者から試料等の提供を受ける場合を除く。)には、研究責任医師は、次に掲げる事項の確認を行い、当該確認に係る事項に関する記録を作成しなければならない。
一　当該個人情報を含む試料等の提供を受けた年月日
二　当該試料等の提供を行った外国にある者の名称及び所在地
三　当該試料等が適切に取得されたことを記載した書類
四　当該外国にある者から提供を受けた個人情報の項目

趣旨

本規定は、共同して臨床研究を実施するため個人情報を含む試料等を外国にある者から提供を受ける場合において、提供を受けや年月日、当該外国にある者の名称等に関する記録の作成を、研究責任医師の義務としたものである。

法第三条(臨床研究実施基準)
則第三十八条(個人情報の保護に関する実施医療機関の管理者の協力)

> 実施医療機関の管理者は、研究責任医師が法第十条に規定する義務及び第二十七条から前条までに規定する義務を履行するために必要な協力をしなければならない。

趣旨

本規定は、研究責任医師が特定臨床研究の対象者の個人情報の保護及び取扱い等に関する義務を履行するために必要な協力をすることを、実施医療機関の管理者の義務としたものである。

解説

1　実施医療機関の管理者に求められる協力は、研究責任医師が次に掲げる義務を履行するためのものである。
　(1)　特定臨床研究に関する個人情報の保護(法第10条)
　(2)　個人情報の取扱い(則第27条)
　(3)　本人等の同意(則第28条)
　(4)　利用目的の通知(則第29条)
　(5)　開示(則第30条)
　(6)　手数料(則第31条)
　(7)　訂正等(則第32条)
　(8)　利用停止等(則第33条)
　(9)　開示等の求めに応じる手続(則第34条)
　(10)　理由の説明(則第35条)
　(11)　試料等に係る個人情報の保護に関する措置(則第36条)
　(12)　記録の作成(則第37条)

第四条(臨床研究実施基準の遵守)

■第4条第1項■

> 臨床研究(特定臨床研究を除く。)を実施する者は、臨床研究実施基準に従ってこれを実施するよう努めなければならない。

趣旨

本規定は、特定臨床研究以外の臨床研究を実施する者に対し、臨床研究実施基準に従って臨床研究を実施するよう努めることを義務づけたものである。

■第4条第2項■

> 特定臨床研究を実施する者は、臨床研究実施基準に従ってこれを実施しなければならない。

趣旨

本規定は、特定臨床研究を実施する者に対し、臨床研究実施基準に従って行うことを義務づけたものである。

解説

1. 特定臨床研究以外の臨床研究については、臨床研究実施基準に従って実施することが努力義務となっている。〈法第4条第1項〉
2. 本規定に違反した場合であっても、特定臨床研究を実施する者にすぐさま罰則が適用されることはない。通常、まずは行政指導が行われ、次に改善命令(法第20条第1項)により、臨床研究実施基準に適合して実施することが求められる。特定臨床研究を実施する者が改善命令に従わない場合もあり得、そのような場合には、特定臨床研究の停止命令(法第20条第2項)が発動される。この停止命令を受けてもなお従わない場合に初めて罰則(法第41条第4号)が適用されることとなる。

第五条(実施計画の提出)

■第5条第1項■

　特定臨床研究を実施する者は、特定臨床研究ごとに、次に掲げる事項を記載した特定臨床研究の実施に関する計画(以下「実施計画」という。)を作成し、厚生労働省令で定めるところにより、厚生労働大臣に提出しなければならない。
一　氏名又は名称及び住所並びに法人にあっては、その代表者の氏名
二　特定臨床研究の目的及び内容並びにこれに用いる医薬品等の概要
三　特定臨床研究の実施体制に関する事項
四　特定臨床研究を行う施設の構造設備に関する事項
五　特定臨床研究の実施状況の確認に関する事項
六　特定臨床研究の対象者に健康被害が生じた場合の補償及び医療の提供に関する事項
七　特定臨床研究(第二条第二項第一号に掲げるものに限る。)に用いる医薬品等の製造販売をし、又はしようとする医薬品等製造販売業者及びその特殊関係者の当該特定臨床研究に対する関与に関する事項
八　特定臨床研究について第二十三条第一項に規定する審査意見業務を行う同条第五項第二号に規定する認定臨床研究審査委員会(以下この章において「認定臨床研究審査委員会」という。)の名称
九　その他厚生労働省令で定める事項

趣旨

　本規定は、特定臨床研究を実施する者に対し、実施計画を作成し、厚生労働大臣に提出することを義務づけたものである。

解説

1　実施計画は、臨床研究の詳細な内容や手順等が記載されている研究計画書の要点及び管理に必要な情報が記載されたものであり、研究目標や内容、医薬品概要、実施体制、構造設備、モニタリングや監査、補償、企業の関与、説明同意文書等を含むものとする。
〈H30/2/28 医政経発0228第1号・医政研発0228第1号〉

2　実施計画の提出について、次のとおり定められている。〈則第39条(第5項を除く)〉

(ア)　実施計画の提出は、特定臨床研究を開始する前に様式第一による計画(実施計画)を提出して行うものとする。

(イ)　(ア)の提出を行ったときは、速やかにその旨を当該実施計画に記載された認定臨床研究審査委員会に通知しなければならない。

(ウ)　(ア)による実施計画の提出及び(イ)による通知は、特定臨床研究を多施設共同研究として実施する場合にあっては、研究代表医師が行うものとする。この場合において、当該研究代表医師は、実施計画の提出をしたときは、速やかに、実施医療機関の管理者に報告するとともに、その旨を他の研究責任医師に情報提供しなければならない。

(エ) (ウ)により研究代表医師から情報提供を受けた他の研究責任医師は、速やかに、当該情報提供の内容を実施医療機関の管理者に報告しなければならない。

(オ) 研究責任医師は、実施計画と研究計画書との整合性を確保しなければならない。

3 認定臨床研究審査委員会で実施の適否を審議し、承認された内容の実施計画を提出する。〈H30/2/28 医政経発 0228 第 1 号・医政研発 0228 第 1 号〉

4 「厚生労働大臣に提出」とあるが、実施計画の提出先は、実施計画の審査を行った認定臨床研究審査委員会の所在地を管轄する地方厚生局とする。〈H30/2/28 医政経発 0228 第 1 号・医政研発 0228 第 1 号〉

5 特定臨床研究以外の臨床研究を実施する者については、本規定に準じてその実施計画を作成する。なお、当該実施計画を厚生労働大臣に提出する必要はない。〈法第 21 条〉

6 経過措置として、この法律の施行の際現に特定臨床研究を実施している者が実施する当該特定臨床研究については、施行日（平成 30 年 4 月 1 日）から起算して 1 年を経過する日までの間（当該期間内に当該特定臨床研究の実施計画を提出した者については、当該提出の日までの間）は、本規定は適用しない。〈法附則第 3 条第 1 項〉

⇒ 臨床研究法は、既に多くの病院又は診療所で実施されている臨床研究のうち、特定臨床研究に該当するものに対して実施計画の提出を義務づけるものであることから、現に実施されている特定臨床研究については、一定期間の経過措置を設けることとしたものである。

7 特定臨床研究を実施する者が、本規定に違反して、正当な理由がなくて実施計画を提出せず、又はこれに記載すべき事項を記載せず、もしくは虚偽の記載をしてこれを提出して、特定臨床研究を実施した者に該当するときは、50 万円以下の罰金に処される。〈法第 41 条第 1 号〉

また、いわゆる両罰規定の対象となっており、この行為者を使用する法人又は人には 50 万円以下の罰金刑が科される。〈法第 43 条〉

＜第 1 号＞

8 本号は、特定臨床研究を実施する者の氏名及び住所を実施計画の記載事項としたものである。

9 「氏名又は名称」とあるが、「氏名」は特定臨床研究を実施する者が自然人である場合、「名称」は当該者が法人その他の団体である場合に対応するものである。

＜第 2 号＞

10 本号は、特定臨床研究で明らかにしようとしている課題及び技術的事項（デザイン）等の事項を実施計画の記載事項としたものである。

＜第 3 号＞

11 本号は、特定臨床研究は人を対象として実験的に医薬品等を投与するものであり、その実施の際に緊急に対応が必要となる場面が想定されることから責任者等をあらかじめ定めておくこととしたものである。

12 本号には、研究代表医師及び研究責任医師以外の研究を総括する者に関する情報も含まれる。なお、当該事項は、jRCT に記録することにより公表される。〈H30/2/28 医政経

発0228第1号・医政研発0228第1号〉

〈第4号〉

13　本号は、特定臨床研究の実施の際には緊急に対応が必要となる場面が想定されることから、救急対応が可能な治療設備に関する事項をあらかじめ定めておくこととしたものである。

〈第5号〉

14　本号は、特定臨床研究の対象者の安全を確保するためには、研究実施者の責任のみに委ねるのではなく、研究が計画どおりに実施されるよう、その研究とは関係のない第三者が実施状況を確認すること(モニタリング)が有効であることを踏まえ、研究計画の内容に応じてモニタリングを実施すること等の事項をあらかじめ定めておくこととしたものである。

〈第6号〉

15　本号は、特定臨床研究の対象者に健康被害が発生する可能性も相当程度あると考えられるため、健康被害が生じた際に補償措置を講じたり、必要な治療が施されること等の事項をあらかじめ定めておくこととしたものである。

〈第7号〉

16　本号は、医薬品等製造販売業者等が自社製品を用いる臨床研究に資金提供をしている場合、自社製品にとって良好な結果を出そうとして研究結果を歪め、結果的に研究の対象者の安全を脅かす介入が行われるおそれがあるため、医薬品等製造販売業者等が自社製品を用いる臨床研究に対して資金提供をしている場合には、特定臨床研究の対象者にその旨を説明したり、関係の深い者を研究の対象者の安全に関わる業務に携わせない等の事項をあらかじめ定めておくこととしたものである。

〈第8号〉

17　審査意見業務を行う認定臨床研究審査委員会の名称を実施計画の記載事項としたものである。

18　「審査意見業務」とは、次の業務をいう。〈法第23条第1項〉
　(ア)　特定臨床研究を実施する者からの求めに応じて、特定臨床研究の実施計画の審査を行い、特定臨床研究の実施の適否及び提供にあたっての留意事項について意見を述べる業務
　(イ)　特定臨床研究実施者から特定臨床研究の実施に起因するものと疑われる疾病等に関する事項について報告を受けた場合において、その原因の究明又は再発防止措置について意見を述べる業務
　(ウ)　特定臨床研究実施者から特定臨床研究の実施状況について定期報告を受けた場合において、留意事項や改善事項について意見を述べる業務
　(エ)　必要がある場合において、当該特定臨床研究を臨床研究実施基準に適合させるための改善事項又は疾病等の発生防止措置について意見を述べる業務

19　「臨床研究審査委員会」とは、臨床研究に関する専門的な知識経験を有する者により構成される委員会であって、審査意見業務を行うものをいう。〈法第23条第1項〉

そして、厚生労働大臣の認定に係る臨床研究審査委員会を、「認定臨床研究審査委員会」という。〈法第23条第5項第2号〉

<第9号>

20 「厚生労働省令で定める事項」は、次に掲げる事項とする。〈則第39条第5項〉

(ア) 特定臨床研究についての研究資金等の提供及び特定臨床研究に用いる医薬品等の製造販売をし、又はしようとする医薬品等製造販売業者等の関与に関する事項(法第5条第1項第7号に規定する事項を除く。)

(イ) 審査意見業務を行う認定臨床研究審査委員会の認定番号及び当該実施計画の審査に関する事項

(ウ) 特定臨床研究の対象者等に対する説明及び同意(法第9条)に関する事項

(エ) (ア)から(ウ)までに掲げるもののほか、特定臨床研究を実施するにあたって留意すべき事項

⇒ 上記(エ)の「特定臨床研究を実施するにあたって留意すべき事項」として、次のとおり示されている。〈H30/2/28 医政経発0228第1号・医政研発0228第1号〉

① 先進医療及び患者申出療養を本法の臨床研究として実施する場合は、本法の規定に加えて、先進医療及び患者申出療養に関する各規定に基づき実施すること

② 遺伝子治療等の臨床研究は、本法の規定に加えて、遺伝子治療等臨床研究に関する指針(平成27年8月12日厚生労働省告示第344号)に基づき実施すること

第 2 章　臨床研究の実施（第 3 条―第 22 条）

■第 5 条第 2 項■

　実施計画には、次に掲げる書類を添付しなければならない。
一　次項の規定による意見の内容を記載した書類[1]
二　その他厚生労働省令で定める書類[2]

趣　旨

　本規定は、特定臨床研究の実施計画を提出する際の添付書類について明示したものである。

解　説

＜第 1 号＞

1　「意見の内容を記載した書類」とは、認定臨床研究審査委員会が意見として書面にて研究責任医師（多施設共同研究の場合は研究代表医師）に提示したものをいう。
〈H30/2/28 医政経発 0228 第 1 号・医政研発 0228 第 1 号〉

＜第 2 号＞

2　「厚生労働省令で定める書類」とあるが、現在のところ定められたものはない。

■第 5 条第 3 項■

　特定臨床研究を実施する者は、第一項の規定により実施計画を提出する場合においては、厚生労働省令で定めるところにより、実施計画による特定臨床研究の実施の適否及び実施に当たって留意すべき事項[1]について、当該実施計画に記載されている認定臨床研究審査委員会の意見を聴かなければならない。

趣　旨

　本規定は、特定臨床研究を実施する者に対し、その実施計画を提出する場合においては認定臨床研究審査委員会の意見を聴くことを義務づけたものである。

解　説

1　実施計画を厚生労働大臣に提出する場合の手続について、次のとおり定められている。
　〈則第 40 条〉
　(ｱ)　研究責任医師は、本規定（実施計画を変更する場合を含む。）により認定臨床研究審査委員会の意見を聴こうとするときは、次に掲げる書類を当該認定臨床研究審査委員会に提出しなければならない。ただし、既に認定臨床研究審査委員会に提出されている当該書類に変更がないときは、その提出を省略することができる。
　　①　実施計画
　　②　研究計画書

③ 医薬品等の概要を記載した書類
④ 疾病等が発生した場合の対応に関する手順書(則第13条第1項)
⑤ モニタリングに関する手順書(則第17条第1項)及び監査に関する手順書(則第18条第1項)を作成した場合にあっては、当該手順書
⑥ 利益相反管理基準及び利益相反管理計画
⑦ 研究責任医師及び研究分担医師の氏名を記載した文書
⑧ 統計解析計画書を作成した場合にあっては、当該統計解析計画書
⑨ その他認定臨床研究審査委員会が求める書類

(イ) 研究責任医師は、認定臨床研究審査委員会の意見を聴いた後に、(ア)①から⑨までの書類その他実施医療機関の管理者が求める書類を提出して、当該医療機関における当該特定臨床研究の実施の可否について、当該管理者の承認を受けなければならない。

(ウ) (ア)及び(イ)は、特定臨床研究を多施設共同研究として実施する場合について準用する。

◇ 特定臨床研究を多施設共同研究として実施する場合において、研究代表医師は、本規定(実施計画を変更する場合を含む。)により認定臨床研究審査委員会の意見を聴こうとするときは、次に掲げる書類を当該認定臨床研究審査委員会に提出しなければならない。ただし、既に認定臨床研究審査委員会に提出されている当該書類に変更がないときは、その提出を省略することができる。

① 実施計画
② 研究計画書
③ 医薬品等の概要を記載した書類
④ 疾病等が発生した場合の対応に関する手順書
⑤ モニタリングに関する手順書及び監査に関する手順書を作成した場合にあっては、当該手順書
⑥ 利益相反管理基準及び利益相反管理計画
⑦ 研究代表医師、研究責任医師及び研究分担医師の氏名を記載した文書
⑧ 統計解析計画書を作成した場合にあっては、当該統計解析計画書
⑨ その他認定臨床研究審査委員会が求める書類

◇ 特定臨床研究を多施設共同研究として実施する場合において、研究代表医師及び研究責任医師は、認定臨床研究審査委員会の意見を聴いた後に、上の①から⑨までの書類その他実施医療機関の管理者が求める書類を提出して、当該医療機関における当該特定臨床研究の実施の可否について、当該管理者の承認を受けなければならない。

⇒ 上記(イ)の承認について、実施医療機関の管理者は、倫理的及び科学的観点から研究内容の妥当性を判断するのではなく、当該臨床研究を適切に実施する実施体制を備えているか等の観点から承認を検討する。承認後は、当該臨床研究に従事する者について把握、管理することが求められる。〈H30/2/28 医政経発 0228 第1号・医政研発 0228 第1号〉

2 実施計画について、実施医療機関の管理者の承認を得る手続は、各実施医療機関で手

第 2 章 臨床研究の実施(第 3 条—第 22 条)

続を定めることとして差し支えない。〈H30/3/13 事務連絡〉

3 認定臨床研究審査委員会に意見を聴いて臨床研究を実施している場合においては、医療法に基づく未承認新規医薬品等評価委員会の審査を受ける必要はない。〈H30/4/9 事務連絡〉

⇒ 「未承認新規医薬品等」とは、当該病院で使用したことのない医薬品又は高度管理医療機器であって、承認又は認証を受けていないもの(特定臨床研究に該当する研究に用いられるものを除く。)をいう。〈医療法施行規則第 1 条の 11 第 2 項第 4 号〉

4 特定臨床研究以外の臨床研究の実施者については、その実施計画の作成にあたって、認定臨床研究審査委員会の意見を聴くよう努めることとされている。〈法第 21 条〉

＜臨床研究法の統一書式＞

5 研究責任医師及び認定臨床研究審査委員会が審査意見業務に対応する場合において、省令様式及び通知書式と併せて用いる推奨書式を統一書式という。統一書式として、次に掲げるものが取りまとめられている。〈H30/4/9 事務連絡〉

① 研究分担医師リスト
② 新規審査依頼書(新たな実施計画の審査を依頼する際に使用する書式)
③ 変更申請書(実施計画の変更又は新たな資料を追加する際に使用する書式)
④ 審査結果通知書(審査意見業務の結果を通知する際に使用する書式)
⑤ 定期報告書(臨床研究の実施状況の定期報告の際に使用する書式)
⑥ 定期疾病等報告書(疾病等の定期報告の際に使用する書式)
⑦ 重大な不適合報告書(重大な不適合報告の際に使用する書式)
⑧ 医薬品疾病等報告書(医薬品の疾病等報告の際に使用する書式)
⑨ 医療機器疾病等又は不具合報告書(医療機器の疾病等報告の際に使用する書式)
⑩ 再生医療等製品疾病等又は不具合報告書(再生医療等製品の疾病等報告の際に使用する書式)
⑪ 中止通知書(臨床研究の中止を通知する際に使用する書式)
⑫ 終了通知書(臨床研究の終了を通知する際に使用する書式)
⑬ 認定臨床研究審査委員会の意見書(④の審査結果通知書で特記すべき意見を述べた場合において、その内容を地方厚生局に提出する際に使用する書式)
⑭ 参考書式
　○ 技術専門員評価書
　○ 実施医療機関の要件

6 統一書式のポイント及び記載上の留意事項(全般)について、次のとおり示されている。〈H30/4/9 事務連絡〉

(ア) 統一書式のポイント
① 臨床研究法に基づく臨床研究を対象としている。
② 臨床研究法施行規則に基づいた内容である。
③ 臨床研究法を実施する全ての実施医療機関、認定臨床研究審査委員会で使用できる。
④ 電磁的記録で作成、保存することも可能とする。電磁的記録で保存する場合は、見読性

を確保したまま保存するよう留意する。
(イ) 全般
① 年は、西暦で記載すること
② 整理番号は、各医療機関で必要に応じて記載する。
③ 区分は、実施する臨床研究に応じて選択する。
④ 研究の期間は、研究計画書に記載された研究の期間を記載する。
⑤ 記名押印又は署名の要否については、認定臨床研究審査委員会で定める。ただし、「認定臨床研究審査委員会の意見書」には委員長の捺印を行う。
⑥ 臨床研究実施計画番号は、jRCT番号を記載する。
⑦ 記載欄以外に記載が必要な場合は、当該欄に"別紙のとおり"等と記載し、別紙として添付してよい。別紙については、必要な情報が適切かつ明確である限りにおいて形式は問わないい。
⑧ 「参考書式」は、必ずしもその使用によらずとも他の方法により運用が可能な書式である。実務上、多様な書式作成が想定されるため、効率化の観点から参考として作成したものである。
⑨ 省令様式については、jRCTにおいて入力したものを印刷し添付することで差し支えない。

第六条（実施計画の変更）

■第6条第1項■

> 　前条第一項の規定により実施計画を提出した者(以下「特定臨床研究実施者」という。)は、当該実施計画の変更(厚生労働省令で定める軽微な変更を除く。次項本文において同じ。)をするときは、その変更後の実施計画を、厚生労働省令で定めるところにより、厚生労働大臣に提出しなければならない。

趣旨

　本規定は、特定臨床研究実施者に対し、実施計画を変更(軽微なものを除く。)するときは、変更後の実施計画を厚生労働大臣に提出することを義務づけたものである。

解説

1 　実施計画の変更にあたっては、軽微なものを除き、特定臨床研究実施者に対し、変更後の計画が臨床研究実施基準に適合しているかどうかについて、あらためて認定臨床研究審査委員会の意見を聴取し、厚生労働大臣に提出することが求められる。

2 　「実施計画」とは、特定臨床研究の実施に関する計画をいう。〈法第5条第1項〉

3 　実施計画の変更は、次に掲げる区分に応じ、それぞれに掲げる期限までに、変更後の実施計画及び様式第二による届書(実施計画事項変更届書)を提出して行うものとする。〈則第41条〉

　(ア) 特定臨床研究の実施状況の確認に関する事項(法第5条第1項第5号)のうち特定臨床研究の進捗に関する事項――進捗の変更後遅滞なく

　(イ) (ア)に掲げる事項以外の変更――変更前

⇒　上記実施計画の変更の届出について、次のとおり示されている。〈H30/2/28 医政経発0228第1号・医政研発0228第1号〉

　① 研究計画書、利益相反管理基準又は利益相反管理計画を変更する場合においては、実施計画の変更の可能性があることから、認定臨床研究審査委員会の意見を聴くことが求められる。その結果、実施計画の変更がない場合は、厚生労働大臣への届出は不要とする。

　② 多施設共同研究の継続中に、1つの実施医療機関において研究を継続しなくなった場合は、当該実施医療機関における対象者に対する観察期間が終了した後に、研究代表医師が実施計画の変更を提出する。

⇒　上記(ア)の進捗状況の変更は、国民の臨床研究への参加の選択に資する観点から、進捗に応じて、次に掲げる状況について公表する。

　また、⑤の研究終了については、その状況を公表(則第24条第4項)することが求められる。〈H30/2/28 医政経発0228第1号・医政研発0228第1号〉

　① 募集前(Pending)――どの実施医療機関でもまだ募集をしていない

　② 募集中(Recruiting)――現在臨床研究の対象者の募集をしている

③　募集中断(Suspended)——募集が一時的に中断されている
　④　募集終了(Notrecruiting)——臨床研究は実施中であるが募集が終了している
　⑤　研究終了(Complete)

4　「軽微な変更」とは、研究の実施方法の変更等を伴わない場合が該当する。
　認定臨床研究審査委員会は、臨床研究の適正な実施を監督する重要な機関であることから、その変更は「軽微な変更」に含まれない。認定臨床研究審査委員会を変更した場合、変更後の実施計画については、あらためて変更後の認定臨床研究審査委員会の意見を聴取し、厚生労働大臣に提出することが求められる。

5　「厚生労働省令で定める軽微な変更」は、次に掲げるものとする。〈則第42条〉
　①　特定臨床研究に従事する者の氏名の変更であって、特定臨床研究を従事する者の変更を伴わないもの
　②　地域の名称の変更又は地番の変更に伴う変更

⇒　上記②の「地域の名称の変更又は地番の変更に伴う変更」とは、所在地は変わらず、所在地の地域の名称の変更又は地番の変更に伴うものをいう。〈H30/2/28 医政経発0228第1号・医政研発0228第1号〉

6　研究責任医師は、実施計画を厚生労働大臣に提出した後は、認定臨床研究審査委員会が廃止された場合その他のやむを得ない事情がある場合を除き、実施計画に記載されている認定臨床研究審査委員会を変更してはならない。〈則第44条〉

7　特定臨床研究実施者が、本規定に違反して、正当な理由がなくて実施計画を提出せず、又はこれに記載すべき事項を記載せず、もしくは虚偽の記載をしてこれを提出して、特定臨床研究を実施した者に該当するときは、50万円以下の罰金に処される。〈法第41条第2号〉
　また、いわゆる両罰規定の対象となっており、この行為者を使用する法人又は人には50万円以下の罰金刑が科される。〈法第43条〉

第2章 臨床研究の実施(第3条—第22条)

■第6条第2項■

　前条第二項及び第三項の規定は、前項の実施計画の変更について準用する。ただし、同条第二項第二号に掲げる書類については、既に厚生労働大臣に提出されている当該書類の内容に変更がないときは、その添付を省略することができる。

趣旨

　本規定は、実施計画を変更(軽微なものを除く。)するときは、実施計画を提出する際の添付書類(法第5条第2項)、認定臨床研究審査委員会の意見の聴取(法第5条第3項)に関する規定が準用して適用される旨を定めたものである。

解説

1　「実施計画の変更」とあるが、厚生労働省令で定める軽微な変更は除かれる。〈法第6条第1項〉

2　変更後の実施計画には、次に掲げる書類を添付しなければならない。但し、②に掲げる書類については、既に厚生労働大臣に提出されている当該書類の内容に変更がないときは、その添付を省略することができる。〈法第5条第2項の準用〉
① 当該実施計画に記載されている認定臨床研究審査委員会が述べた意見の内容を記載した書類
② その他厚生労働省令で定める書類

3　特定臨床研究実施者は、変更後の実施計画を提出する場合においては、当該実施計画による特定臨床研究の実施の適否及び実施にあたって留意すべき事項について、当該実施計画に記載されている認定臨床研究審査委員会の意見を聴かなければならない。〈法第5条第3項の準用〉

4　誤記の修正は、実施計画の軽微な変更の範囲に含まれない。それが単なる誤記とはいえず、実施計画の内容の変更を伴うものであることがあるため、認定臨床研究審査委員会の意見を聴くことが求められる。〈H30/3/13事務連絡〉

5　特定臨床研究以外の臨床研究の実施者については、その実施計画の変更にあたって、認定臨床研究審査委員会の意見聴取に努めることとされている。〈法第21条〉

■第6条第3項■

> 特定臨床研究実施者は、実施計画について、第一項の厚生労働省令で定める軽微な変更をしたときは、その変更の日から十日以内に、その内容を、当該実施計画に記載されている認定臨床研究審査委員会に通知するとともに、厚生労働大臣に届け出なければならない。

趣 旨

　本規定は、特定臨床研究実施者に対し、その実施計画の軽微な変更をしたときは、10日以内に、認定臨床研究審査委員会に通知するとともに、厚生労働大臣に届け出ることを義務づけたものである。

解 説

1　「通知」とは、ある一定の事実、処分又は意見を特定の相手方に知らせることをいう。

2　「届出」とは、行政庁に対し一定の事項の通知をする行為(申請に該当するものを除く。)であって、法令により直接に当該通知が義務付けられているものをいう。これには、自己の期待する一定の法律上の効果を発生させるためには当該通知をすべきこととされているものも含まれる。〈行政手続法第2条第7号〉

3　実施計画の軽微な変更の届出は、様式第三による届書(実施計画事項軽微変更届書)を提出して行うものとする。〈則第43条〉

4　特定臨床研究以外の臨床研究の実施者については、その実施計画の変更にあたって、認定臨床研究審査委員会の意見聴取に努めることとされている。〈法第21条〉

第七条（実施計画の遵守）

> 特定臨床研究実施者は、第五条第一項又は前条第一項の規定により提出した実施計画（同項の厚生労働省令で定める軽微な変更をしたときは、当該変更後のもの）に従って特定臨床研究を実施しなければならない。

趣旨
本規定は、特定臨床研究実施者に対し、その実施計画に従って特定臨床研究を実施することを義務づけたものである。

解説
1　「特定臨床研究実施者」とは、特定臨床研究の実施に関する計画を提出した者をいう。〈法第6条第1項〉
2　特定臨床研究以外の臨床研究の実施者については、その実施計画に従って臨床研究を実施するよう努めることとされている。〈法第21条〉

第八条（特定臨床研究の中止）

> 特定臨床研究実施者は、特定臨床研究を中止したときは、その中止の日から十日以内に、その旨を、当該特定臨床研究の実施計画に記載されている認定臨床研究審査委員会に通知するとともに、厚生労働大臣に届け出なければならない。

趣旨

本規定は、特定臨床研究実施者に対し、特定臨床研究を中止したときは、10日以内に、認定臨床研究審査委員会に通知するとともに、厚生労働大臣に届け出ることを義務づけたものである。

解説

1 特定臨床研究は、研究の対象者に対して相当程度のリスクを伴うものであることから、研究の対象者の安全を確保するため、臨床研究実施計画を厚生労働大臣に提出する際だけではなく、臨床研究の開始後もその実施状況について、認定臨床研究審査委員会がフォローアップを行い、必要に応じて意見を述べることとされている。そのため、研究の中止の際にはその旨を認定臨床研究審査委員会が把握できるようにしておく必要がある。

　また、特定臨床研究が実施計画に記載された予定よりも早く切り上げられたような場合は、何らかの問題が発生したことが想定されるため、認定臨床研究審査委員会及び厚生労働大臣がその事実をすみやかに把握しておく必要がある。

　そこで、本規定により特定臨床研究実施者に対して、認定臨床研究審査委員会及び厚生労働大臣への通知を義務づけ、必要な指導ができるようにしている。

2 特定臨床研究の中止後（又は終了後）に病状が悪化した場合の補償や医療の提供による対応については、研究の対象者に対し、あらかじめ、文書により説明し、文書により同意を得ておくことを臨床研究実施基準（法第3条第2項第4号）に定めており、その補償や医療の提供の方法を実施計画の記載事項（法第5条第1項第6号）としている。

3 特定臨床研究の中止の届出について、次のとおり定められている。〈則第45条〉

(ｱ) 特定臨床研究の中止の届出は、様式第四による届書（特定臨床研究中止届書）を提出して行うものとする。

(ｲ) (ｱ)による中止の届出は、特定臨床研究を多施設共同研究として実施する場合にあっては、研究代表医師が行うものとする。

4 中止の届出について、次のとおり示されている。〈H30/2/28 医政経発0228第1号・医政研発0228第1号〉

(ｱ) 臨床研究を中止する場合は、当該臨床研究の対象者に適切な措置を講じること。なお、必要に応じて対象者の措置に伴う研究終了時期やその方法について、認定臨床研究審査委員会の意見を聴くこと。また、中止届を提出した場合であっても、臨床研究が終了するまでの間においては、疾病等報告、定期報告等を行うこと

(イ) 臨床研究を中止した場合であって、中止届を提出し対象者の措置を終えた場合においては、中止した日又はすべての評価項目に係るデータの収集を行うための期間が終了した日のいずれか遅い日から原則1年以内に研究計画書につき1つの総括報告書を提出すること
(ウ) 中止届には、観察を要する対象者の有無を記載すること
(エ) 中止届の提出をした場合であっても、その後臨床研究が終了するまでの間において、臨床研究の進捗状況に関する事項の変更に該当する場合には、実施計画の変更の届出を行うこと

5 中止後の臨床研究の終了の時期とは、対象者の措置を終え、研究が終了するときをいう。〈H30/2/28 医政経発0228第1号・医政研発0228第1号〉

第九条（特定臨床研究の対象者等の同意）

> 特定臨床研究を実施する者は、当該特定臨床研究の対象者に対し、あらかじめ、当該特定臨床研究の目的及び内容並びにこれに用いる医薬品等の概要、当該医薬品等の製造販売をし、若しくはしようとする医薬品等製造販売業者又はその特殊関係者から研究資金等[2]の提供を受けて実施する場合においては第三十二条に規定する契約の内容[3]その他厚生労働省令で定める事項[4][5]について、厚生労働省令で定めるところにより説明を行い、その同意を得なければならない。ただし、疾病その他厚生労働省令で定める事由[6]により特定臨床研究の対象者の同意を得ることが困難な場合であって、当該対象者の配偶者、親権を行う者その他厚生労働省令で定める者[14]のうちいずれかの者に対し、説明を行い、その同意を得たとき、その他厚生労働省令で定めるとき[15]は、この限りでない。

趣旨

本規定は、特定臨床研究を実施する者に対し、あらかじめ、研究の対象者に、①特定臨床研究の目的及び内容、②使用する医薬品等の概要、③当該医薬品等に係る製造販売業者等から研究資金等の提供を受けて実施する場合は契約の内容等の事項について説明を行い、その同意を得ておくことを義務づけたものである。

解説

1 研究の対象者に対するリスクの高い特定臨床研究の実施にあたっては、研究の対象者に説明し、同意を得ることが原則となっているが、疾病のために本人の意識がないケース、未成年者であるケース等、本人から同意を得ることが困難な場合が想定される。そのような場合において、配偶者、親権を行う者等に説明し、同意を得ているときは、本人からの同意を得なくてもよいこととしている。

〈本文〉

2 「研究資金等」とは、臨床研究の実施のための資金（臨床研究の実施に係る人件費、実施医療機関の賃借料その他臨床研究の実施に必要な費用に充てられることが確実であると認められる資金を含む。）をいう。〈法第2条第2項第1号、則第4条〉

3 「契約の内容」とあるように、医薬品等製造販売業者等と特定臨床研究を実施する者との間で締結された契約の内容についても、研究の対象者に説明し、その同意を得ておくことが求められる。

これは、医薬品等製造販売業者等から提供された研究資金等の対象となる臨床研究の内容等を明確にし、研究の対象者の事前の同意事項とすることにより、医薬品等製造販売業者等の介入による研究の内容等の不正な変更を未然に防止し、ひいては研究対象者の健康に影響が及ぶことを防止したものである。

4 「厚生労働省令で定める事項」は、次に掲げるものとする。〈則第46条〉

(ｱ) 実施する特定臨床研究の名称、当該特定臨床研究の実施について実施医療機関の管理者の承認を受けている旨及び厚生労働大臣に実施計画を提出している旨

(ｲ) 実施医療機関の名称並びに研究責任医師の氏名及び職名(特定臨床研究を多施設共同研究として実施する場合にあっては、研究代表医師の氏名及び職名並びに他の実施医療機関の名称並びに当該実施医療機関の研究責任医師の氏名及び職名を含む。)

(ｳ) 特定臨床研究の対象者として選定された理由

(ｴ) 特定臨床研究の実施により予期される利益及び不利益

(ｵ) 特定臨床研究への参加を拒否することは任意である旨

(ｶ) 同意の撤回に関する事項

(ｷ) 特定臨床研究への参加を拒否すること又は同意を撤回することにより不利益な取扱いを受けない旨

(ｸ) 特定臨床研究に関する情報公開の方法

(ｹ) 特定臨床研究の対象者等の求めに応じて、研究計画書その他の特定臨床研究の実施に関する資料を入手又は閲覧できる旨及びその入手又は閲覧の方法

　＊「特定臨床研究の対象者等」とは、特定臨床研究の対象者又はその代諾者をいう。
　＊「代諾者」とは、臨床研究の対象者の配偶者、親権を行う者、後見人その他これらに準ずる者をいう。

(ｺ) 特定臨床研究の対象者の個人情報の保護に関する事項

(ｻ) 試料等の保管及び廃棄の方法

(ｼ) 特定臨床研究に対する金銭的な関与(則第21条第1項各号)に関する状況

(ｽ) 苦情及び問合せへの対応に関する体制

(ｾ) 特定臨床研究の実施に係る費用に関する事項

(ｿ) 他の治療法の有無及び内容並びに他の治療法により予期される利益及び不利益との比較

(ﾀ) 特定臨床研究の実施による健康被害に対する補償及び医療の提供に関する事項

(ﾁ) 特定臨床研究の審査意見業務を行う認定臨床研究審査委員会における審査事項その他当該特定臨床研究に係る認定臨床研究審査委員会に関する事項

(ﾂ) その他特定臨床研究の実施に関し必要な事項

⇒ 上記(ｱ)について、次のとおり示されている。〈H30/2/28 医政経発0228第1号・医政研発0228第1号〉

① 研究責任医師又は研究分担医師は、臨床研究の対象者となる者が臨床研究に参加する前に、説明文書を用いて十分に説明し、参加について自由意思による同意を文書により得ること

② 臨床研究の目的及び意義を明確に説明すること

③ 臨床研究の方法及び期間を説明すること

⇒ 上記(ｳ)について、臨床研究の対象者の選択及び除外基準並びに無作為化割り付けの内容やその割合等を説明することが求められる。〈H30/2/28 医政経発0228第1号・医政研発0228第1号〉

⇒ 上記(ｴ)の説明について、次のとおり示されている。〈H30/2/28 医政経発0228第1号・医政研発0228第1号〉

① 対象者にとって予期される利益がない場合はその旨を説明すること
② それまでに分かっている医薬品の主な副作用等の主要なものを例示して説明するとともに、文書等においては網羅的に示すこと

⇒ 上記(オ)から(キ)までの説明について、次のとおり示されている。〈H30/2/28 医政経発 0228 第 1 号・医政研発 0228 第 1 号〉

① 臨床研究の参加は自由意思によるものであり、対象者又は代諾者は、理由の有無にかかわらず随時拒否又は撤回することができることを説明すること
② 拒否又は撤回によって不利な扱いを受けることがないことを説明すること
③ 臨床研究に参加しない場合に受けるべき利益を失うことがないことを説明すること

⇒ 上記(ク)の説明にあたっては、次に掲げる点に留意する。〈H30/2/28 医政経発 0228 第 1 号・医政研発 0228 第 1 号〉

① 特定臨床研究に関する情報公開の方法には、当該臨床研究は jRCT に記録され、公表されていることを含まれること。臨床研究の結果についても jRCT において公表されることことを説明すること
② 当該臨床研究の jRCT における掲載場所(URL 等)を明示することを説明すること
③ 臨床研究の結果が公表される場合において、臨床研究の対象者の個人情報は保全されることを説明すること

⇒ 上記(サ)の「試料等の保管及び廃棄の方法」には、提供を受けた試料の廃棄と保管期間が含まれる。なお、再生医療等製品については、廃棄時期について詳細に記載することが求められる。〈H30/2/28 医政経発 0228 第 1 号・医政研発 0228 第 1 号〉

⇒ 上記(セ)の「費用に関する事項」とは、臨床研究の対象者が負担する費用及び参加期間中に臨床研究の対象者に金銭等が支払われる場合の費用をいう。〈H30/2/28 医政経発 0228 第 1 号・医政研発 0228 第 1 号〉

⇒ 上記(ソ)について、他の選択できる治療法の有無及び当該治療法の内容について説明することが求められる。〈H30/2/28 医政経発 0228 第 1 号・医政研発 0228 第 1 号〉

⇒ 上記(タ)について、次のとおり示されている。〈H30/2/28 医政経発 0228 第 1 号・医政研発 0228 第 1 号〉

① 健康被害が発生した場合に受けることができる補償について説明すること
② 健康被害が発生した場合に照会又は連絡すべき実施医療機関の窓口を説明すること

⇒ 上記(チ)の説明は、当該特定臨床研究に係る審査意見業務を行った認定臨床研究審査委員会の名称並びに当該委員会の苦情及び問合せを受け付けるための窓口の連絡先を含むものとする。〈H30/2/28 医政経発 0228 第 1 号・医政研発 0228 第 1 号〉

⇒ 上記(ツ)の「特定臨床研究の実施に関し必要な事項」は、次に掲げる事項を含むものとする。〈H30/2/28 医政経発 0228 第 1 号・医政研発 0228 第 1 号〉

① 当該臨床研究の参加を中止する場合の条件及び理由
② 臨床研究への参加の継続について臨床研究の対象者又は代諾者の意思に影響を与える可能性のある情報が得られたときは、速やかに説明し、参加の継続の意思を再度確認する旨

③ 臨床研究に対する金銭的な関与(則第21条第1項各号)の有無とその内容
④ モニタリング、監査等において認定臨床研究審査委員会、厚生労働省等が臨床研究に係る資料を閲覧することがある旨及びその際、個人情報が適正に利用され、同意文書に署名することで当該閲覧を認めたことになる旨
⑤ 研究責任医師又は研究分担医師の氏名と連絡先
⑥ 臨床研究の対象者が守るべき事項

5 特定臨床研究の対象者の代諾者から同意を得る場合の説明及び同意について、次のとおり定められている。〈則第51条〉

(ア) 則第46条の規定は、特定臨床研究の対象者の代諾者に対する説明及び同意について準用する。

◇ 「厚生労働省令で定める事項」は、次に掲げるものとする。

① 実施する特定臨床研究の名称、当該特定臨床研究の実施について実施医療機関の管理者の承認を受けている旨及び厚生労働大臣に実施計画を提出している旨
② 実施医療機関の名称並びに研究責任医師の氏名及び職名(特定臨床研究を多施設共同研究として実施する場合にあっては、研究代表医師の氏名及び職名並びに他の実施医療機関の名称並びに当該実施医療機関の研究責任医師の氏名及び職名を含む。)
③ 特定臨床研究の対象者として選定された理由
④ 特定臨床研究の実施により予期される利益及び不利益
⑤ 代諾者の同意を拒否することは任意である旨
⑥ 同意の撤回に関する事項
⑦ 代諾者の同意を拒否すること又は同意を撤回することにより不利益な取扱いを受けない旨
⑧ 特定臨床研究に関する情報公開の方法
⑨ 特定臨床研究の対象者等の求めに応じて、研究計画書その他の特定臨床研究の実施に関する資料を入手又は閲覧できる旨及びその入手又は閲覧の方法
⑩ 特定臨床研究の対象者等の個人情報の保護に関する事項
⑪ 試料等の保管及び廃棄の方法
⑫ 特定臨床研究に対する関与に関する状況
⑬ 苦情及び問合せへの対応に関する体制
⑭ 特定臨床研究の実施に係る費用に関する事項
⑮ 他の治療法の有無及び内容並びに他の治療法により予期される利益及び不利益との比較
⑯ 特定臨床研究の実施による健康被害に対する補償及び医療の提供に関する事項
⑰ 特定臨床研究の審査意見業務を行う認定臨床研究審査委員会における審査事項その他当該特定臨床研究に係る認定臨床研究審査委員会に関する事項
⑱ その他特定臨床研究の実施に関し必要な事項

(イ) 研究責任医師は、代諾者の同意を得た場合には、代諾者の同意に関する記録及び代

諾者と特定臨床研究の対象者との関係についての記録を作成しなければならない。
6 特定臨床研究の対象者等に対して行う説明及び同意の取得は、次に掲げるところにより行うものとする。〈則第 47 条〉
(ｱ) できる限り平易な表現を用い、文書により行うものとすること
(ｲ) 特定臨床研究の対象者が 16 歳以上の未成年者である場合には、当該特定臨床研究の対象者の同意に加え、当該対象者の代諾者の同意も得ること
　　＊「16 歳以上の未成年者」とあるが、特定臨床研究の対象者となることについての説明を十分に理解できる能力を有する場合に限る。
(ｳ) 特定臨床研究の対象者が 16 歳以上の未成年者である場合であって、次の①及び②に掲げる事項が研究計画書に記載され、認定臨床研究審査委員会の意見を聴いた上で実施医療機関の管理者が承認したときは、当該対象者から同意を得ること
　① 特定臨床研究の対象者の身体又は精神に障害又は負担が生じない旨
　② 特定臨床研究の目的及び個人情報の取扱いその他の特定臨床研究の実施に係る情報を公表し、特定臨床研究の対象者が当該特定臨床研究に参加することについてその代諾者が拒否できる機会を保障する旨
⇒　上記(ｱ)について、次のとおり示されている。〈H30/2/28 医政経発 0228 第 1 号・医政研発 0228 第 1 号〉
　① 臨床研究への参加又は参加の継続に関し、研究責任医師、研究分担医師及び補助説明を行う者は、臨床研究の対象者又は代諾者となる者に同意を強制したり不当な影響を及ぼさないこと
　② 臨床研究の対象者又は代諾者となる者に対し、説明文書の内容について十分な理解を得た上で、臨床研究に参加することについて同意を得ること
　③ 同意文書には、説明を行った研究責任医師又は研究分担医師が説明した旨及び臨床研究の対象となる者又は代諾者となる者が同意した旨について、各自が署名と日付を記入すること
　④ 視力障害などで文書を読むことはできないが口頭の説明によりその内容を理解することができる者や、四肢障害などで署名することはできないが文書を読みその内容を理解することができる者（則第 48 条に規定する者を除く。）に対する説明及び同意は立会人を立ち会わせた上で行うこと
　⑤ 立会人は、同意文書に署名と日付を記載し、臨床研究の対象者となるべき者が当該臨床研究を理解し自由意思により同意をしたものであることを証すること
　⑥ 立会人は、当該臨床研究に従事する者であってはならないこと
　⑦ 研究責任医師、研究分担医師及び補助説明を行う者は、臨床研究の対象者となるべき者又は代諾者となるべき者が臨床研究に参加するか否かを自己決定ができるよう、同意を得る前から質問や相談に対応する機会や、検討時間を与えること
⇒　上記(ｲ)について、16 歳未満の未成年者の代諾者に同意を得て臨床研究を実施した場合であって、その後臨床研究の対象者が満 16 歳に達し、臨床研究を実施されることに関する判断能力を有するに至ったときは、当該対象者から同意を得ること。なお、代諾者

からの同意に基づいて臨床研究の対象者から既に取得済の試料や情報について、その同意の範囲内で解析等を行う場合は、この限りではない。〈H30/2/28 医政経発 0228 第 1 号・医政研発 0228 第 1 号〉

7 臨床研究の対象者への説明と同意取得は、研究責任医師又は研究分担医師が行わなければならない。なお、対象者が理解を深めた上で意思決定ができるよう、研究責任医師又は研究分担医師以外の臨床研究に従事する者が説明の補助を行うことは差し支えない。〈H30/3/13 事務連絡〉

8 特定臨床研究の対象者等の同意の撤回等について、次のとおり定められている。〈則第 52 条〉

(ア) 研究責任医師は、特定臨床研究の対象者等から同意の全部もしくは一部の撤回又は拒否があった場合には、遅滞なく、当該撤回又は拒否の内容に従った措置を講ずるとともに、その旨を当該特定臨床研究の対象者等に説明しなければならない。ただし、当該措置を講ずることにより、当該特定臨床研究の継続が困難となることその他の理由がある場合は、この限りでない。

(イ) (ア)により、同意の撤回又は拒否の内容に従った措置を講じない旨の決定をした場合には、当該特定臨床研究の対象者等に対し、遅滞なく、その旨を通知しなければならない。

(ウ) (イ)により、当該特定臨床研究の対象者等から求められた措置の全部又は一部について、その措置をとらない旨を通知する場合は、当該特定臨床研究の対象者等に対し、その理由を説明するよう努めなければならない。

⇒ 同意の撤回等について、次のとおり示されている。〈H30/2/28 医政経発 0228 第 1 号・医政研発 0228 第 1 号〉

① 同意の撤回等は、臨床研究の対象者や代諾者が同意の撤回等を躊躇することがないよう、研究責任医師及び研究分担医師は配慮をすること

② 同意の撤回等の申出に対して、理由の提示を求めることは申出を委縮させることにつながるおそれがあるため、臨床研究の対象者等の安全性の確保に支障をきたす場合等を除き、申出の理由の有無にかかわらず対応すること

⇒ 上記(ア)の「当該特定臨床研究の継続が困難となることその他の理由がある場合」として、例えば、臨床研究により体内に医療機器を埋植しており容易に取り出せない場合、既に論文として公表している研究結果に係る場合が考えられる。このような場合、研究責任医師及び研究分担医師は、措置を講じることができない旨及びその理由を臨床研究の対象者又は代諾者に説明し、理解を得るよう努めることが求められる。

なお、同意の撤回等の措置を講じることができない場合については、あらかじめ、説明同意文書等で明示しておくことが望ましい。〈H30/2/28 医政経発 0228 第 1 号・医政研発 0228 第 1 号〉

⇒ 上記(イ)の「同意の撤回又は拒否の内容に従った措置を講じない旨の決定をした場合」として、例えば、臨床研究の結果を論文として発表した後に同意が撤回された場合が考えられる。〈H30/3/13 事務連絡〉

9　特定臨床研究を中止した場合であっても、当該特定臨床研究を終了するまでの間に説明同意文書を変更する場合は、認定臨床研究審査委員会の意見を聴き、厚生労働大臣に実施計画の変更届を提出することが求められる。〈H30/3/13 事務連絡〉

10　特定臨床研究以外の臨床研究を実施する者については、あらかじめ、当該臨床研究の対象者に、①臨床研究の目的及び内容、②使用する医薬品等の概要、③当該医薬品等に係る製造販売業者等から研究資金等の提供を受けて実施する場合は契約の内容等の事項について説明を行い、その同意を得ておくよう努めることとされている。〈法第21条〉

11　経過措置として、本規定は、施行日(平成30年4月1日)以後に開始する特定臨床研究について適用する。〈法附則第3条第2項〉

12　本規定に違反した場合であっても、特定臨床研究を実施する者にすぐさま罰則が適用されることはなく、まずは改善命令(法第20条第1項)が下される。この改善命令を受けても従わない場合には、特定臨床研究の停止命令(法第20条第2項)が発動される。この停止命令を受けてもなお従わない場合に初めて罰則(法第41条第4号)が適用されることとなる。

<但書>

13　「厚生労働省令で定める事由」は、次に掲げる事由とする。〈則第48条〉
　(ｱ)　特定臨床研究の対象者となるべき者が、単独で説明を受け、同意を与えることが困難な者であること
　(ｲ)　特定臨床研究の対象者となるべき者が、16歳未満の者((ｱ)に該当する者を除く。)であること
⇒　上記について、次のとおり示されている。〈H30/2/28 医政経発0228第1号・医政研発0228第1号〉
　①　同意能力を欠く等により臨床研究の対象者の同意を得ることが困難であるが、当該臨床研究の目的上、当該対象者を対象とした臨床研究の実施が必要な場合は、代諾者の同意を得るとともに、当該対象者と代諾者との関係を示す記録を残すこと
　②　臨床研究の対象者の代諾者から同意を得ている場合であっても、臨床研究の対象者が臨床研究に参加(継続の場合を含む。)することについて自らの意思を表すことができると判断された場合は、インフォームド・アセントを得るよう努めること

14　「厚生労働省令で定める者」は、後見人その他これに準ずる者とする。〈則第49条〉
⇒　上記の「これに準ずる者」とは、次に掲げる者をいう。なお、代諾者には、後見人その他これに準ずる者に加え、臨床研究の対象者の配偶者及び親権を行う者(法第9条)が該当する。代諾者については、個々の臨床研究の対象者における状況によって当該対象者の意思及び利益を代弁できると考えられる者を選出することが求められる。〈H30/2/28 医政経発0228第1号・医政研発0228第1号〉
　①　臨床研究の対象者の父母、兄弟姉妹、子・孫、祖父母、同居の親族又はそれら近親者に準ずると考えられる者
　②　臨床研究の対象者の代理人(代理権を付与された任意後見人を含む。)
　　＊「代諾者」とは、臨床研究の対象者の配偶者、親権を行う者、後見人その他これらに準ずる

者をいう。

15　「厚生労働省令で定めるとき」は、研究計画書に定めるところにより、次に掲げる事項のいずれも満たすと判断した場合とする。ただし、当該特定臨床研究を実施した場合には、速やかに、特定臨床研究の対象者等への説明及び同意の手続(法第9条)を行わなければならない。〈則第50条第1項〉

① 当該特定臨床研究の対象者となるべき者に緊急かつ明白な生命の危険が生じていること

② その他の治療方法では十分な効果が期待できないこと

③ 当該特定臨床研究を実施することにより生命の危険が回避できる可能性が十分にあると認められること

④ 当該特定臨床研究の対象者となるべき者に対する予測される不利益が必要な最小限度のものであること

⑤ 代諾者となるべき者と直ちに連絡を取ることができないこと

⇒ 上記に「研究計画書に定めるところにより」とあるように、研究計画書において、臨床研究の対象者及び代諾者の同意を得ることなく臨床研究を実施する場合における人権の保護と安全の確保を図るための方法が明記されていることが求められる。〈H30/2/28 医政経発0228第1号・医政研発0228第1号〉

⇒ 上記①に該当する場合として、緊急状況下における救命的な内容の臨床研究において、臨床研究の対象者となる者又は臨床研究の対象者となる者の代諾者から事前の同意を得ることが不可能である場合が該当する。〈H30/2/28 医政経発0228第1号・医政研発0228第1号〉

⇒ 上記②の「その他の治療方法では十分な効果が期待できないこと」には、通常の診療又は救命処置等と同等程度の効果が期待できる場合であっても、治療期間が短縮できる場合など、臨床研究の対象者にとって有益と考えられるものがある場合も含まれる。〈H30/2/28 医政経発0228第1号・医政研発0228第1号〉

16　研究責任医師は、特定臨床研究の対象者の同意を得ることが困難な場合であっても、当該対象者の理解力に応じた平易な表現で説明を行い、当該対象者の賛意を得るよう努めなければならない。〈則第50条第2項〉

⇒ 臨床研究の対象者又は代諾者から同意取得が可能となった場合においては、速やかに当該臨床研究の説明を行い、文書にて同意を得ることが求められる。〈H30/2/28 医政経発0228第1号・医政研発0228第1号〉

第十条（特定臨床研究に関する個人情報の保護）

> 特定臨床研究を実施する者は、当該特定臨床研究の対象者の個人情報(個人に関する情報であって、当該情報に含まれる氏名、生年月日その他の記述等により特定の個人を識別することができるもの(他の情報と照合することにより、特定の個人を識別することとなるものを含む。)をいう。以下この条において同じ。)の漏えい、滅失又は毀損の防止その他の個人情報の適切な管理のために必要な措置を講じなければならない。

趣旨

本規定は、特定臨床研究を実施する者に対し、研究の対象者の個人情報の漏えい防止のために必要な措置を講じることを義務づけたものである。

解説

1　特定臨床研究は、学術研究の目的で実施されるものであり、例えば、大学等の学術研究機関で行われる場合には、個人情報保護法が適用されないため、本規定が設けられている。個人情報保護法においては、①学術研究(臨床研究)目的の場合における個人情報、②死者に関する情報を対象としていないため、これらの情報については、臨床研究法による個人情報保護規定が意味を持つことになる。

⇒　大学その他の学術研究を目的とする機関等が学術研究の用に供する目的で個人情報を取り扱う場合は、学問の自由に配慮して、個人情報取扱事業者の義務等(個人情報保護法第4章)の規定は適用除外とされている。〈個人情報保護法第76条第1項第3号〉

一方、政府は個人の権利利益の一層の保護のため、より厳格な措置が必要となる個人情報については、必要な法制上の措置等を講ずることとされている。〈個人情報保護法第6条〉

また、医療(略)等、国民から高いレベルでの個人情報の保護が求められている分野について、特に適正な取扱いの厳格な実施を確保する必要がある個人情報を保護するための個別法を早急に検討することとされている。〈H15/4/25衆議院・個人情報保護に関する特別委員会附帯決議、H15/5/21参議院・個人情報の保護に関する特別委員会附帯決議〉

これを受けて、医療分野における個人情報の保護等に関する法制上の措置について検討を行った『社会保障分野サブワーキンググループ』及び『医療機関等における個人情報保護のあり方に関する検討会』の報告書(平成24年9月)では、大学その他の学術研究を目的とする機関等が、学術研究の用に供する目的で個人情報を取り扱う場合の医療等分野における個人情報等に関する法制の適用のあり方について、『医療等分野における研究の重要性を踏まえ、患者等がデータを提供することへの安心感を醸成し個人情報の取扱に関する信頼を確保していくことと、研究者の学問の自由を確保していくことのバランスをとる観点から検討を進めるべき』とし、一つの考え方として、『第三者提供や安全管理義務、履行確保のための仕組みの一部に限って法制の対象とすることが考えられる』としている。

第 2 章　臨床研究の実施(第 3 条―第 22 条)

これらを踏まえ、臨床研究のために必要な情報の取得に萎縮が起こらないように配慮しつつ、臨床研究の実施にあたって特定臨床研究を実施する者が研究の対象者の保護を図り、個人情報の漏えい等の防止等の適切な管理体制を確保するために最低限履行すべき措置として、本条(法第 10 条)が設けられている。

2　「個人情報」には、死者に関するものが含まれる。

⇒　個人情報保護法において「個人情報」とは、『生存する個人に関する情報であって、当該情報に含まれる氏名、生年月日その他の記述等により特定の個人を識別することができるもの(他の情報と容易に照合することができ、それにより特定の個人を識別することができることとなるものを含む。)』と定義されている。〈個人情報保護法第 2 条第 1 項〉

　一方、臨床研究法においては、本規定のとおり、『個人に関する情報であって、当該情報に含まれる氏名、生年月日その他の記述等により特定の個人を識別することができるもの(他の情報と照合することにより、特定の個人を識別することができることとなるものを含む。)』を「個人情報」としており、個人情報保護法による定義よりも対象範囲が広くなっている。

3　「個人に関する情報」とあるが、これについて次のように整理することができる。

(ｱ) 個人には、日本国民のみならず、外国人も含まれる。公務員及び公人であっても個人に該当する。

(ｲ) 法人その他の団体は個人に該当しないため、法人等の団体に関する情報は個人情報に含まれない。一方、法人等の役員に関する情報は、当該法人等についての情報の一部としての側面を有するが、役員自身の個人情報としての側面が否定されるわけではない。また、個人事業者については、事業者としての情報と個人としての情報を区別することが困難である。これらの事情を考慮し、法人等の役員に関する情報を個人情報の定義から除外することとはしていない。

(ｳ) 個人に関する情報とは、氏名、住所、性別、生年月日、顔画像等個人を識別する情報に限られず、個人の身体、財産、職種、肩書等の属性に関して、事実、判断、評価を表すすべての情報である。評価情報、公刊物等によって公にされている情報のほか、映像や音声による情報も含まれ、暗号化等によって秘匿化されているかどうかは問われない。

4　「その他の記述等」とあるが、映像又は音声であっても個人の識別に至る限りは個人情報に含まれる。

5　「特定の個人を識別することができるもの(他の情報と照合することにより、特定の個人を識別することができることとなるものを含む。)」とあるが、これについて次のように整理することができる。

(ｱ) 特定の個人を識別することができるか否かという識別性は、個人情報の概念の相対性を認めないようにするため、一般人の判断能力を基準に判断することとしている。

　一方、他の情報と容易に照合することができるか否かという容易照合性については、当該情報を取り扱う実施者を基準に判断することとしている。これは、実施者ごとに保有する情報や管理状況が異なり、それぞれの実施者によって容易照合性が異なるこ

とを踏まえ、その実施者にとって特定の個人を識別できるものであれば個人情報として取り扱われるべきであるとして実態に即した判断がなされることを意図したものである。

(イ) 識別性については、社会通念上、ある情報から特定の個人を識別することができるか否かという基準によって判断することとしている。

例えば、データに個人の氏名、住所及び年齢が含まれている場合、その住所に居住するA歳の甲さんは、一般人の判断能力で特定の個人を識別することができるため、そのデータは個人情報に該当することとなる。

(ウ) 容易照合性について、実施者の通常の業務における一般的な方法で特定の個人を識別する他の情報との照合が可能な状態にあれば、個人情報として取り扱うことが求められる。

6 「漏えい」とは、特定の者の故意の行為により物が外部に漏れることをいう。よく似た用語に『流出』があるが、これは単に物が所持者の支配を離れることを意味し、漏えい、滅失、紛失及び遺失を含む広い概念として用いられる。

7 「滅失」とは、物の存在自体が失われることを意味し、後に発見されることはない。よく似た用語に『紛失』『遺失』があるが、これらは物の存在自体が失われているか否かを問わず、物が所持者の支配を離れることを意味するため、後に発見されることはあり得る。なお、『紛失』はその物が特定の原因によらずに所持者の支配を離れること、『遺失』はその物が何らかの原因(例：置き忘れ)により支配を離れることをいう。

8 「毀損」とは、物に損傷を生じ、その価値が減じることをいう。

9 特定臨床研究以外の臨床研究を実施する者については、臨床研究の対象者の個人情報の漏えい、滅失又は毀損の防止その他の個人情報の適切な管理のために必要な措置を講じるよう努めることとされている。〈法第21条〉

10 本規定に違反した場合であっても、特定臨床研究を実施する者にすぐさま罰則が適用されることはなく、まずは改善命令(法第20条第1項)が下される。この改善命令を受けても従わない場合には、特定臨床研究の停止命令(法第20条第2項)が発動される。この停止命令を受けてもなお従わない場合に初めて罰則(法第41条第4号)が適用されることとなる。

第十一条（秘密保持義務）

> 特定臨床研究に従事する者又は特定臨床研究に従事する者であった者は、正当な理由がなく、特定臨床研究の実施に関して知り得た当該特定臨床研究の対象者の秘密を漏らしてはならない。

趣旨

本規定は、特定臨床研究に従事する者又は過去に従事していた者に対し、秘密保持義務を課したものである。

解説

1　特定臨床研究の対象者の個人情報を保護するためには、『特定臨床研究を実施する者』に対して個人情報の適切な管理のために必要な措置を講ずることを義務づける（法第10条）だけでなく、「実際に研究に従事する者」に対しても秘密保持義務を課すことが重要であることから本規定が設けられている。

2　国家公務員たる者に秘密漏えいの行為があった場合は、国家公務員法第100条第1項の『職員は、職務上知ることのできた秘密を漏らしてはならない。その職を退いた後といえども同様とする。』とした規定により処罰される。また、地方公務員たる者に秘密漏えいの行為があった場合は、地方公務員法第34条第1項の『職員は、職務上知り得た秘密を漏らしてはならない。その職を退いた後も、また、同様とする。』とした規定のより厳重に処罰されることとなる。

特定臨床研究の従事者は、その職務を果たす上で秘密を知り得ることが多いものの、公務員にあたらないため、臨床研究法の中に守秘義務に関する規定を設けたものである。

3　「特定臨床研究に従事する者であった者」とあるように、現職にある者だけでなく、過去に当該職務に従事していた者についても、守秘義務の対象としている。

4　「秘密」とは、公に知られていない事実であって、実質的に保護する対象として値するもの、つまり、『一般に知られていない事実であって、他人に知られないことが本人の利益と認められるもの』をさす。具体的にどの情報が秘密に該当するものであるかは、行政が指定することにより決められるものではなく、個々に裁判所が判断することになろう。

5　「対象者の秘密」とあるように、あくまで特定臨床研究の対象者のものに限られ、競争政策的観点からの情報（例：医薬品の効能に関する情報）は、本規定の秘密の範疇には含まれない。

6　特定臨床研究以外の臨床研究の従事者については、正当な理由がなく、臨床研究の実施に関して知り得た当該臨床研究の対象者の秘密を漏らさないよう努めることとされている。〈法第21条〉

7　本規定に違反して秘密を漏らした者は、1年以下の懲役又は100万円以下の罰金に処される。〈法第40条〉

<秘密保持の努力義務>

8 臨床研究に従事する者又は臨床研究に従事する者であった者は、臨床研究の実施に関して知り得た秘密(当該臨床研究の対象者の秘密を除く。)についても、秘密保持義務(法第11条)の規定に準じて、必要な措置を講ずるよう努めなければならない。〈則第61条〉

⇒ 「臨床研究に」とあるように、上記の秘密保持の努力義務規定は、特定臨床研究に限られるものではなく、すべての臨床研究に適用される。

⇒ 「知り得た秘密(当該臨床研究の対象者の秘密を除く。)」とあるように、臨床研究の対象者の秘密以外のもの(例:当該臨床研究に用いる医薬品等の知的財産に関する秘密、既存試料等が臨床研究に利用される者の秘密)についても秘密保持の範囲に含まれる。

〈H30/2/28 医政経発0228第1号・医政研発0228第1号〉

<医療における個人情報保護に関する法規制>

	義務の対象者	個人情報の保護		守秘義務
		学術研究機関等における学術研究目的の利用	その他の個人情報の利用	
一般的な医療	医師等	自由に利用可能	個人情報保護法第4章が適用	刑法等が適用
	その他の者			守秘義務なし
再生医療等	医師等	再生医療法が適用	再生医療法が適用(個人情報保護法第4章も適用)	刑法等が適用
	その他の者			守秘義務なし
治験	医師等	—	個人情報保護法第4章が適用	刑法等が適用
	治験依頼者等			薬機法が適用
	その他の者			
特定臨床研究	医師等	臨床研究法が適用	臨床研究法が適用(個人情報保護法第4章も適用)	刑法等が適用
	その他の者			臨床研究法が適用

＊「医師等」とは、刑法134条で守秘義務が規定されている者(医師、薬剤師、医薬品販売業者、助産師)及び個別法で守秘義務が規定されている者(看護師、歯科衛生士、臓器あっせん機関の職員)等をいう。

＊「個人情報保護法第4章」とは、『個人情報取扱事業者の義務等(個人情報保護法第15条から第58条まで)』で定める諸規定をいう。

＊「再生医療等」とは、再生医療等技術を用いて行われる医療(治験に該当するものを除く。)をいう。

＊「治験依頼者等」とは、治験の依頼をした者、自ら治験を実施した者等をいう。

第十二条（特定臨床研究に関する記録）

> 特定臨床研究を実施する者は、当該特定臨床研究の対象者ごとに、医薬品等を用いた日時及び場所その他厚生労働省令で定める事項に関する記録を作成し、厚生労働省令で定めるところにより、これを保存しなければならない。

趣旨

本規定は、特定臨床研究を実施する者に対し、研究の対象者ごとに、使用した医薬品等に関する記録の作成及び保存を義務づけたものである。

解説

1 特定臨床研究に関する記録を残しておくことにより、研究の対象者に疾病等が生じた場合の治療や補償に活かすことができ、厚生労働大臣による命令等の発動の契機とすることもできる。また、後になって特定臨床研究に使用された医薬品等に関する重大なリスクが発見された場合に、当該医薬品等を投与された対象者の情報を追跡できるようにするためにも必要といえることから本規定が設けられている。

2 「医薬品等を用いた日時及び場所」については、各対象者の診療録によって実施医療機関内でいつ実施されたのかが読み取れればよいものとする。通院等の場合は、臨床研究の内容に応じて通院で実施している旨を記載することが求められる。〈H30/2/28 医政経発 0228 第 1 号・医政研発 0228 第 1 号〉

3 「厚生労働省令で定める事項」は、次に掲げる事項とする。〈則第 53 条第 1 項〉

(ア) 特定臨床研究の対象者を特定する事項
(イ) 特定臨床研究の対象者に対する診療及び検査に関する事項
(ウ) 特定臨床研究への参加に関する事項
(エ) (ア)から(ウ)までのほか、特定臨床研究を実施するために必要な事項

⇒ 上記(イ)の「対象者に対する診療及び検査に関する事項」とは、研究計画書であらかじめ定められている評価項目について、臨床研究の実施により臨床研究の対象者から得た記録をいう。

なお、臨床研究の実施により臨床研究の対象者から得た記録については、次に掲げる事項をすべて満たしていることが求められる。〈H30/2/28 医政経発 0228 第 1 号・医政研発 0228 第 1 号〉

① 当該記録に係る責任の所在が明確であること
② 読んで理解できること
③ 実施した内容について速やかに記録が作成されること
④ 原本性が担保されていること
⑤ 正確なものであること
⑥ 記録すべき内容が充足しており、完結性が担保されていること

4 研究責任医師は、特定臨床研究が終了した日から 5 年間、記録を次に掲げる書類とと

もに保存しなければならない。〈則第53条第2項〉

(ｱ) 研究計画書、実施計画、特定臨床研究の対象者に対する説明及びその同意に係る文書、総括報告書その他のこの省令の規定により研究責任医師が作成した文書又はその写し

(ｲ) 認定臨床研究審査委員会から受け取った審査意見業務に係る文書

(ｳ) モニタリング及び監査(監査を実施する場合に限る。)に関する文書

(ｴ) 原資料等(特定臨床研究に関する記録(法第12条)及び(ｱ)に掲げるものを除く。)

(ｵ) 特定臨床研究の実施に係る契約書(締結した契約(法第32条)に係るものを除く。)

(ｶ) 特定臨床研究に用いる医薬品等の概要を記載した文書及び作成・入手(則第25条第2項)した記録((ｱ)に掲げるものを除く。)

(ｷ) (ｱ)から(ｶ)までのほか、特定臨床研究を実施するために必要な文書

⇒ 上記に「特定臨床研究が終了した日から5年間」とあるが、これは、最低限保存すべき期間を示したものである。例えば、生物由来製品であることが見込まれる臨床研究に用いる医薬品については、生物由来製品に係る薬機法の規定を踏まえ、適切な期間保管することが求められる。〈H30/3/13 事務連絡〉

⇒ 上記の記録の保存について、次のとおり示されている。〈H30/2/28 医政経発0228第1号・医政研発0228第1号〉

① 多施設共同研究の継続中に、1つの実施医療機関において特定臨床研究を継続しなくなったため実施計画の変更を届け出た場合であっても、当該実施医療機関の研究責任医師であった者は、当該特定臨床研究が終了した日から5年間、記録を保存すること
　＊ 自施設が臨床研究をやめた日ではなく、研究全体が終了した日を起算日として5年間保存する。

② 研究責任医師は、特定臨床研究が終了した日から5年を経る前に、実施医療機関に所属しなくなった場合には、当該実施医療機関に所属する者の中から記録の保存を行う者を指名すること

③ 実施医療機関以外で委託業者や共同機関がある場合は、当該研究責任医師又は研究代表医師の指導の下、当該臨床研究に関連する記録を保存すること。また、この場合において、研究計画書や契約において、当該記録の保存について担保すること

⇒ 特定臨床研究に関する記録のうち同意文書以外については、紙媒体ではなく、電子的な保存でも差し支えない。〈H30/3/13 事務連絡〉

5 研究責任医師は、記録の修正を行う場合は、修正者の氏名及び修正を行った年月日を記録し、修正した記録とともに保存しなければならない。〈則第53条第3項〉

⇒ 臨床研究の実施により対象者から得た記録及び症例報告書を変更又は修正する場合は、その理由及び変更又は修正の履歴を記録することが求められる。〈H30/2/28 医政経発0228第1号・医政研発0228第1号〉

6 特定臨床研究以外の臨床研究を実施する者については、当該臨床研究の対象者ごとに、医薬品等を用いた日時及び場所等に関する記録を作成し、保存するよう努めることとされている。〈法第21条〉

7 経過措置として、本規定は、施行日(平成30年4月1日)以後に開始する特定臨床研究について適用する。〈法附則第3条第2項〉

8 特定臨床研究を実施する者が、本規定に違反して正当な理由がなくて記録の作成もしくは保存をしなかった者又は虚偽の記録を作成した者に該当するときは、50万円以下の罰金に処される。〈法第41条第3号〉

　　また、いわゆる両罰規定の対象となっており、この行為者を使用する法人又は人には50万円以下の罰金刑が科される。〈法第43条〉

＜既存試料等が臨床研究に利用される者の記録＞

9 既存試料等が臨床研究に利用される者の記録の作成及び保存等について、次のとおり定められている。〈則第62条〉

(ア) 研究責任医師は、既存試料等が臨床研究に利用される者の記録の作成及び保存をする場合は、特定臨床研究に関する記録(法第12条)の規定に準じて、必要な措置を講じるよう努めなければならない。

(イ) 実施医療機関の管理者は、研究責任医師が法第12条及び(ア)に規定する義務を履行するために、必要な協力をしなければならない。

⇒ 上記の「既存試料等」とは、研究計画書が作成されるまでの間に存在する試料等又は当該研究計画書が作成された後に当該臨床研究の目的以外の目的で取得された試料等であって、当該臨床研究に利用するものをいう。〈則第28条第1号〉

⇒ 上記(ア)について、研究責任医師には、臨床研究の対象者の記録の作成及び保存(法第12条、第21条)のほか、既存試料等が臨床研究に利用される者の記録についても作成及び保存を行うことが求められている。〈H30/2/28 医政経発0228第1号・医政研発0228第1号〉

⇒ 上記(イ)について、実施医療機関の管理者には、研究期間中及び研究終了後5年間の研究責任医師の記録の保存に協力をするほか、研究責任医師が不在となった場合において当該研究責任医師が指名した者が行う記録の保存について適切に行うことができるよう協力をすることが求められている。〈H30/2/28 医政経発0228第1号・医政研発0228第1号〉

第十三条（認定臨床研究審査委員会への報告）

■第１３条第１項■

> 特定臨床研究実施者は、特定臨床研究の実施に起因するものと疑われる疾病、障害若しくは死亡又は感染症（次条及び第二十三条第一項において「疾病等」という。）の発生を知ったときは、厚生労働省令で定めるところにより、その旨を当該特定臨床研究の実施計画に記載されている認定臨床研究審査委員会に報告しなければならない。

趣旨

本規定は、特定臨床研究実施者に対し、特定臨床研究の実施に起因するものと疑われる疾病等の発生を知ったときは、認定臨床研究審査委員会への報告を義務づけたものである。

解説

1　特定臨床研究の安全確保の観点から、認定臨床研究審査委員会には、特定臨床研究の実施計画の審査のみならず、その後の実施状況についても把握し、必要に応じ改善策等について意見を述べることが求められている。

　認定臨床研究審査委員会がこのような役割を果たすためには、特定臨床研究の実施に起因するものと疑われる疾病等の有害事象について、重篤なものに限らず幅広く報告を受ける体制としておくことが重要であるため、本規定が設けられている。

2　「特定臨床研究の実施に起因するもの」とは、当該臨床研究に用いる医薬品等に起因するもののみならず、当該臨床研究の実施に起因するもの全般を指している。〈H30/3/13 事務連絡〉

3　「特定臨床研究の実施に起因するものと疑われる（略）疾病等」とは、特定臨床研究との因果関係が否定できない有害事象をいう。〈H30/2/28 医政経発0228第１号・医政研発0228第１号〉

4　「特定臨床研究の実施に起因」とあるように、本規定はあくまで『特定臨床研究』の安全性を確保するためのものであり、『医薬品等そのもの』の安全確保を目的とはしていない。これは、本規定による疾病等の報告が、特定臨床研究の安全の確保の観点から、その研究をそのまま継続してよいのかどうかを判断するためのものであることによる。

5　「起因するものと疑われる」とあるように、結果として特定臨床研究の実施に起因するといえないまでも、そのおそれがある疾病等については広く本規定の報告の対象となっている。

6　「疾病」「感染症」とあるように、疾病と感染症を区別して規定している。これは、感染症の症状が現れているかどうかにかかわらず、当該感染症の病原体を保有している者についても報告の対象に含めることが適当であるためである。

7　認定臨床研究審査委員会への疾病等の報告について、次のとおり定められている。〈則第54条〉

　(ｱ)　研究責任医師は、実施計画に記載された特定臨床研究の実施について、次に掲げる

事項を知ったときは、それぞれに定める期間内にその旨を実施医療機関の管理者に報告した上で、当該実施計画に記載された認定臨床研究審査委員会に報告しなければならない。

① 次に掲げる疾病等の発生のうち、未承認又は適応外の医薬品等を用いる特定臨床研究の実施によるものと疑われるものであって予測できないもの──7日
　（ⅰ）死亡
　（ⅱ）死亡につながるおそれのある疾病等

② 未承認又は適応外の医薬品等を用いる特定臨床研究を実施する場合における次に掲げる事項──15日
　（ⅰ）次に掲げる疾病等の発生のうち、未承認又は適応外の医薬品等を用いる特定臨床研究の実施によるものと疑われるもの（①に掲げるものを除く。）
　　一　死亡
　　二　死亡につながるおそれのある疾病等
　（ⅱ）次に掲げる疾病等の発生のうち、未承認又は適応外の医薬品等を用いる特定臨床研究の実施によるものと疑われるものであって予測できないもの（①に掲げるものを除く。）
　　一　治療のために医療機関への入院又は入院期間の延長が必要とされる疾病等
　　二　障害
　　三　障害につながるおそれのある疾病等
　　四　「一」から「三」まで並びに死亡及び死亡につながるおそれのある疾病等に準じて重篤である疾病等
　　五　後世代における先天性の疾病又は異常

③ 未承認又は適応外の医薬品等を用いる特定臨床研究以外の特定臨床研究を実施する場合における次に掲げる事項──15日
　（ⅰ）死亡（感染症によるものを除く。）の発生のうち、未承認又は適応外の医薬品等を用いる特定臨床研究以外の特定臨床研究の実施によるものと疑われるもの
　（ⅱ）次に掲げる疾病等（感染症を除く。）の発生のうち、未承認又は適応外の医薬品等を用いる特定臨床研究以外の特定臨床研究の実施によるものと疑われるものであって、かつ、当該特定臨床研究に用いた医薬品等の使用上の注意等から予測することができないもの又は当該医薬品等の使用上の注意等から予測することができるものであって、その発生傾向を予測することができないものもしくはその発生傾向の変化が保健衛生上の危害の発生・拡大のおそれを示すもの
　　＊「使用上の注意等」とは、添付文書又は容器もしくは被包に記載された使用上の注意をいう。
　　一　治療のために医療機関への入院又は入院期間の延長が必要とされる疾病等
　　二　障害
　　三　死亡又は障害につながるおそれのある疾病等
　　四　死亡又は「一」から「三」までに掲げる疾病等に準じて重篤である疾病等

　　　　　五　後世代における先天性の疾病又は異常
　　　(ⅲ)　未承認又は適応外の医薬品等を用いる特定臨床研究以外の特定臨床研究の実施によるものと疑われる感染症による疾病等の発生のうち、当該医薬品等の使用上の注意等から予測することができないもの
　　　(ⅳ)　未承認又は適応外の医薬品等を用いる特定臨床研究以外の特定臨床研究の実施によるものと疑われる感染症による死亡又は(ⅱ)「一」から「五」までに掲げる疾病等の発生((ⅲ)を除く。)
　　④　③(ⅱ)「一」から「五」までの疾病等(感染症を除く。)の発生のうち、当該特定臨床研究の実施によるものと疑われるもの(③(ⅱ)に掲げるものを除く。)──30日
　　⑤　特定臨床研究の実施に起因するものと疑われる疾病等の発生(①から④までに掲げるものを除く。)──認定臨床研究審査委員会への定期報告(法第17条第1項)を行うとき
　(ｲ)　(ｱ)は、特定臨床研究を多施設共同研究として実施する場合について準用する。
　　◇　特定臨床研究を多施設共同研究として実施する場合において、研究代表医師は、実施計画に記載された特定臨床研究の実施について、(ｱ)①から⑤までに掲げる事項を知ったときは、それぞれに定める期間内にその旨を実施医療機関の管理者に報告した上で、当該実施計画に記載された認定臨床研究審査委員会に報告しなければならない。
　(ｳ)　特定臨床研究を多施設共同研究として実施する場合において、研究責任医師は、(ｱ)①から⑤までに規定する疾病等の発生を知ったときは、これを実施医療機関の管理者に報告した上で、研究代表医師に通知しなければならない。
　(ｴ)　特定臨床研究を多施設共同研究として実施する場合において、研究代表医師は、実施医療機関の管理者及び認定臨床研究審査委員会に疾病等の報告を行ったときは、その旨を速やかに他の研究責任医師に情報提供しなければならない。この場合において、当該他の研究責任医師は、速やかに当該情報提供の内容を実施医療機関の管理者に報告しなければならない。
⇒　上記に「実施医療機関の管理者に報告した上で、当該実施計画に記載された認定臨床研究審査委員会に報告」とあるが、認定臨床研究審査委員会に報告する前に必ず実施医療機関の管理者に報告することをいうものではなく、状況に応じて報告の順番が前後することは差し支えない。〈H30/2/28 医政経発0228第1号・医政研発0228第1号〉
⇒　上記(ｱ)について、次のとおり示されている。〈H30/2/28 医政経発0228第1号・医政研発0228第1号〉
　(a)　疾病等の発生の要因等が明らかではない場合であっても、(ｱ)①から⑤までに規定する期間内にそれまでに判明している範囲で第一報として報告を行うこと。この場合においては、その後速やかに詳細な要因等について続報として報告を行うこととし、当該続報については必ずしもそれぞれに定める期間内でなくても差し支えない。
　(b)　(ｱ)①から④までの報告を行う際は、同時に被験薬の製造販売をし、又はしようとする医薬品等製造販売業者に情報提供を行うことが求められる。

⇒⇒ 上記(b)に「医薬品等製造販売業者に情報提供」とあるが、電話、メール等の方法で行っても差し支えない。〈H30/3/13事務連絡〉

⇒ 上記(ア)③について、血液毒性を伴う感染症の発生については、(ⅲ)又は(ⅳ)の感染症ではなく、(ⅰ)又は(ⅱ)の疾病等として報告することが求められる。〈H30/3/13事務連絡〉

8 認定臨床研究審査委員会への不具合報告について、次のとおり定められている。〈則第55条〉

(ア) 特定臨床研究を実施する研究責任医師は、実施計画に記載された特定臨床研究の実施について、当該特定臨床研究に用いる医療機器又は再生医療等製品の不具合の発生であって、当該不具合によって次に掲げる疾病等が発生するおそれのあるものについて知ったときは、これを知った日から30日以内にその旨を実施医療機関の管理者に報告した上で、当該実施計画に記載された認定臨床研究審査委員会に報告しなければならない。

① 死亡
② 死亡につながるおそれのある疾病等
③ 治療のために医療機関への入院又は入院期間の延長が必要とされる疾病等
④ 障害
⑤ 障害につながるおそれのある疾病等
⑥ ③から⑤まで並びに死亡及び死亡につながるおそれのある疾病等に準じて重篤である疾病等
⑦ 後世代における先天性の疾病又は異常

(イ) (ア)は、特定臨床研究を多施設共同研究として実施する場合について準用する。

◇ 特定臨床研究を多施設共同研究として実施する場合において、特定臨床研究を実施する研究代表医師は、実施計画に記載された特定臨床研究の実施について、当該特定臨床研究に用いる医療機器又は再生医療等製品の不具合の発生であって、当該不具合によって、(ア)①から⑦までに掲げる疾病等が発生するおそれのあるものについて知ったときは、これを知った日から30日以内にその旨を実施医療機関の管理者に報告した上で、当該実施計画に記載された認定臨床研究審査委員会に報告しなければならない。

(ウ) 特定臨床研究を多施設共同研究として実施する場合において、特定臨床研究を実施する研究責任医師は、(ア)①から⑦までに規定する疾病等の発生を知ったときは、これを実施医療機関の管理者に報告した上で、研究代表医師に通知しなければならない。

(エ) 特定臨床研究を多施設共同研究として実施する場合において、特定臨床研究を実施する研究代表医師は、実施医療機関の管理者及び認定臨床研究審査委員会に不具合報告を行ったときは、その旨を速やかに、他の研究責任医師に情報提供しなければならない。この場合において、当該他の研究責任医師は、速やかに、当該情報提供の内容を実施医療機関の管理者に報告しなければならない。

■第13条第2項■

> 前項の規定により報告を受けた認定臨床研究審査委員会が特定臨床研究実施者に対し意見を述べたときは、当該特定臨床研究実施者は、当該意見を尊重して必要な措置をとらなければならない。

趣 旨

　本規定は、特定臨床研究実施者に対し、特定臨床研究の実施に起因するものと疑われる疾病等の発生に関する認定臨床研究審査委員会の意見を尊重して、必要な措置をとるべきことを義務づけたものである。

解 説

1　特定臨床研究実施者と認定臨床研究審査委員会の権能を明確なものとし、特定臨床研究の実施に起因するものと疑われる疾病等が発生した場合において、特定臨床研究実施者の経営方針により保健衛生上支障を生じるような措置がなされることを防止するために本規定が設けられている。

2　「当該意見を尊重して」とあるが、これは、認定臨床研究審査委員会の意見に法的根拠を付与することを意図したものである。

第十四条(厚生労働大臣への報告)

> 特定臨床研究実施者は、特定臨床研究の実施に起因するものと疑われる疾病等の発生に関する事項で厚生労働省令で定めるものを知ったときは、厚生労働省令で定めるところにより、その旨を厚生労働大臣に報告しなければならない。

趣旨

本規定は、特定臨床研究実施者に対し、特定臨床研究の実施に起因するものと疑われる疾病等のうち、厚生労働大臣が把握する必要性の高い重篤なものの発生を知ったときは、厚生労働大臣への報告を義務づけたものである。

解説

1　特定臨床研究において予期せぬ重篤な疾病等が発生した場合、そのようなリスク情報を国が迅速に収集し、当該研究の中止を指示すること等の適切な対応をとることができるようにするため、本規定が設けられている。

2　認定臨床研究審査委員会への報告(法第13条第1項)では疾病等の発生が幅広く対象となるが、本規定に基づく厚生労働大臣への報告にあっては、「疾病等の発生に関する事項で厚生労働省令で定めるもの」とあるように、特定臨床研究の安全性確保の観点から厚生労働大臣が把握する必要性の高い、予期しない重篤な疾病等が発生した場合を対象としている。

3　「疾病等」とは、疾病、障害もしくは死亡又は感染症をいう。〈法第13条第1項〉

4　承認薬等を適用内使用する臨床研究(特定臨床研究を除く。)においては、本規定の報告を行う必要はない。これは、承認薬等に起因する副作用等については、薬機法第68条の10第2項に基づき、厚生労働大臣に報告することが既に義務づけられているためである。

5　厚生労働大臣への報告について、次のとおり示されている。〈H30/2/28 医政経発0228第1号・医政研発0228第1号〉

(ｱ)　厚生労働大臣への報告は、別紙様式第2-1(略)又は第2-2(略)による報告書を提出することにより行うこと

　　＊「別紙様式第2-1」は、疾病等報告書(医薬品)をさす。
　　＊「別紙様式第2-2」は、疾病等報告書(医療機器)をさす。

(ｲ)　厚生労働大臣への報告が必要な疾病等報告について、認定臨床研究審査委員会への報告にあたっては、別紙様式第2-1又は第2-2により当該委員会に報告することで差し支えない。

(ｳ)　厚生労働大臣への報告は、原則として、厚生労働省のホームページに掲載する入力フォームをダウンロードして報告書を作成すること。入力フォームを使用することによりPDFファイルとXMLファイルが作成されるので、両ファイルをメールにより医薬品医療機器総合機構安全第一部情報管理課宛て(trk-shippeitouhokoku@pmda.go.jp)に送信すること

6 「厚生労働省令で定めるもの」は、次に掲げる事項とする。〈則第56条第1項〉
　(ア) 次に掲げる疾病等の発生のうち、未承認又は適応外の医薬品等を用いる特定臨床研究の実施によるものと疑われるものであって予測できないもの
　　——7日(法第54条第1項第1号)
　　① 死亡
　　② 死亡につながるおそれのある疾病等
　(イ) 次に掲げる疾病等の発生のうち、未承認又は適応外の医薬品等を用いる特定臨床研究の実施によるものと疑われるものであって予測できないもの(①に掲げるものを除く。)——15日(法第54条第1項第2号ロ)
　　① 治療のために医療機関への入院又は入院期間の延長が必要とされる疾病等
　　② 障害
　　③ 障害につながるおそれのある疾病等
　　④ ①から③まで並びに死亡及び死亡につながるおそれのある疾病等に準じて重篤である疾病等
　　⑤ 後世代における先天性の疾病又は異常

7 厚生労働大臣への疾病等の報告について、次のとおり定められている。〈則第56条第2項〉
　(ア) 研究責任医師は、実施計画に記載された特定臨床研究の実施について、次に掲げる事項を知ったときは、それぞれに定める期間内にその旨を実施医療機関の管理者に報告した上で、厚生労働大臣に報告しなければならない。
　　① 次に掲げる疾病等の発生のうち、未承認又は適応外の医薬品等を用いる特定臨床研究の実施によるものと疑われるものであって予測できないもの(則第54条第1項第1号の準用)
　　　——7日
　　　(ⅰ) 死亡
　　　(ⅱ) 死亡につながるおそれのある疾病等
　　② 次に掲げる疾病等の発生のうち、未承認又は適応外の医薬品等を用いる特定臨床研究の実施によるものと疑われるものであって予測できないもの(①に掲げるものを除く。)(則第54条第1項第2号ロの準用)
　　　——15日
　　　(ⅰ) 治療のために医療機関への入院又は入院期間の延長が必要とされる疾病等
　　　(ⅱ) 障害
　　　(ⅲ) 障害につながるおそれのある疾病等
　　　(ⅳ) (ⅰ)から(ⅲ)まで並びに死亡及び死亡につながるおそれのある疾病等に準じて重篤である疾病等
　　　(ⅴ) 後世代における先天性の疾病又は異常
　(イ) (ア)は、特定臨床研究を多施設共同研究として実施する場合について準用する。(則第54条第2項の準用)

第2章 臨床研究の実施(第3条—第22条)

　　◇ 特定臨床研究を多施設共同研究として実施する場合において、研究代表医師は、実施計画に記載された特定臨床研究の実施について、(ｱ)①及び②に掲げる事項を知ったときは、それぞれに定める期間内にその旨を実施医療機関の管理者に報告した上で、厚生労働大臣に報告しなければならない。

(ｳ) 特定臨床研究を多施設共同研究として実施する場合において、研究責任医師は、(ｱ)①及び②に規定する疾病等の発生を知ったときは、これを実施医療機関の管理者に報告した上で、研究代表医師に通知しなければならない。（則第54条第3項の準用）

(ｴ) 特定臨床研究を多施設共同研究として実施する場合において、研究代表医師は、実施医療機関の管理者及び厚生労働大臣に疾病等の報告を行ったときは、その旨を速やかに他の研究責任医師に情報提供しなければならない。この場合において、当該他の研究責任医師は、速やかに当該情報提供の内容を実施医療機関の管理者に報告しなければならない。（則第54条第4項の準用）

第十五条（厚生科学審議会への報告）

■第15条第1項■

厚生労働大臣は、毎年度、前条の規定による報告の状況について厚生科学審議会に報告し、必要があると認めるときは、その意見を聴いて、特定臨床研究の実施による保健衛生上の危害の発生又は拡大を防止するために必要な措置をとらなければならない。

趣旨

　本規定は、特定臨床研究の実施に起因するものと疑われる疾病等の発生に関する特定臨床研究実施者からの報告の状況を厚生科学審議会に報告するとともに、厚生科学審議会の意見を聴いて保健衛生上の危害の発生・拡大を防止するための措置をとることを、厚生労働大臣に求めたものである。

解説

1　厚生労働大臣が報告を受けた特定臨床研究の実施に起因するものと疑われる疾病等の情報については、評価分析し、必要に応じて適切な措置を講ずることが求められる。また、その評価分析にあたっては、特定臨床研究について専門的知見を有する者の意見を聴くことが重要といえる。そのため、本規定では当該情報を厚生科学審議会に報告するとともに意見を聴取して必要な措置をとるべきことを定めている。

2　「必要な措置」として、例えば、臨床研究を実施する病院又は診療所に対する注意喚起のための情報提供が考えられる。

第 2 章　臨床研究の実施(第 3 条—第 22 条)

■第15条第2項■

　厚生科学審議会は、前項の場合のほか、特定臨床研究の実施による保健衛生上の危害の発生又は拡大を防止するために必要な措置について、調査審議し、必要があると認めるときは、厚生労働大臣に意見を述べることができる。

趣旨

　本規定は、厚生科学審議会は、保健衛生上の危害の発生・拡大を防止するために必要な措置を調査審議するとともに、必要な措置について厚生労働大臣に意見を述べる旨を定めたものである。

■第15条第3項■

　厚生労働大臣は、第一項の規定による報告又は措置を行うに当たっては、前条の規定による報告に係る情報の整理を行うとともに、必要があると認めるときは、同条の規定による報告に関する調査を行うものとする。

趣旨

　本規定は、厚生労働大臣は、厚生科学審議会への報告又は特定臨床研究の実施による保健衛生上の危害の発生・拡大を防止するために必要な措置を行うにあたっては、特定臨床研究実施者から寄せられた報告に係る情報の整理を行うとともに、寄せられた報告に関する調査を行うものとする旨を定めたものである。

第十六条（機構による情報の整理及び調査の実施）

■第１６条第１項■

> 厚生労働大臣は、独立行政法人医薬品医療機器総合機構[2](以下この条において「機構」[3]という。)に、前条第三項に規定する情報の整理を行わせることができる。

趣旨

本規定は、厚生労働大臣は、特定臨床研究実施者から寄せられた情報の整理を機構に行わせることができる旨を定めたものである。

解説

1 　特定臨床研究実施者には、特定臨床研究の実施に起因するものと疑われる疾病等の情報を厚生労働大臣に報告することが義務づけられている(法第14条)。

　特定臨床研究実施者から寄せられた情報の報告を受け付け、これらの情報を整理し、必要な調査を行うにあたっては、医薬品等に関する専門的な知見が必要であり、また、保健衛生上の危害の発生・拡大の防止を図る観点から、疾病等の報告を受けて迅速に対応できる体制が構築されていなければならない。

　機構は、医薬品等の承認審査事務を行うほか、医薬品等の品質、有効性及び安全性の向上のため、医薬品等に関する情報の収集、調査、相談対応を行う専門組織である。また、薬機法に基づき、既に、医薬品等の副作用や治験薬等による有害事象の報告を受け付け、これらの情報を整理し、必要な調査を行っていることを踏まえると、特定臨床研究の実施に起因するものと疑われる疾病等の情報についても機構において対応し、医薬品等に起因する有害事象の情報を一元的に取り扱うことが効率的、効果的と考えられる。

　そこで、厚生労働大臣は、特定臨床研究実施者から寄せられた疾病等の情報の整理、必要な調査を機構に委任できること(法第16条第1項、第6項)とし、その場合、特定臨床研究実施者は、厚生労働大臣ではなく、機構に対して疾病等の情報を報告すること(法第16条第4項)ととしている。

2 　「独立行政法人」とは、国民生活及び社会経済の安定等の公共上の見地から確実に実施されることが必要な事務及び事業であって、国が自ら主体となって直接に実施する必要のないもののうち、民間の主体に委ねた場合には必ずしも実施されないおそれがあるもの又は1つの主体に独占して行わせることが必要であるものを効率的かつ効果的に行わせることを目的として、独立行政法人通則法及び個別法の定めるところにより設立される法人をさす。〈独立行政法人通則法第2条第1項〉

3 　「独立行政法人医薬品医療機器総合機構」は、独立行政法人医薬品医療機器総合機構法第3条を設置根拠としており、PMDA(ピーエムディーエー)、総合機構、機構ともよばれる。

　＊「PMDA」とは、Pharmaceuticals and Medical Devices Agency の略。

第2章 臨床研究の実施（第3条—第22条）

■第１６条第２項■

　厚生労働大臣は、機構の求めに応じ、機構が前項の規定による情報の整理を行うために、第十四条の規定による報告に係る特定臨床研究の内容その他厚生労働省令で定める事項[1]に関する情報を提供することができる。

趣旨

　本規定は、厚生労働大臣は、特定臨床研究実施者から寄せられた情報の整理を行うために、機構に当該特定臨床研究の内容を提供することができる旨を定めたものである。

解説

1　「厚生労働省令で定める事項」は、次に掲げる事項とする。〈則第57条〉
　① 認定臨床研究審査委員会が当該特定臨床研究に対して過去に述べた意見の内容
　② 報告徴収又は立入検査（法第35条第1項）により得られた当該特定臨床研究の実施状況に関する情報
　③ その他機構による情報の整理のために必要な厚生労働大臣が有する情報

■第１６条第３項■

　厚生労働大臣は、機構に第一項の規定による情報の整理を行わせるときは、その旨を公示[1]しなければならない。

趣旨

　本規定は、厚生労働大臣は、機構に特定臨床研究実施者から寄せられた情報の整理を行わせるときは、その旨を公示することとしたものである。

解説

1　「公示」とは、公機関が広く世間に発表することをいう。

■**第１６条第４項**■

> 厚生労働大臣が、機構に第一項の規定による情報の整理を行わせるときは、第十四条の規定による報告をする者は、同条の規定にかかわらず、厚生労働省令で定めるところにより、機構に報告しなければならない。

趣　旨

　本規定は、特定臨床研究実施者から寄せられた情報の整理を機構に行わせるときは、特定臨床研究実施者は、機構に対して当該報告しなければならない旨を定めたものである。

解　説

１　機構に対する疾病等の報告について、次のとおり定められている。〈則第58条〉

(ｱ)　研究責任医師は、実施計画に記載された特定臨床研究の実施について、次に掲げる事項を知ったときは、それぞれに定める期間内にその旨を実施医療機関の管理者に報告した上で、機構に報告しなければならない。

① 次に掲げる疾病等の発生のうち、未承認又は適応外の医薬品等を用いる特定臨床研究の実施によるものと疑われるものであって予測できないもの（則第54条第1項第1号の準用）

――７日

(ⅰ) 死亡

(ⅱ) 死亡につながるおそれのある疾病等

② 次に掲げる疾病等の発生のうち、未承認又は適応外の医薬品等を用いる特定臨床研究の実施によるものと疑われるものであって予測できないもの（①に掲げるものを除く。）（則第54条第1項第2号ロの準用）

――15日

(ⅰ) 治療のために医療機関への入院又は入院期間の延長が必要とされる疾病等

(ⅱ) 障害

(ⅲ) 障害につながるおそれのある疾病等

(ⅳ) (ⅰ)から(ⅲ)まで並びに死亡及び死亡につながるおそれのある疾病等に準じて重篤である疾病等

(ⅴ) 後世代における先天性の疾病又は異常

(ｲ)　(ｱ)は、特定臨床研究を多施設共同研究として実施する場合について準用する。（則第54条第2項の準用）

◇　特定臨床研究を多施設共同研究として実施する場合において、研究代表医師は、実施計画に記載された特定臨床研究の実施について、(ｱ)①及び②に掲げる事項を知ったときは、それぞれに定める期間内にその旨を実施医療機関の管理者に報告した上で、機構に報告しなければならない。

(ｳ)　特定臨床研究を多施設共同研究として実施する場合において、研究責任医師は、(ｱ)①及び②に規定する疾病等の発生を知ったときは、これを実施医療機関の管理者に報

第2章 臨床研究の実施(第3条—第22条)

告した上で、研究代表医師に通知しなければならない。(則第54条第3項の準用)
(ｴ) 特定臨床研究を多施設共同研究として実施する場合において、研究代表医師は、実施医療機関の管理者及び機構に疾病等の報告を行ったときは、その旨を速やかに他の研究責任医師に情報提供しなければならない。この場合において、当該他の研究責任医師は、速やかに当該情報提供の内容を実施医療機関の管理者に報告しなければならない。(則第54条第4項の準用)

■第１６条第５項■

　機構は、第一項の規定による情報の整理を行ったときは、遅滞なく[1]、当該情報の整理の結果を、厚生労働大臣に報告しなければならない。

趣旨
　本規定は、機構は、特定臨床研究実施者から寄せられた情報の整理を行ったときは、遅滞なく、その結果を厚生労働大臣に報告しなければならない旨を定めたものである。

解説
1 「遅滞なく」とは、時間的に『すぐに』という趣旨を表す表現であるが、「速やかに」という文言よりも即時性は弱い。また、「直ちに」と法文上で規定されている場合と比べると、正当な理由に基づく遅れは許容される余地がより大きいと解される。

<疾病等の情報に関する委託事務>

厚生労働大臣が機構に情報の整理を行わせる旨の公示
(法第16条第3項)
↓
機構による疾病等の報告の受付
(法第16条第4項)
↓　　　　　　　　　↓
機構による情報の整理　　機構による必要な調査の実施
(法第16条第1項)　　　　(法第16条第6項)
↓　　　　　　　　　↓
機構から厚生労働大臣への報告
(法第16条第5項、第6項)

■第１６条第６項■

> 第一項、第二項及び前項の規定は、前条第三項に規定する調査について準用する。

趣 旨

本規定は、厚生労働大臣は、特定臨床研究実施者から寄せられた報告に関する調査について、機構に行わせることができる旨を定めたものである。

解 説

1 厚生労働大臣は、機構に、特定臨床研究実施者から寄せられた報告に関する調査を行わせることができる。〈法第16条第1項の準用〉

⇒ 厚生労働大臣が機構に特定臨床研究実施者から寄せられた情報の『整理』を行わせるときは、その旨を公示すること(法第16条第3項)とされているが、当該情報に関する「調査」を行わせる場合は公示の対象としていない。

これは、機構に情報の『整理』を行わせる場合には、特定臨床研究実施者に対し、厚生労働大臣ではなく、機構への報告を求めること(法第16条第4項)になるため公示の対象としたものであるが、機構に情報の「調査」を行わせる場合は、厚生労働大臣と機構の間で事務処理が完結するためである。

2 厚生労働大臣は、機構の求めに応じ、機構が特定臨床研究実施者から寄せられた報告に関する調査を行うために、当該報告に係る特定臨床研究の内容等に関する情報を提供することができる。〈法第16条第2項の準用〉

3 機構は、特定臨床研究実施者から寄せられた報告に関する調査を行ったときは、遅滞なく、当該情報の整理の結果を、厚生労働大臣に報告しなければならない。〈法第16条第5項の準用〉

第十七条（認定臨床研究審査委員会への定期報告）

■第17条第1項■

> 特定臨床研究実施者は、厚生労働省令で定めるところにより、定期的に、特定臨床研究の実施状況について、当該特定臨床研究の実施計画に記載されている認定臨床研究審査委員会に報告しなければならない。

趣旨

本規定は、特定臨床研究実施者に対し、特定臨床研究の実施状況について認定臨床研究審査委員会への定期報告を義務づけたものである。

解説

1　特定臨床研究の安全性確保の観点から、認定臨床研究審査委員会には、特定臨床研究の実施計画の審査のみならず、その後の実施状況についても把握し、必要に応じ改善策等について意見を述べることが求められている。

　認定臨床研究審査委員会がこのような役割を果たすためには、特定臨床研究の実施状況について、有害事象の発生時に事後的に状況を把握する（法第13条）のみならず、定期的に状況報告を受けること（法第17条第1項）により臨床試験の実施状況を把握し、意見を述べて必要な措置が執られるようにすること（法第17条第2項）が重要であるため、本条が設けられている。

2　認定臨床研究審査委員会への定期報告について、次のとおり定められている。〈則第59条〉

(ｱ)　研究責任医師は、特定臨床研究の実施状況について、実施計画に記載された特定臨床研究ごとに、次に掲げる事項について、実施医療機関の管理者に報告した上で、当該実施計画に記載された認定臨床研究審査委員会に報告しなければならない。

① 当該特定臨床研究に参加した特定臨床研究の対象者の数
② 当該特定臨床研究に係る疾病等の発生状況及びその後の経過
③ 当該特定臨床研究に係るこの省令又は研究計画書に対する不適合の発生状況及びその後の対応
④ 当該特定臨床研究の安全性及び科学的妥当性についての評価
⑤ 次に掲げる関与に関する事項

　(ⅰ) 当該研究責任医師が実施する臨床研究に対する医薬品等製造販売業者等による研究資金等の提供その他の関与（則第21条第1項第1号）

　(ⅱ) 当該研究責任医師が実施する臨床研究に従事する者（当該研究責任医師、研究分担医師及び統計的な解析を行うことに責任を有する者に限る。）及び研究計画書に記載されている者であって、当該臨床研究を実施することによって利益を得ることが明白な者に対する当該臨床研究に用いる医薬品等の製造販売をし、又はしようとする医薬品等製造販売業者等による寄附金、原稿執筆及び講演その他の業

務に対する報酬の提供その他の関与(則第21条第1項第2号)

(イ) (ア)の報告には、次に掲げる書類(認定臨床研究審査委員会が最新のものを有していないものに限る。)を添付しなければならない。
① 研究計画書
② 医薬品等の概要を記載した書類
③ 疾病等が発生した場合の対応に関する手順書(則第13条第1項)
④ モニタリングに関する手順書(則第17条第1項)及び監査に関する手順書(則第18条第1項)を作成した場合にあっては、当該手順書
⑤ 利益相反管理基準及び利益相反管理計画
⑥ 研究責任医師及び研究分担医師の氏名を記載した文書
⑦ 統計解析計画書を作成した場合にあっては、当該統計解析計画書
⑧ その他認定臨床研究審査委員会が求める書類

(ウ) (ア)の報告は、原則として、実施計画を厚生労働大臣に提出した日から起算して、1年ごとに、当該期間満了後2月以内に行わなければならない。

(エ) 認定臨床研究審査委員会は、(ア)の報告を受けた場合には、当該特定臨床研究の継続の適否について、意見を述べなければならない。

(オ) (ア)は、特定臨床研究を多施設共同研究として実施する場合について準用する。
◇ 特定臨床研究を多施設共同研究として実施する場合において、研究代表医師は、特定臨床研究の実施状況について、実施計画に記載された特定臨床研究ごとに、(ア)①から⑤までに掲げる事項について、実施医療機関の管理者に報告した上で、当該実施計画に記載された認定臨床研究審査委員会に報告しなければならない。

(カ) 特定臨床研究を多施設共同研究として実施する場合において、研究代表医師は、特定臨床研究の実施状況について、実施医療機関の管理者及び認定臨床研究審査委員会に報告を行ったときは、その旨を、速やかに、他の研究責任医師に情報提供しなければならない。この場合において、当該他の研究責任医師は、速やかに、当該情報提供の内容を実施医療機関の管理者に報告しなければならない。

⇒ 上記(ア)①の「対象者の数」は、研究実施期間における実施予定症例数、同意取得症例数、実施症例数、完了症例数、中止症例数及び補償を行った件数を記載する。〈H30/2/28 医政経発0228第1号・医政研発0228第1号〉

⇒ 上記(ア)②の「疾病等の発生状況及びその後の経過」は、既に報告及び審査されているものも含め、臨床研究全体としての疾病等の発生状況を要約して簡潔に記載する。〈H30/2/28 医政経発0228第1号・医政研発0228第1号〉

⇒ 上記(ア)④の「安全性及び科学的妥当性についての評価」は、疾病等の発生状況及びその後の経過、不適合事案の発生状況及びその後の対応等を含む臨床研究の実施状況並びに当該期間中に発表された研究報告等における当該臨床研究に用いる医薬品等に関連する有効又は無効の情報を踏まえ、当該臨床研究の安全性及び科学的妥当性についての評価について記載する。〈H30/2/28 医政経発0228第1号・医政研発0228第1号〉

⇒ 上記(ア)⑤(ii)の「利益を得ることが明白な者」については、報告(法第17条)を行う時

点における特定臨床研究に対する金銭的な関与(則第21条第1項各号)に関する事項を再度確認し、利益相反管理基準及び利益相反管理計画を提出する。当該時点における確認の結果、利益相反管理基準及び利益相反管理計画に変更がない場合には、その旨を認定臨床研究審査委員会に報告することが求められる。〈H30/2/28 医政経発 0228 第 1 号・医政研発 0228 第 1 号〉

⇒ 利益相反状況を適切に管理し、臨床研究に対する国民の信頼の確保を図る観点から、利益相反申告者は、所属する実施医療機関の管理者又は所属機関の長に研究者利益相反自己申告書を再度提出し、事実関係の確認を受けることが適切である。ただし、利益相反管理計画に影響しない場合(例:確認後、新たに寄附金等の提供を受けていない場合)には、手続の簡略化を図るなど、柔軟な対応をとることとして差し支えない。〈H30/5/17 事務連絡〉

⇒ 上記(ア)⑤について、経過措置が適用された臨床研究について初めて報告する場合には、特定臨床研究に対する金銭的な関与(則第21条第1項各号)に関する事項についての利益相反管理基準及び医薬品等製造販売業者等による研究資金等の提供等の関与(則第 21 条第 1 項第 1 号)に関する事項についての利益相反管理計画を提出する。〈H30/2/28 医政経発 0228 第 1 号・医政研発 0228 第 1 号〉

⇒ 上記(ウ)について、国際共同研究の場合にあっては、他国と定期報告の時期を合わせるため、認定臨床研究審査委員会が認めた場合に限り、実施計画を厚生労働大臣に提出した 1 年以内の他国の起算日を起算日とすることで差し支えない。その際、初回の定期報告については、実施計画を提出した日から当該起算日までの内容を取りまとめて報告することが求められる。〈H30/2/28 医政経発 0228 第 1 号・医政研発 0228 第 1 号〉

■第17条第2項■

> 前項の規定により報告を受けた認定臨床研究審査委員会が特定臨床研究実施者に対し意見を述べたときは、当該特定臨床研究実施者は、当該意見を尊重して必要な措置をとらなければならない。

趣旨

本規定は、特定臨床研究実施者に対し、特定臨床研究の実施状況の定期報告に関する認定臨床研究審査委員会の意見を尊重して、必要な措置をとるべきことを義務づけたものである。

第十八条（厚生労働大臣への定期報告）

■第１８条第１項■

特定臨床研究実施者は、厚生労働省令で定めるところにより、定期的に、特定臨床研究の実施状況について、厚生労働大臣に報告しなければならない。

【趣旨】
本規定は、特定臨床研究実施者に対し、特定臨床研究の実施状況について厚生労働大臣への定期報告を義務づけたものである。

【解説】
1 厚生労働大臣への定期報告について、次のとおり定められている。〈則第60条〉
 (ｱ) 特定臨床研究を実施する研究責任医師は、特定臨床研究の実施状況について、実施計画に記載された特定臨床研究ごとに、当該実施計画に記載されている認定臨床研究審査委員会の名称、当該認定臨床研究審査委員会による当該特定臨床研究の継続の適否及び当該特定臨床研究に参加した特定臨床研究の対象者の数（則第59条第1項第1号）について、厚生労働大臣に報告しなければならない。
 (ｲ) (ｱ)の報告は、認定臨床研究審査委員会が意見を述べた日から起算して1月以内に行わなければならない。
 (ｳ) (ｱ)は、特定臨床研究を多施設共同研究として実施する場合について準用する。
  ◇ 特定臨床研究を多施設共同研究として実施する場合において、特定臨床研究を実施する研究代表医師は、特定臨床研究の実施状況について、実施計画に記載された特定臨床研究ごとに、当該実施計画に記載されている認定臨床研究審査委員会の名称、当該認定臨床研究審査委員会による当該特定臨床研究の継続の適否及び当該特定臨床研究に参加した特定臨床研究の対象者の数について、厚生労働大臣に報告しなければならない。
2 厚生労働大臣への定期報告について、次のように示されている。〈H30/2/28 医政経発0228第1号・医政研発0228第1号〉
 (ｱ) 別紙様式第3(略)による報告書を提出して行うものとする。
 (ｲ) jRCTに記録することにより報告したものとみなす。

第２章　臨床研究の実施(第3条—第22条)

■第１８条第２項■

厚生労働大臣は、前項の規定により報告を受けたときは、当該報告を取りまとめ、その概要を公表しなければならない。

趣旨

本規定は、厚生労働大臣に定期報告された特定臨床研究の実施状況の概要を公表することを、厚生労働大臣に求めたものである。

解説

1　「その概要」とは、個々の特定臨床研究の概要ではなく、一定期間における特定臨床研究の実施状況の概要をさす。
2　「公表」とは、一定の事実を広く世間に発表することを意味する。

第十九条（緊急命令）

> 厚生労働大臣は、特定臨床研究の実施による保健衛生上の危害の発生又は拡大を防止するため必要があると認めるときは、特定臨床研究を実施する者に対し、当該特定臨床研究を停止すること³その他保健衛生上の危害の発生又は拡大を防止するための応急の措置⁴をとるべきことを命ずることができる。

趣旨

本規定は、厚生労働大臣は、保健衛生上の危害の発生又は拡大を防止するため必要があると認めるときは、特定臨床研究を実施する者に対して緊急命令を下すことができる旨を定めたものである。

解説

1 　一般に行政は、客観的な基準を設けてその基準に違反したものを取締りの対象とし、相応の処分を下すという監視指導を行っている。とはいえ、特定臨床研究の安全性に関する重大な情報に接した場合、その情報を客観的に分析し、最終的な評価の確定を待ってから監視指導を始めるのでは、いたずらに保健衛生上の危害の発生・拡大を許してしまうことにもなりかねない。そこで、一般的な監視指導の方法では危害の発生・拡大を防ぐことができないと認められる場合にあっては、最終的な評価が確定するまでの間、直ちに特定臨床研究の停止を命ずるなど、本規定により緊急展開可能な手段をとることができるようにしている。

　　　例えば、その特定臨床研究が人体に危害を及ぼす可能性の高いものであることが判明したとき、あるいは既に危害が発生しているときのように緊急性が高い場合は、当該研究の実施を停止させることはもちろんであるが、問題となった医薬品等を用いた類似の特定臨床研究に対しても実施の停止といった応急の措置を執らせることになる。

2 　特定臨床研究を実施する者には、特定臨床研究の実施計画を厚生労働大臣に提出することが罰則付きで義務づけられており（法第5条第1項）、特定臨床研究の実施計画を提出した者は、法律の文言上、『特定臨床研究実施者』という（法第6条第1項）。

　　　本規定においては、『特定臨床研究実施者』とせずに、「特定臨床研究を実施する者」としているが、これは、特定臨床研究の実施計画を提出することなく違法に特定臨床研究を実施している者についても、緊急命令の対象に含めることを示している。

3 　「当該特定臨床研究を停止すること」とあるが、特定臨床研究の停止命令（法第20条第2項）の場合と異なり、改善命令（法第20条第1項）を経ることなく、直ちに特定臨床研究の停止を命じることができる。

4 　「応急の措置」とは、あくまで最終的な評価が確定するまでの間の措置をいう。最終的な評価の結果、保健衛生上の危害の発生・拡大のおそれがないと判明すれば、特定臨床研究の停止等の応急の措置が解除される。一方、危害の発生・拡大のおそれがあると判明すれば、改善命令等の措置に移行することになる。

5 本規定による命令に違反した者は、3年以下の懲役もしくは300万円以下の罰金に処され、又はこれを併科される。〈法第39条〉

また、いわゆる両罰規定の対象となっており、この行為者を使用する法人又は人には300万円以下の罰金刑が科される。〈法第43条〉

第二十条（改善命令等）

■第20条第1項■

> 厚生労働大臣は、この章の規定又はこの章の規定に基づく命令に違反していると認めるときは、特定臨床研究を実施する者に対し、当該特定臨床研究を臨床研究実施基準に適合させること、実施計画を変更することその他当該違反を是正するために必要な措置をとるべきことを命ずることができる。

趣 旨

本規定は、厚生労働大臣は、特定臨床研究が適正に実施されていないと認めるときは、特定臨床研究を実施する者に対して改善命令を下すことができる旨を定めたものである。

解 説

1　臨床研究法に基づく規制の遵守を担保し、特定臨床研究の適正な実施を確保するために本規定が設けられている。
2　「臨床研究実施基準に適合させること」とは、臨床研究実施基準に従った特定臨床研究の実施を命じることを意味する。
3　本規定の命令に違反した場合であっても、特定臨床研究を実施する者にすぐさま罰則が適用されることはない。そのような場合は、特定臨床研究の停止命令（法第20条第2項）が発動され、この停止命令に従わない場合に初めて罰則（法第41条第4号）が適用されることとなる。

第2章 臨床研究の実施（第3条―第22条）

■第20条第2項■

> 厚生労働大臣は、特定臨床研究を実施する者が前項の規定による命令に従わないときは、当該特定臨床研究を実施する者に対し、期間を定めて特定臨床研究の全部又は一部の停止を命ずることができる。

【趣旨】

本規定は、厚生労働大臣は、特定臨床研究を実施する者が改善命令に従わないときは、特定臨床研究の停止命令を下すことができる旨を定めたものである。

【解説】

1　学問の自由の保障の観点から、本規定の停止命令の発動は慎重であるべきものである。
　　特定臨床研究の停止命令の発動条件は、臨床研究法第2章『臨床研究の実施（法第3条から第22条まで）』で定める諸規定又はこれらの規定に基づく命令に違反しており、かつ、この違反状態を是正するために発動された改善命令（法第20条第1項）に従わなかった場合となる。

2　特定臨床研究が適正に実施されていない場合、まずは行政指導が行われ、次いで改善命令（法第20条第1項）により是正を図ることが求められる。それでも改善が見られないときに、本規定による特定臨床研の停止命令が発動され、この停止命令にも従わなかったときに初めて罰則（法第41条第4号）が適用されることとなる。

3　特定臨床研究を実施する者が、本規定による命令に違反した者に該当するときは、50万円以下の罰金に処される。〈法第41条第4号〉
　　また、いわゆる両罰規定の対象となっており、この行為者を使用する法人又は人には50万円以下の罰金刑が科される。〈法第43条〉

第二十一条（特定臨床研究以外の臨床研究を実施する者が講ずべき措置）

> 臨床研究（特定臨床研究を除く。）を実施する者は、第五条第一項の規定に準じてその実施に関する計画を作成するほか、当該計画を作成し、又は変更する場合においては、認定臨床研究審査委員会の意見を聴くよう努めるとともに、第七条及び第九条から第十二条までの規定に準じて、必要な措置を講ずるよう努めなければならない。

趣旨

本規定は、特定臨床研究以外の臨床研究を実施する者に対し、特定臨床研究を実施する者と同様、実施計画を作成するよう努めることを求めたものである。なお、実施計画を作成・変更する場合は認定臨床研究審査委員会の意見を聴くとともに、必要な措置を講じて実施することを努力義務としている。

解説

1 本規定に基づき、特定臨床研究以外の臨床研究を実施する者が講ずべき措置は、次のとおりである。

(ｱ) 臨床研究の実施計画を作成すること

(ｲ) (ｱ)の実施計画の作成にあたって、認定臨床研究審査委員会の意見聴取に努めること

(ｳ) (ｱ)の実施計画の変更にあたって、認定臨床研究審査委員会の意見聴取に努めること

(ｴ) (ｱ)の実施計画に従って臨床研究を実施するよう努めること（法第7条の準用）

(ｵ) 臨床研究の対象者からインフォームド・コンセントを得るよう努めること（法第9条の準用）

(ｶ) 臨床研究の対象者の個人情報の保護に努めること（法第10条の準用）

(ｷ) 臨床研究の従事者は、臨床研究の対象者の秘密保持に努めること（法第11条の準用）

(ｸ) 臨床研究の実施者は、臨床研究に関する記録の作成・保存に努めること（法第12条の準用）

2 特定臨床研究以外の臨床研究を実施する研究責任医師は、当該臨床研究の実施に関する計画を作成し、認定臨床研究審査委員会の意見を聴いた場合は、次に掲げる措置を講ずるよう努めなければならない。〈則第63条〉

(ｱ) 臨床研究を中止したときは、当該臨床研究の実施計画に記載されている認定臨床研究審査委員会に通知すること（法第8条の準用）

(ｲ) 臨床研究の実施に起因するものと疑われる疾病等の発生を知ったときは、実施医療機関の管理者に報告した上で、当該実施計画に記載された認定臨床研究審査委員会に報告すること（則第54条第1項第3号から第5号まで、第55条第1項の準用）

(ｳ) 臨床研究を多施設共同研究として実施する場合において、研究代表医師は、臨床研究の実施に起因するものと疑われる疾病等の発生を知ったときは、実施医療機関の管理者に報告した上で、当該実施計画に記載された認定臨床研究審査委員会に報告すること（則第54条第2項、第55条第2項の準用）

第2章　臨床研究の実施(第3条—第22条)

(エ) 特定臨床研究を多施設共同研究として実施する場合において、臨床研究の実施に起因するものと疑われる疾病等の発生を知ったときは、実施医療機関の管理者に報告した上で、研究代表医師に通知すること(則第54条第3項、第55条第3項の準用)

(オ) 特定臨床研究を多施設共同研究として実施する場合において、研究代表医師から臨床研究の実施に起因するものと疑われる疾病等の発生に関する情報提供があったときは、当該情報提供の内容を実施医療機関の管理者に報告すること(則第54条第4項、第55条第4項の準用)

(カ) 臨床研究の実施状況について、実施計画に記載された特定臨床研究ごとに、実施医療機関の管理者に報告した上で、当該実施計画に記載された認定臨床研究審査委員会に定期報告すること(則第59条第1項、第2項、第3項の準用)

(キ) 臨床研究を多施設共同研究として実施する場合において、研究代表医師は、実施計画に記載された特定臨床研究ごとに、実施医療機関の管理者に報告した上で、当該実施計画に記載された認定臨床研究審査委員会に定期報告すること(則第59条第5項の準用)

(ク) 臨床研究を多施設共同研究として実施する場合において、研究代表医師から臨床研究の実施状況に関する情報提供があったときは、当該情報提供の内容を実施医療機関の管理者に報告すること(則第59条第6項の準用)

⇒ 承認済みの医薬品等を用いた特定臨床研究以外の臨床研究の実施中に医薬品等製造販売業者等から研究資金等の提供を受け、特定臨床研究となる場合もあり得るが、この場合、原則として、研究資金等の支払いを受ける前に実施計画の厚生労働大臣への届出及びjRCTへの情報の公表を行うことが求められる。〈H30/2/28 医政経発0228第1号・医政研発0228第1号〉

3 特定臨床研究以外の臨床研究を実施する場合の手続等について、次のとおり示されている。〈H30/2/28 医政経発0228第1号・医政研発0228第1号〉

(ア) 実施計画(法第5条第1項)に準じて臨床研究の実施に関する計画を作成し、研究計画書等とともに認定臨床研究審査委員会の意見を聴くよう努めること。計画変更時も同様とする。

　その上で、研究責任医師自らjRCTに記録することにより、情報を公表(則第24条第1項)するよう努めること。その際、多施設共同研究の場合には、1つの臨床研究として記録し、公表することが求められる。

(イ) 臨床研究を実施する際には、臨床研究実施基準及び臨床研究の実施に関する計画を遵守し、臨床研究の対象者等の同意(法第9条)、臨床研究に関する個人情報の保護(法第10条)、秘密保持(法第11条)及び記録の保存(法第12条)のそれぞれの規定に準じて適切に対応するよう努めること。認定臨床研究審査委員会の意見を聴いた場合にあっては、認定臨床研究審査委員会に対し、臨床研究を中止した場合の通知(法第8条)、疾病等報告(則第54条)、不具合報告(則第55条)及び定期報告(則第59条)のそれぞれの規定に準じて適切に対応するよう努めることが求められる。

(ウ) 主要評価項目報告書の公表及び総括報告書の概要等臨床研究終了時に公表する事項

についても、研究責任医師自ら jRCT に記録することにより公表するよう努めること
    (エ) 厚生労働大臣に、臨床研究の実施に関する計画、疾病等報告、定期報告等の書類を提出する必要はない。
4 経過措置として、この法律の施行の際現に臨床研究(特定臨床研究を除く。)を実施している者については、施行日(平成 30 年 4 月 1 日)から起算して 1 年を経過する日までの間は、本規定は、適用しない。〈法附則第 3 条第 3 項〉

第二十二条（適用除外）

> この章の規定は、臨床研究のうち、医薬品等を用いることが再生医療等[3]の安全性の確保等に関する法律（平成二十五年法律第八十五号）第二条第一項に規定する再生医療等に該当する場合については、適用しない。

趣旨

本規定は、再生医療等に該当する臨床研究については、本法第2章の臨床研究の実施に関する諸規定(法第3条から第22条まで)を適用しないこととしたものである。

解説

1 再生医療法では、再生医療等を人の生命及び健康に与える影響の程度に応じて、第一種再生医療等、第二種再生医療等、第三種再生医療等の3つに分類し、それぞれに必要な手続を定めている。例えば、最もリスクの高い第一種再生医療等については、提供計画の提出後(再生医療法第4条第1項)、その第一種再生医療等が再生医療等提供基準を満たすものかどうかを厚生労働大臣が確認を行っている間は、当該計画に係る第一種再生医療等の提供を認めることは適当でないため、一定の実施制限期間が設けられており、当該基準に適合していないと認めるときは、第一種再生医療等提供計画の変更命令(再生医療法第8条第1項)を下すことができる制度としている。

このように、再生医療法の対象となる臨床研究は、本法よりも厳格な規制の下で実施されているものであることから、臨床研究法第2章で定める諸規定を適用しないこととしている。

その一方、研究資金等の提供に関する情報等の公表制度(法第33条)等については、再生医療法において規定されていないため、再生医療等に該当する臨床研究であっても、本法が適用されることとなる。

2 「医薬品、医療機器等の品質、有効性及び安全性の確保等に関する法律」は、再生医療安全確保法、再生医療法と略称される。

3 「再生医療等」とは、再生医療等技術を用いて行われる医療（治験に該当するものを除く。）をいう。〈再生医療法第2条第1項〉

その『再生医療等技術』とは、次に掲げる医療に用いられることが目的とされている医療技術であって、細胞加工物を用いるもの（細胞加工物として再生医療等製品のみを当該承認の内容に従い用いるものを除く。）のうち、その安全性の確保等に関する措置その他のこの法律で定める措置を講ずることが必要なものとして政令で定めるものをいう。
〈再生医療法第2条第2項〉

(A) 人の身体の構造又は機能の再建、修復又は形成

(B) 人の疾病の治療又は予防

⇒ 上記の「細胞加工物」とは、人又は動物の細胞に培養その他の加工を施したものをいう。〈再生医療法第2条第4項〉

⇒ 上記に「細胞加工物として再生医療等製品のみを当該承認の内容に従い用いるものを除く」とあるように、細胞加工物には再生医療等製品も含まれるが、当該再生医療等製品をその承認の内容に従って用いる場合は再生医療等技術に含めないこととしている。これについては、次にように整理することができる。
   (ア) 再生医療等製品のみを承認の内容に従い使用する再生医療等技術は、細胞加工物を用いる医療技術ではあるが、次のような理由により、再生医療等技術に含めていない。
      ① 薬機法による承認は用法用量も含めて行われ、添付文書には「使用及び取扱い上の必要な注意」の記載が義務づけられている。また、流通上のトレーサビリティー、使用にあたってのインフォームド・コンセントが確保されている。このように、再生医療等製品を使用する医師の行為は実質的に規制されており、その行為を規制するという観点から再生医療法の適用対象とする必要はないと考えられる。
      ② 仮に医療機関において再生医療等製品の不適切な使用が行われ、患者に健康被害が生じている場合には、医師法により業務停止、報告徴収、立入検査等の対応を行うことが可能であり、再生医療等製品について、再生医療法による上乗せ規制をするだけの理由が認められない。
   (イ) 承認を受けた再生医療等製品と受けていない製品を1つの医療技術の中で併用するケースも想定されるが、このような場合、1つの医療技術として提供される以上、全体として安全性を確保せざる得ないため、再生医療等技術に含めている。
   (ウ) 承認を受けた再生医療等製品を承認の内容と異なる方法で使用するケースも想定されるが、このような場合は再生医療等技術に含めている。
⇒ 上記の「政令で定めるもの」は、次に掲げる医療技術以外の医療技術とする。〈再生医療法施行令第1条〉
   (ア) 細胞加工物を用いる輸血(その性質を変える操作を加えた血球成分又は人もしくは動物の細胞から作製された血球成分を用いるもの((ウ)に掲げる医療技術を除く。)を除く。)
      *「血球成分」とは、赤血球、白血球又は血小板をいう。
      *「その性質を変える操作を加えた血球成分」とあるように、遺伝子導入など血球成分の性質を変える操作を加えた血球成分を用いる輸血は、再生医療等技術に含まれる。
      *「人もしくは動物の細胞から作製された血球成分」とあるように、iPS細胞等から作製された血球成分を用いた輸血は、再生医療等技術に含まれる。一方、血球成分を含まない輸血は、そもそもの要件である「細胞加工物を用いるもの」ではないため、再生医療等技術に含まれない。
   (イ) 移植に用いる造血幹細胞の適切な提供の推進に関する法律第2条第2項に規定する造血幹細胞移植(その性質を変える操作を加えた造血幹細胞又は人もしくは動物の細胞から作製された造血幹細胞を用いるもの((ウ)に掲げる医療技術を除く。)を除く。)
      *「その性質を変える操作を加えた造血幹細胞」とあるように、遺伝子導入など造血幹細胞の性質を変える操作を加えた造血幹細胞を用いる造血幹細胞移植は、再生医療等技術に含まれる。
      *「人もしくは動物の細胞から作製された造血幹細胞」とあるように、iPS細胞等を用いて造血幹細胞自体を作製し、その造血幹細胞を移植する技術は、再生医療等技術に含まれる。
   (ウ) 人の精子又は未受精卵に培養その他の加工を施したものを用いる医療技術(人から

採取された人の精子及び未受精卵から樹立された胚性幹細胞又は当該胚性幹細胞に培養その他の加工を施したものを用いるもの(当該胚性幹細胞から作製された人の精子もしくは未受精卵又は当該精子もしくは未受精卵に培養その他の加工を施したものを用いるものを除く。)を除く。)

- *「精子」には、精細胞及びその染色体の数が精子の染色体の数に等しい精母細胞が含まれる。
- *「未受精卵」とは、未受精の卵細胞及びその染色体の数が未受精の卵細胞の染色体の数に等しい卵母細胞をいう。
- *「人の精子又は未受精卵に培養その他の加工を施したもの」とあるように、いわゆる生殖補助医療を目的とした医療技術は、再生医療等技術に含まれない。
- *「人から採取された人の精子及び未受精卵から樹立された胚性幹細胞又は当該胚性幹細胞に培養その他の加工を施したものを用いるもの」とあるように、人の受精胚から樹立されたヒトES細胞又は当該ヒトES細胞から作製された細胞加工物を用いる医療技術は、再生医療等技術に含まれる。一方、人クローン胚から樹立されたヒトES細胞を用いる医療技術は、再生医療等技術に含まれない。
- *「当該胚性幹細胞から作製された人の精子もしくは未受精卵又は当該精子もしくは未受精卵に培養その他の加工を施したもの」とあるように、ヒトES細胞から作製した生殖細胞又は当該生殖細胞から作製された細胞加工物を用いる医療技術は、再生医療等技術に含まれない。

⇒ 上記(A)に該当する医療は、再生医療とよばれる。

⇒ 上記(B)に該当する医療は、細胞治療とよばれる。

第三章　認定臨床研究審査委員会

第二十三条（臨床研究審査委員会の認定）

■第２３条第１項■

　　臨床研究に関する専門的な知識経験を有する者により構成される委員会であって、次に掲げる業務（以下「審査意見業務」という。）を行うもの（以下この条において「臨床研究審査委員会」という。）を設置する者（病院（医療法（昭和二十三年法律第二百五号）第一条の五第一項に規定する病院をいう。）若しくは診療所（同条第二項に規定する診療所をいい、同法第五条第一項に規定する医師又は歯科医師の住所を含む。）の開設者又は医学医術に関する学術団体その他の厚生労働省令で定める団体（法人でない団体にあっては、代表者又は管理人の定めのあるものに限る。）に限る。）は、その設置する臨床研究審査委員会が第四項各号に掲げる要件に適合していることについて、厚生労働大臣の認定を受けなければならない。

一　第五条第三項（第六条第二項において準用する場合を含む。）の規定により意見を求められた場合において、実施計画について臨床研究実施基準に照らして審査を行い、特定臨床研究を実施する者に対し、特定臨床研究の実施の適否及び実施に当たって留意すべき事項について意見を述べる業務

二　第十三条第一項の規定により報告を受けた場合において、必要があると認めるときは、特定臨床研究実施者に対し、当該報告に係る疾病等の原因の究明又は再発防止のために講ずべき措置について意見を述べる業務

三　第十七条第一項の規定により報告を受けた場合において、必要があると認めるときは、特定臨床研究実施者に対し、当該報告に係る特定臨床研究の実施に当たって留意すべき事項又は改善すべき事項について意見を述べる業務

四　前三号のほか、必要があると認めるときは、その名称が第五条第一項第八号の認定臨床研究審査委員会として記載されている実施計画により特定臨床研究を実施する者に対し、当該特定臨床研究を臨床研究実施基準に適合させるために改善すべき事項又は疾病等の発生防止のために講ずべき措置について意見を述べる業務

趣旨

　本規定は、医療機関の開設者又は医学医術に関する学術団体等が設置する臨床研究審査委員会の業務及び厚生労働大臣の認定について定めたものである。

解説

1　臨床研究の円滑な実施のためには研究の質が担保されることが重要となる。臨床研究審査委員会は、そのような質を担保するために、事前に臨床研究の実施計画を審査（法第５条第３項）するとともに、当該実施計画に基づき実施される臨床研究の状況について定期的に報告（法第17条第１項）を受け、必要に応じて意見（法第17条第２項）を述べる役割を担っていることから、厚生労働大臣の認定を受けなければならないこととされている。

第3章 認定臨床研究審査委員会(第23条—第31条)

臨床研究法において、認定臨床研究審査委員会の業務、認定要件、監督規定を定めておく必要があるが、これらは病院又は診療所において行われる臨床研究の実施とは別個のものであるため、第2章『臨床研究の実施』とは独立して第3章『認定臨床研究審査委員会』を設け、ここに認定臨床研究審査委員会に関する諸規定を収めることとしている。

2 「認定」とは、一定の事実の存否又は当否を有権的に確認する行政庁の行為をいう。

3 本規定により認定された臨床研究審査委員会は、認定臨床研究審査委員会とよばれる。
〈法第23条第5項第2号〉

4 臨床研究審査委員会を設置する者は、病院・診療所の開設者又は医学医術に関する学術団体その他の厚生労働省令で定める団体である。
　「病院(略)の開設者」とあるように、病院の病院長が認定を申請することはできない。ただし、臨床研究審査委員会の業務に関する規程や手順について、病院長が定めることとしても差し支えない。〈H30/3/13事務連絡〉

5 「診療所(略)の開設者」とあるが、公衆又は特定多数人のため往診のみによって診療に従事する医師又は歯科医師についても、その住所をもって診療所とみなし、認定臨床研究審査委員会の設置主体の対象としている。

6 「医学医術に関する学術団体」とあるが、これは、医療法第6条の6第2項において『厚生労働大臣は、前項の政令の制定又は改廃の立案をしようとするときは、医学医術に関する学術団体及び医道審議会の意見を聴かなければならない。』と規定されているものである。当該団体として、例えば、日本医師会、日本歯科医師会、日本医学会、日本歯科医学会が該当する。

7 「厚生労働省令で定める団体」は、次に掲げる団体とする。〈則第64条第1項〉
① 医学医術に関する学術団体
② 一般社団法人又は一般財団法人
③ 特定非営利活動法人
④ 学校法人(医療機関を有するものに限る。)
⑤ 独立行政法人(医療の提供又は臨床研究もしくは治験(薬機法第2条第17項)の支援を業務とするものに限る。)
⑥ 国立大学法人(医療機関を有するものに限る。)
⑦ 地方独立行政法人(医療機関を有するものに限る。)

8 解説7の①から③までに掲げる団体が臨床研究審査委員会を設置する場合は、当該者は次の要件を満たすものでなければならない。〈則第64条第2項〉
(ｱ) 定款その他これに準ずるものにおいて、臨床研究審査委員会を設置する旨の定めがあること
(ｲ) その役員(いかなる名称によるかを問わず、これと同等以上の職権又は支配力を有する者を含む。)のうちに医師、歯科医師、薬剤師、看護師その他の医療関係者が含まれていること
(ｳ) その役員(いかなる名称によるかを問わず、これと同等以上の職権又は支配力を有す

る者を含む。)に占める次に掲げる者の割合が、それぞれ3分の1以下であること
　　　　① 特定の医療機関の職員その他の当該医療機関と密接な関係を有する者
　　　　② 特定の法人の役員又は職員その他の当該法人と密接な関係を有する者
　　(エ) 臨床研究審査委員会の設置及び運営に関する業務を適確に遂行するに足りる財産的
　　　基礎を有していること
　　(オ) 財産目録、貸借対照表、損益計算書、事業報告書その他の財務に関する書類をその
　　　事務所に備えて置き、一般の閲覧に供していること
　　(カ) その他臨床研究審査委員会の業務の公正かつ適正な遂行を損なうおそれがないこと
⇒　上記(ア)について、医学医術に関する学術団体、一般社団法人、一般財団法人、特定非
　営利活動法人が設置する臨床研究審査委員会については、公益事業又は特定非営利活動
　に係る事業等として行われるべきものであり、収益事業として行われるべきではないこ
　とから、定款その他これに準ずるものにおいて、臨床研究審査委員会を設置及び運営す
　る旨を公益事業又は特定非営利活動に係る事業等として明記している必要がある。
　　臨床研究審査委員会の設置及び運営が一般社団法人等、特定非営利活動法人の目的を
　達成するために必要な事業であるか否かは、あらかじめ、それぞれ当該法人の主務官庁
　又は所轄庁に確認しておくことが求められる。〈H30/2/28 医政経発0228第1号・医政研発
　0228第1号〉
⇒　上記(ウ)①の「その他の当該医療機関と密接な関係を有する者」として、次のような者
　が考えられる。〈H30/2/28 医政経発0228第1号・医政研発0228第1号〉
　○ 当該医療機関を設置する者(法人である場合は、その役員)
　○ 当該医療機関の管理者
　○ 他当該医療機関と雇用関係のある者
⇒　上記(ウ)②の「特定の法人」には、営利法人のみならず、一般社団法人等、特定非営利
　活動法人その他の非営利法人が含まれる。〈H30/2/28 医政経発0228第1号・医政研発0228
　第1号〉
⇒　上記(ウ)②の「当該法人と密接な関係を有する者」には、当該法人の役員及び職員のほ
　か、当該法人に対し従属的地位にある者(例:当該法人の子会社の役員及び職員)が含ま
　れる。〈H30/2/28 医政経発0228第1号・医政研発0228第1号〉
⇒　上記(エ)について、認定委員会設置者のうち解説5の①から③までに掲げる団体は、会
　費収入、財産の運用収入、恒常的な賛助金収入等の安定した収入源を有するものである
　必要がある。ただし、医薬品等製造販売業者等からの賛助金(物品の贈与、便宜の供与等
　を含む。)等については、認定臨床研究審査委員会における審査等業務の公正かつ適正な
　遂行に影響が及ばないと一般的に認められる範囲にとどめることが求められる。
　〈H30/2/28 医政経発0228第1号・医政研発0228第1号〉
⇒　上記(カ)の「その他臨床研究審査委員会の業務の公正かつ適正な遂行を損なうおそれが
　ないこと」には、次に掲げる事項が含まれるものとする。〈H30/2/28 医政経発0228第1
　号・医政研発0228第1号〉
　① 認定委員会設置者が収益事業を行う場合においては、当該収益事業は、次に掲げる条

第3章　認定臨床研究審査委員会（第23条—第31条）

　　　件を満たす必要があること
　　（ⅰ）認定臨床研究審査委員会の設置及び運営に必要な財産、資金、要員、施設等を圧迫するものでないこと
　　（ⅱ）収益事業の経営は健全なものであること
　　（ⅲ）収益事業からの収入については、一般社団法人等、特定非営利活動法人又は医学医術に関する学術団体の健全な運営のための資金等に必要な額を除き、認定臨床研究審査委員会の設置及び運営を含む公益事業、特定非営利活動に係る事業等に用いること
　②　認定臨床研究審査委員会が手数料を徴収する場合においては、対価の引下げ、認定臨床研究審査委員会の質の向上のための人的投資等により収入と支出の均衡を図り、一般社団法人等、特定非営利活動法人又は医学医術に関する学術団体の健全な運営に必要な額以上の利益を生じないようにすること

9　1つの法人が複数の臨床研究審査委員会の認定を申請をすることは可能である。
　　〈H30/3/13事務連絡〉

10　本規定の認定を受けようとする者は、施行日（平成30年4月1日）前においても、法第23条第2項及び第3項の規定の例により、その認定の申請をすることができる。
　　また、厚生労働大臣は、認定の申請があった場合においては、施行日前においても、法第23条第4項及び第24条の規定の例により、その認定をすることができる。この場合において、その認定は施行日において厚生労働大臣が行った本規定の認定とみなす。
　　〈法附則第5条〉
　　これは、認定臨床研究審査委員会については、本法の施行日までに設置されている必要があるが、認定の基準の整備や認定事務には一定程度時間を要するため、本法の施行前においても、認定臨床研究審査委員会の申請、認定ができることとしたものである。
⇒　法附則第5条の規定に基づき、施行前の準備として、認定臨床研究審査委員会の認定を受けようとする者は、厚生労働省医政局研究開発振興課に連絡するものとする。
　　〈H30/2/28医政経発0228第1号・医政研発0228第1号〉
⇒　法附則第5条は、本法の公布の日（平成29年4月14日）から施行する。〈法附則第1条但書〉

＜第1号＞

11　本号の業務は、特定臨床研究を実施する者からの求めに応じて、特定臨床研究の実施計画の審査を行い、特定臨床研究の実施の適否及び提供にあたっての留意事項について意見を述べることである。

12　「第五条第三項（第六条第二項において準用する場合を含む。）」は、特定臨床研究を実施する者は、厚生労働大臣に特定臨床研究の実施計画（変更後の実施計画を含む。）を提出する場合においては、実施計画による特定臨床研究の実施の適否及び実施にあたって留意すべき事項について、当該実施計画に記載されている認定臨床研究審査委員会の意見を聴かなければならないとした規定である。

13　認定臨床研究審査委員会は、臨床研究を実施しようとする研究責任医師等から意見を

求められた場合等において、臨床研究実施基準に照らして審査を行い、当該研究責任医師等に意見を通知することが求められる。〈H30/2/28 医政経発0228第1号・医政研発0228第1号〉

<第2号>
14　本号の業務は、特定臨床研究実施者から特定臨床研究の実施に起因するものと疑われる疾病等に関する事項について報告を受けた場合において、その原因の究明又は再発防止措置について意見を述べることである。

15　「第十三条第一項」は、特定臨床研究実施者は、特定臨床研究の実施に起因するものと疑われる疾病等の発生を知ったときは、その旨を当該特定臨床研究の実施計画に記載されている認定臨床研究審査委員会に報告しなければならないとした規定である。

<第3号>
16　本号の業務は、特定臨床研究実施者から特定臨床研究の実施状況について定期報告を受けた場合において、留意事項や改善事項について意見を述べることをいう。

17　「第十七条第一項」は、特定臨床研究実施者は、定期的に、特定臨床研究の実施状況について、当該特定臨床研究の実施計画に記載されている認定臨床研究審査委員会に報告しなければならないとした規定である。

<第4号>
18　本号の業務は、必要がある場合において、当該特定臨床研究を臨床研究実施基準に適合させるための改善事項又は疾病等の発生防止措置について意見を述べることである。

<審査意見業務の実施>
19　認定臨床研究審査委員会は、本規定各号に掲げる審査意見業務を行うものである。審査意見業務を行う場合について、次のとおり定められている。〈則第80条〉

(ｱ)　認定臨床研究審査委員会が、審査意見業務を行う場合には、所定の要件(則第66条第2項第2号から第6号まで)を満たさなければならない。

(ｲ)　認定臨床研究審査委員会は、審査意見業務(法第23条第1項第1号)を行うにあたっては、技術専門員からの評価書を確認しなければならない。

　　＊「審査意見業務(法第23条第1項第1号)」とあるが、変更後の実施計画による特定臨床研究の実施の適否及び実施にあたって留意すべき事項について意見を求められた場合において意見を述べる業務を除く。

(ｳ)　認定臨床研究審査委員会は、審査意見業務((ｲ)に掲げる業務を除く。)を行うにあたっては、必要に応じ、技術専門員の意見を聴かなければならない。

(ｴ)　認定臨床研究審査委員会は、審査意見業務の対象となるものが、臨床研究の実施に重要な影響を与えないものである場合であって、当該認定臨床研究審査委員会の指示に従って対応するものである場合には、(ｱ)から(ｳ)までの規定にかかわらず、業務規程に定める方法により、これを行うことができる。

(ｵ)　認定臨床研究審査委員会は、法第23条第1項第2号又は第4号に規定する業務を行う場合であって、臨床研究の対象者の保護の観点から緊急に当該臨床研究の中止その他の措置を講ずる必要がある場合には、(ｱ)及び(ｳ)並びに認定臨床研究審査委員会の

結論(則第82条)の規定にかかわらず、業務規程に定める方法により、当該認定臨床研究審査委員会の委員長及び委員長が指名する委員による審査意見業務を行い、結論を得ることができる。この場合において、当該認定臨床研究審査委員会は、後日、則第82条の規定に基づき、認定臨床研究審査委員会の結論を得なければならない。

⇒ 上記(ア)について、テレビ会議等の双方向の円滑な意思疎通が可能な手段を用いて審査意見業務を行うことは差し支えない。ただし、委員会に出席した場合と遜色のないシステム環境を整備するよう努めるとともに、委員長は適宜出席委員の意見の有無を確認する等、出席委員が発言しやすい進行について配慮することが求められる。〈H30/2/28 医政経発0228第1号・医政研発0228第1号〉

なお、テレビ会議等の双方向の円滑な意思の疎通が可能な手段として、電話等の音声のみによる手段は含まれない。〈H30/3/13 事務連絡〉

⇒ 上記(イ)について、認定臨床研究審査委員会は、審査意見業務の対象となる疾患領域の専門家である技術専門員が評価を行った評価書を確認する。

また、次に掲げる場合において、それぞれの技術専門員からの評価書を確認するなど、必要に応じて臨床研究の特色に応じた専門家が当該臨床研究に対する評価を行った評価書を確認することが求められる。なお、技術専門員は、認定臨床研究審査委員会に出席することを要せず(委員会が必要と認めた場合、出席して意見を述べることを妨げるものではない。)、また、委員会の委員が技術専門員を兼任して評価書を提出することができる。〈H30/2/28 医政経発0228第1号・医政研発0228第1号〉

① 未承認の医薬品が人に対して初めて用いられる場合、審査意見業務の対象となる臨床研究に用いる医薬品を承認された範囲を大きく上回る投与量で用いる場合、リスクが著しく増大すると考えられる場合その他必要と認められる場合
　　――毒性学、薬力学、薬物動態学等の専門的な知識を有する臨床薬理学の専門家
② 医薬品等の有効性を検証するための臨床研究である場合その他統計学的な検討が必要と考えられる場合
　　――生物統計の専門家
③ 医療機器の臨床研究の場合
　　――医療機器、臨床工学、材料工学の専門家
④ 再生医療等製品の臨床研究の場合
　　――再生医療等の専門家

⇒ 上記(ウ)について、疾病等報告、定期報告、重大な不適合報告その他必要があると認められる場合においては、認定臨床研究審査委員会の判断において技術専門員の評価書を確認することが求められる。〈H30/2/28 医政経発0228第1号・医政研発0228第1号〉

⇒ 上記(エ)について、次のとおり示されている。〈H30/2/28 医政経発0228第1号・医政研発0228第1号〉

① 「臨床研究の実施に重要な影響を与えないものである場合」として、例えば、臨床研究従事者の職名変更、進捗状況の変更(則第41条)が考えられる。
② 「当該認定臨床研究審査委員会の指示に従って対応するもの」として、例えば、認定

臨床研究審査委員会で審査意見業務を行い承認を得る条件として誤記等の修正を指示した場合が考えられる。

　なお、内容の変更を伴わない誤記、進捗状況の変更等に関する審査意見業務については、あらかじめ、業務規程に定める方法により行う旨を研究責任医師等に指示しておくことにより、必ずしもその都度指示を行うことなく簡便な審査で対応することが可能となる。

③「業務規程に定める方法」として、例えば、委員長のみの確認をもって行う簡便な審査が考えられる。

④ 誤記については、内容の変更に該当する場合もあるため、認定臨床研究審査委員会の判断で簡便な審査とするかどうかを判断すること

⇒ 上記(オ)について、次のとおり示されている。〈H30/2/28 医政経発 0228 第 1 号・医政研発 0228 第 1 号〉

① 重大な疾病等や不適合事案が発生した場合であって、臨床研究の対象者の保護の観点から緊急に措置を講じる必要があるときは、委員長と委員長が指名する委員による緊急的な審査で差し支えない。ただし、この場合においても審査意見業務の過程に関する記録を作成すること

② 緊急的な審査において結論を得た場合にあっては、後日、認定臨床研究審査委員会の結論を改めて得ること

20 法の施行の際（平成 30 年 4 月 1 日）現に特定臨床研究を実施する研究責任医師が実施する当該特定臨床研究の実施計画についての審査意見業務（法第 23 条第 1 項第 1 号）は、解説 19 の(ア)及び(イ)の規定にかかわらず、書面によりこれを行うことができる。〈則附則第 2 条〉

＊「審査意見業務（法第 23 条第 1 項第 1 号）」とあるが、変更後の実施計画による特定臨床研究の実施の適否及び実施にあたって留意すべき事項について意見を求められた場合を除く。

⇒ 上記の経過措置について、次のとおり示されている。〈H30/2/28 医政経発 0228 第 1 号・医政研発 0228 第 1 号〉

(ア) 法の施行の際現に特定臨床研究を実施する研究責任医師が実施する当該特定臨床研究の実施計画おいて、次に掲げる進捗状況に応じ、それぞれに掲げる事項については、書面による審査が可能である。

① 当該特定臨床研究の開始から症例登録終了までの間

＊「症例登録終了」とは、臨床研究に参加するすべての対象者を決定することをいう。

○ 臨床研究の実施体制に関する事項（則第 14 条第 1 号）

○ 臨床研究の対象者の選択及び除外並びに臨床研究の中止に関する基準（則第 14 条第 5 号）

○ 臨床研究の対象者に対する治療に関する事項（則第 14 条第 6 号）

○ 安全性の評価に関する事項（則第 14 条第 8 号）

○ 統計的な解析に関する事項（則第 14 条第 9 号）

○ 原資料等の閲覧に関する事項（則第 14 条第 10 号）

○　品質管理及び品質保証に関する事項(則第14条第11号)
　　　○　倫理的な配慮に関する事項(則第14条第12号)
　　　○　臨床研究の実施期間(則第14条第16号)
　　　○　臨床研究の対象者に対する説明及びその同意(これらに用いる様式を含む。)に関する事項(則第14条第17号)
　　　○　特定臨床研究に対する金銭的な関与(則第21条第1項各号)の有無とその内容
　　②　症例登録終了から観察期間終了までの間
　　　＊「観察期間終了」とは、当該特定臨床研究における全ての評価項目の確認が終了することをいう。
　　　○　臨床研究の実施体制に関する事項(則第14条第1号)
　　　○　臨床研究の対象者に対する治療に関する事項(則第14条第6号)
　　　○　安全性の評価に関する事項(則第14条第8号)
　　　○　統計的な解析に関する事項(則第14条第9号)
　　　○　原資料等の閲覧に関する事項(則第14条第10号)
　　　○　品質管理及び品質保証に関する事項(則第14条第11号)
　　　○　倫理的な配慮に関する事項(則第14条第12号)
　　　○　特定臨床研究に対する金銭的な関与(則第21条第1項各号)の有無とその内容
　　③　観察期間終了からデータ固定するまでの間
　　　＊「データ固定」とは、統計解析に用いるデータをその後変更しないものとして確定することをいう。
　　　○　臨床研究の実施体制に関する事項(則第14条第1号)
　　　○　統計的な解析に関する事項(則第14条第9号)
　　　○　品質管理及び品質保証に関する事項(則第14条第11号)
　　　○　特定臨床研究に対する金銭的な関与(則第21条第1項各号)の有無とその内容
　　④　データ固定から研究終了までの間
　　　○　臨床研究の実施体制に関する事項(則第14条第1号)
　　　○　統計的な解析に関する事項(則第14条第9号)
　　　○　特定臨床研究に対する金銭的な関与(則第21条第1項各号)の有無とその内容
(イ)　法施行前から継続して実施している臨床研究については、経過措置期間中(特定臨床研究については認定臨床研究審査委員会の審査を受け、厚生労働大臣に実施計画を提出するまでの間)、法施行前に適用を受けていた指針等を遵守する。法施行から適用される事項については、法の規定に従って実施すること
(ウ)　法の施行の際現に特定臨床研究を実施する研究責任医師が実施する当該特定臨床研究の実施計画について、認定臨床研究審査委員会の意見を聴こうとするときは、次に掲げる書類を当該認定臨床研究審査委員会に提出すること
　①　実施計画
　②　法施行前に適用を受けていた指針等に基づき作成した研究計画書
　　　研究計画書に記載する事項(則第14条各号)に合わせた再作成をしなくても差し支えない。

③ 法施行前に適用を受けていた指針等に基づき作成した説明同意文書
　　　　　実施医療機関ごとに作成されている説明同意文書は、1つの様式に再作成しなくても差し支えない。
　　　④ 利益相反管理基準及び利益相反管理計画(則第21条第1項第1号に規定する関与に関する事項に限る。)
　　　⑤ その他法施行前に適用を受けていた指針等に基づき倫理的及び科学的観点から審査意見業務を行う委員会に提出した書類
　　(エ) 法の施行の際現に特定臨床研究を実施している者が実施する当該特定臨床研究について、施行日から起算して2年を経過する日までの間に研究が終了した場合は、法施行前までに審査を行っていた委員会に、法施行前までに適用されていた指針等に基づき終了の報告を行うこととして差し支えない。
　⇒　上記(ア)の「書面による審査」とは、会議を開催するのではなく、メール等で委員の意見を聴くことにより審査意見業務を行うこととして差し支えないという趣旨である。
　　なお、書面により審査意見業務を行う場合であっても、次に掲げる点に留意する必要がある。〈H30/5/17 事務連絡〉
　(A) 意見を聴く委員は、以下の要件を満たす必要があること
　　(a1) 次に掲げる者から構成されること。ただし、次の(i)から(iii)までに掲げる者は当該(i)から(iii)までに掲げる者以外を兼ねることができない。(則第66条第2項第2号)
　　　(i) 医学又は医療の専門家
　　　(ii) 臨床研究の対象者の保護及び医学又は医療分野における人権の尊重に関して理解のある法律に関する専門家又は生命倫理に関する識見を有する者
　　　(iii) (i)及び(ii)に掲げる者以外の一般の立場の者
　　(a2) 委員が5名以上であること(則第66条第2項第3号)
　　(a3) 男性及び女性がそれぞれ1名以上含まれていること(則第66条第2項第4号)
　　(a4) 同一の医療機関(当該医療機関と密接な関係を有するものを含む。)に所属している者が半数未満であること(則第66条第2項第5号)
　　(a5) 臨床研究審査委員会を設置する者の所属機関に属しない者が2名以上含まれていること(則第66条第2項第6号)
　(B) 技術専門員からの評価書を確認する必要があること
　(C) 可能な限り全委員の意見を聴くことが望ましいこと
　(D) 結論を得るにあたっては、原則として、意見を聴いた委員の全員一致をもって行うよう努めること。ただし、意見を聴いた委員全員の意見が一致しないときは、意見を聴いた委員の過半数の同意を得た意見を当該認定委員会の結論とすることができる。
21　認定臨床研究審査委員会は、審査意見業務を行うにあたって、世界保健機関が公表を求める事項において日英対訳に齟齬がないかを含めて確認し意見を述べることが求められる。〈H30/2/28 医政経発0228第1号・医政研発0228第1号〉
22　次に掲げる認定臨床研究審査委員会の委員又は技術専門員は、審査意見業務に参加し

第3章　認定臨床研究審査委員会（第23条―第31条）

てはならない。ただし、(イ)又は(ウ)に規定する委員又は技術専門員については、認定臨床研究審査委員会の求めに応じて、当該認定臨床研究審査委員会において意見を述べることを妨げない。〈則第81条〉

(ア) 審査意見業務の対象となる実施計画に係る特定臨床研究の研究責任医師又は研究分担医師

(イ) 審査意見業務の対象となる実施計画に係る特定臨床研究の研究責任医師と同一の医療機関の診療科に属する者又は過去1年以内に多施設で実施される共同研究（特定臨床研究に該当するもの及び治験（薬機法第2条第17項）のうち、医師又は歯科医師が自ら実施するものに限る。）を実施していた者

(ウ) 審査意見業務を依頼した研究責任医師が属する医療機関の管理者

(エ) (ア)から(ウ)までに掲げる者のほか、審査意見業務を依頼した研究責任医師又は審査意見業務の対象となる特定臨床研究に関与する医薬品等製造販売業者等と密接な関係を有している者であって、当該審査意見業務に参加することが適切でない者

⇒　上記(イ)の「多施設で実施される共同研究（略）を実施していた者」とは、特定臨床研究の研究責任医師、医師主導治験の治験調整医師及び治験責任医師をいう。〈H30/2/28 医政経発0228第1号・医政研発0228第1号〉

＊「医師主導治験」とは、治験（薬機法第2条第17項）のうち、医師又は歯科医師が自ら実施するものをいう。

⇒　上記(エ)の「研究責任医師又は審査意見業務の対象となる特定臨床研究に関与する医薬品等製造販売業者等と密接な関係を有している者」には、研究責任医師、研究分担医師以外の審査意見業務の対象となる実施計画に係る特定臨床研究に従事する者、審査意見業務の対象となる特定臨床研究に関与する医薬品等製造販売業者等と雇用関係のある者が含まれる。〈H30/2/28 医政経発0228第1号・医政研発0228第1号〉

23　認定臨床研究審査委員会における審査意見業務に係る結論を得るにあたっては、出席委員全員から意見を聴いた上で、原則として、出席委員の全員一致をもって行うよう努めなければならない。ただし、認定臨床研究審査委員会において議論を尽くしても、出席委員全員の意見が一致しないときは、出席委員の過半数の同意を得た意見を当該認定臨床研究審査委員会の結論とすることができる。〈則第82条〉

⇒　上記について、次のとおり示されている。〈H30/2/28 医政経発0228第1号・医政研発0228第1号〉

(ア) 議論を尽くしても出席委員全員の意見が一致しない時は、出席委員の多数決によるが、大多数の同意を得た意見を結論とすることが望ましい。

(イ) 認定臨床研究審査委員会の結論は、『承認』『不承認』『継続審査』のいずれかとすること

(ウ) 認定臨床研究審査委員会の結論を得るにあたっては、原則として、出席委員全員の意見を聴いた上で結論を得る。全委員の意見聴取が困難な場合であっても、少なくとも、一般の立場の者である委員の意見を聴くよう配慮すること

⇒　本法の施行の際（平成30年4月1日）現に特定臨床研究を実施する研究責任医師が実施

する当該特定臨床研究の実施計画についての審査意見業務(法第23条第1項第1号)は、上記の規定にかかわらず、書面によりこれを行うことができる。〈則附則第2条〉

　　＊「審査意見業務(法第23条第1項第1号)」とあるが、変更後の実施計画による特定臨床研究の実施の適否及び実施にあたって留意すべき事項について意見を求められた場合を除く。

24 審査意見業務に関する事項を記録するための帳簿の備付け及び保存について、次のとおり定められている。〈則第83条〉

　(ｱ) 認定委員会設置者は、審査意見業務に関する事項を記録するための帳簿を備えなければならない。

　(ｲ) 認定委員会設置者は、(ｱ)の帳簿を、最終の記載の日から5年間、保存しなければならない。

⇒　上記(ｱ)の「帳簿」には、審査意見業務の対象となった研究ごとに、次に掲げる事項を記載することが求められる。〈H30/2/28 医政経発0228第1号・医政研発0228第1号〉

　① 審査意見業務の対象となった臨床研究の研究責任医師等の氏名及び実施医療機関の名称
　② 審査意見業務を行った年月日
　③ 審査意見業務の対象となった臨床研究の名称
　④ 報告(法第23条第1項第2号、第3号)があった場合には、その報告の内容
　⑤ 意見(法第23条第1項第4号)を述べた場合には、その意見を述べる必要があると判断した理由
　⑥ 述べた意見の内容
　⑦ 審査意見業務(法第23条第1項第1号)を行った場合には、研究責任医師等が当該審査意見業務の対象となった実施計画を厚生労働大臣に提出した年月日(通知(則第39条第2項)により把握した提出年月日)

⇒　上記(ｲ)について、認定委員会設置者は、設置した認定臨床研究審査委員会を廃止した場合においても、帳簿を、最終の記載の日から5年間、保存することが求められる。〈H30/2/28 医政経発0228第1号・医政研発0228第1号〉

25 審査意見業務の記録及び保存について、次のとおり定められている。〈則第85条〉

　(ｱ) 認定委員会設置者は、当該認定臨床研究審査委員会における審査意見業務の過程に関する記録を作成しなければならない。

　(ｲ) 認定委員会設置者は、審査意見業務に係る実施計画その他の審査意見業務を行うために研究責任医師から提出された書類、(ｱ)の記録(技術専門員からの評価書を含む。)及び認定臨床研究審査委員会の結論を審査意見業務に係る実施計画を提出した研究責任医師に通知した文書の写しを、当該実施計画に係る特定臨床研究が終了した日から5年間保存しなければならない。

　(ｳ) 認定委員会設置者は、認定の申請書及び当該添付書類(則第65条第3項)、業務規程並びに委員名簿を、当該認定臨床研究審査委員会の廃止後5年間保存しなければならない。

⇒　上記(ｱ)について、認定委員会設置者は、次に掲げる事項を含む審査等業務の過程に関

第 3 章 認定臨床研究審査委員会(第 23 条—第 31 条)

する記録を作成するとともに、認定臨床研究審査委員会の開催ごとの審査等業務の過程に関する概要を、当該認定臨床研究審査委員会のホームページで公表することが求められる。〈H30/2/28 医政経発 0228 第 1 号・医政研発 0228 第 1 号〉
① 開催日時
② 開催場所
③ 議題
④ 実施計画を提出した研究責任医師等の氏名及び実施医療機関の名称
⑤ 審査意見業務の対象となった実施計画を受け取った年月日
⑥ 審査意見業務に出席した者の氏名及び評価書を提出した技術専門員の氏名
⑦ 審議案件ごとの審査意見業務への関与に関する状況(審査意見業務に参加できない者が、委員会の求めに応じて意見を述べた場合は、その事実と理由を含む。)
⑧ 結論及びその理由(出席委員の過半数の同意を得た意見を委員会の結論とした場合には、賛成・反対・棄権の数)を含む議論の内容(議論の内容については、質疑応答などのやりとりの分かる内容を記載する。)

なお、審査等業務の過程に関する記録には、発言した委員の氏名まで記載して公表する必要はないが、発言した各委員を区別し、委員の構成区分(則第 66 条第 2 項第 2 号)のいずれに該当するか分かるように表記することが求められる。〈H30/3/13 事務連絡〉

⇒ 上記(イ)の書類等の保存について、次のとおり示されている。〈H30/2/28 医政経発 0228 第 1 号・医政研発 0228 第 1 号〉
① 認定臨床研究審査委員会を廃止した場合においても、当該認定臨床研究審査委員会が審査意見業務を行った実施計画に係る臨床研究が終了した日から 5 年間保存すること
② 臨床研究ごとに整理し保存すること

⇒ 上記(ウ)の業務規程及び委員名簿の保存について、次のとおり示されている。〈H30/2/28 医政経発 0228 第 1 号・医政研発 0228 第 1 号〉
① 最新の業務規程及び委員名簿については、当該認定臨床研究審査委員会の廃止後 5 年間保存すること
② 改正前の業務規程及び委員名簿については、当該業務規程等に基づき審査意見業務を行ったすべての臨床研究が終了した日から 5 年間保存することで差し支えない。

＜委員等の教育研修＞

26 認定委員会設置者は、年 1 回以上、委員等に対し、教育又は研修を受けさせなければならない。ただし、委員等が既に当該認定委員会設置者が実施する教育又は研修と同等の教育又は研修を受けていることが確認できる場合は、この限りでない。〈則第 84 条〉

27 認定委員会設置者は、臨床研究の安全性及び科学的妥当性の観点から、臨床研究実施基準に照らして適切な審査ができるようにするために、認定臨床研究審査委員会の委員、技術専門員及び運営に関する事務を行う者に対し教育又は研修の機会を設け、受講歴を管理すること。なお、教育又は研修については、研究倫理、法の理解、研究方法等を習得することを目的とし、外部機関が実施する教育又は研修への参加の機会を確保することでも差し支えないが、この場合においても、受講歴を管理することが求められる。

〈H30/2/28 医政経発 0228 第 1 号・医政研発 0228 第 1 号〉

＜運営情報の公表＞

28 認定委員会設置者は、研究責任医師が、認定臨床研究審査委員会に関する情報を容易に収集し、効率的に審査意見業務を依頼することができるよう、認定臨床研究審査委員会の審査手数料、開催日程及び受付状況を公表しなければならない。〈則第 86 条〉

＜特定臨床研究以外の臨床研究＞

29 認定臨床研究審査委員会は、臨床研究(特定臨床研究を除く。)の実施に関する計画に係る意見を求められ(法第 21 条)、これに応じた場合には、審査意見業務に準じた同様の業務を行うよう努めなければならない。〈則第 87 条〉

第3章 認定臨床研究審査委員会(第23条―第31条)

■第23条第2項■

　前項の認定を受けようとする者は、厚生労働省令で定めるところにより、次に掲げる事項を記載した申請書を厚生労働大臣に提出して、同項の認定の申請をしなければならない。
一　氏名又は名称及び住所並びに法人にあっては、その代表者(法人でない団体にあっては、その代表者又は管理人)の氏名
二　臨床研究審査委員会の名称
三　臨床研究審査委員会の委員の氏名
四　審査意見業務を行う体制に関する事項
五　その他厚生労働省令で定める事項

趣 旨

　本規定は、臨床研究審査委員会の認定の申請書の記載事項について明示したものである。

解 説

1　「申請」とは、許認可等を求める行為であって、当該行為に対して行政庁が諾否の応答をすべきこととされているものをいう。〈行政手続法第2条第3号〉
　＊「許認可等」とは、法令に基づき、行政庁の許可、認可、免許その他の自己に対し何らかの利益を付与する処分をいう。
2　認定の申請は、あらかじめ、様式第五による申請書(臨床研究審査委員会認定申請書)を提出して行うものとする。〈則第65条第1項〉

＜第5号＞
3　「厚生労働省令で定める事項」は、臨床研究審査委員会の所在地及び臨床研究審査委員会の連絡先とする。〈則第65条第2項〉

■第23条第3項■

　前項の申請書には、次項第二号に規定する業務規程その他の厚生労働省令で定める書類を添付しなければならない。

趣 旨

　本規定は、臨床研究審査委員会の認定の申請書の添付書類について明示したものである。

解 説

1　「次項第二号に規定する業務規程」とは、審査意見業務の実施の方法、審査意見業務に関して知り得た情報の管理及び秘密の保持の方法その他の審査意見業務を適切に実施するための方法に関する業務規程をいい、委員会設置者が自ら定めるものである。
2　「その他の厚生労働省令で定める書類」は、次に掲げる場合に応じ、それぞれに定め

る書類とする。〈則第65条第3項〉
- (ア) 医学医術に関する学術団体、一般社団法人、一般財団法人、特定非営利活動法人が認定の申請をしようとする場合
  ① 業務規程(法第23条第4項第2号)
  ② 臨床研究審査委員会を設置する者に関する証明書類
  ③ 臨床研究審査委員会を設置する者が臨床研究審査委員会を設置する旨を定めた定款その他これに準ずるもの
  ④ その役員のうちに医師、歯科医師、薬剤師、看護師その他の医療関係者が含まれているという要件(則第64条第2項第2号)、その役員に占める次に掲げる者の割合がそれぞれ3分の1以下であるという要件(則第64条第2項第3号)を満たすことを証明する書類
      ＊「その役員」には、いかなる名称によるかを問わず、これと同等以上の職権又は支配力を有する者が含まれる。
      (ⅰ) 特定の医療機関の職員その他の当該医療機関と密接な関係を有する者
      (ⅱ) 特定の法人の役員又は職員その他の当該法人と密接な関係を有する者
  ⑤ 財産的基礎を有していることを証明する書類
  ⑥ 臨床研究審査委員会の委員の略歴
- (イ) 医療機関の開設者、学校法人(医療機関を有するものに限る。)、独立行政法人(医療の提供又は臨床研究もしくは治験の支援を業務とするものに限る。)、国立大学法人(医療機関を有するものに限る。)、地方独立行政法人(医療機関を有するものに限る。)が認定の申請をしようとする場合
  ① 業務規程
  ② 臨床研究審査委員会を設置する者に関する証明書類
  ③ 臨床研究審査委員会の委員の略歴

⇒ 上記(ア)②の「設置する者に関する証明書類」として、例えば、病院等の開設許可証、開設証明証、法人の登記事項証明書の写しが該当する。〈H30/3/13 事務連絡〉

⇒ 上記(ア)⑥の「委員の略歴」には、委員の氏名、所属及び役職、学歴、免許・資格、勤務歴、専門分野、所属学会その他委員の要件に合致する事項を記載する。
　なお、委員の要件に合致することを説明するために、学術論文の実績を記載する必要がある場合には、その内容を含めることが求められる。〈H30/2/28 医政経発0228第1号・医政研発0228第1号〉

第3章　認定臨床研究審査委員会(第23条—第31条)

■第23条第4項■

　　厚生労働大臣は、第一項の認定(以下この条において単に「認定」という。)の申請があった場合において、その申請に係る臨床研究審査委員会が次に掲げる要件に適合すると認めるときは、認定をしなければならない。
一　臨床研究に関する専門的な知識経験を有する委員により構成され、かつ、審査意見業務の公正な実施に支障を及ぼすおそれがないものとして厚生労働省令で定める体制が整備されていること。
二　審査意見業務の実施の方法、審査意見業務に関して知り得た情報の管理及び秘密の保持の方法その他の審査意見業務を適切に実施するための方法に関する業務規程が整備されていること。
三　前二号に掲げるもののほか、審査意見業務の適切な実施のために必要なものとして厚生労働省令で定める基準に適合するものであること。

趣旨

本規定は、臨床研究審査委員会の認定の要件について明示したものである。

解説

1　「認定をしなければならない」とあるように、本規定各号の要件に適合すると認められるときは、厚生労働大臣はその臨床研究審査委員会を認定しなければならない。このように、臨床研究審査委員会の認定を行うかどうかの判断にあたっては、厚生労働大臣には裁量の余地が認められていない。

2　臨床研究審査委員会は、倫理的及び科学的観点から審査意見業務を行うことができるよう、本規定各号に掲げる要件を満たす場合には認定を受けることができる。〈則第66条第1項〉

<第1号>

3　本号は、委員の専門性、人数、男女構成、中立性等を認定の要件としたものである。

4　「厚生労働省令で定める体制」は、次のとおりとする。〈則第66条第2項〉

(ｱ)　臨床研究審査委員会に、委員長を置くこと

(ｲ)　次に掲げる者から構成されること。ただし、次の①から③までに掲げる者は当該①から③までに掲げる者以外を兼ねることができない。

　①　医学又は医療の専門家

　②　臨床研究の対象者の保護及び医学又は医療分野における人権の尊重に関して理解のある法律に関する専門家又は生命倫理に関する識見を有する者

　③　①及び②に掲げる者以外の一般の立場の者

(ｳ)　委員が5名以上であること

(ｴ)　男性及び女性がそれぞれ1名以上含まれていること

(ｵ)　同一の医療機関(当該医療機関と密接な関係を有するものを含む。)に所属している者が半数未満であること

(カ) 臨床研究審査委員会を設置する者の所属機関に属しない者が2名以上含まれていること
(キ) 審査意見業務を継続的に行うことができる体制を有すること
(ク) 苦情及び問合せを受け付けるための窓口を設置していること
(ケ) 臨床研究審査委員会の運営に関する事務を行う者が4名以上であること

⇒ 上記(イ)について、委員の選任にあたっては、認定臨床研究審査委員会に倫理的観点から審査意見業務を行うことを求めている点にかんがみ(則第66条第1項)、その委員については十分な社会的信用を有する者であることが望ましい。

 なお、ここでいう社会的信用に係る着眼点として、例えば次のようなものが考えられるが、特定の事項への該当をもって直ちにその適格性を判断するものでなく、その委員等個人の資質を総合的に勘案して認定臨床研究審査委員会の設置者が適切に判断すべきものであることに留意する。技術専門員についても同様とする。〈H30/2/28 医政経発0228第1号・医政研発0228第1号〉

○ 反社会的行為に関与したことがないか
○ 暴力団員ではないか、又は暴力団と密接な関係を有していないか
  ＊「暴力団員」とは、暴力団の構成員をいう。〈暴力団員による不当な行為の防止等に関する法律第2条第6号〉
○ 臨床研究法もしくは国民保健医療政令で定めるもの又は刑法もしくは暴力行為等処罰ニ関スル法律の規定により罰金の刑に処せられたことがないか
  ＊「暴力行為等処罰ニ関スル法律」とは、大正15年4月10法律第60号をいう。
○ 禁錮以上の刑に処せられたことがないか

⇒ 上記(イ)に定める委員以外の者として技術専門員等を会合に参加させることは差し支えないが、(イ)に定める委員以外に議決権を有する委員を置くことはできない。なお、議決権を有しないオブザーバー等として技術専門員等の参加を求める場合であっても、これらの参加者に委員その他これに類する紛らわしい呼称を用いることは望ましくない。〈H30/3/13 事務連絡〉

⇒ 上記(イ)①の「医学又は医療の専門家」について、次のとおり示されている。
  (a) 医学又は医療に関する専門的知識・経験に基づき、5年以上の診療、教育、研究又は業務を行った経験を有する者をいう。具体的には医師を想定しているが、医師を1名以上有している場合にあっては、医師以外の者が含まれていても差し支えない。〈H30/2/28 医政経発0228第1号・医政研発0228第1号〉
  (b) 例えば、医療機関又は医学・医療に関する研究機関等で5年以上の診療、教育、研究又は業務を行った経験を有する者が該当する。
   1名以上の医師が含まれる場合は、生物統計の専門家を「医学又は医療の専門家」として委員に選任してもよい。〈H30/3/13 事務連絡〉

⇒ 上記(イ)②の「臨床研究の対象者の保護及び医学又は医療分野における人権の尊重に関して理解のある法律に関する専門家又は生命倫理に関する識見を有する者」について、次のとおり示されている。

(a) 医学又は医療分野における臨床研究の対象者保護又は人権の尊重に関係する業務を行った経験を有することをいう。〈H30/2/28 医政経発 0228 第 1 号・医政研発 0228 第 1 号〉
(b) 例えば、臨床研究の安全性及び科学的妥当性等を審査する委員会の委員として、1年以上の経験を有する者が該当する。当該委員会には、認定臨床研究審査委員会のほか、治験審査委員会及び倫理審査委員会等も含まれる。〈H30/3/13 事務連絡〉
＊「治験審査委員会」とは、医薬品の臨床試験の実施の基準に関する省令(平成 9 年厚生省令第 28 号)第 27 条に規定するものをいう。
＊「倫理審査委員会」とは、人を対象とする医学系研究に関する倫理指針(平成 26 年文部科学省・厚生労働省告示第 3 号)第 10 に規定するものをいう。

⇒ 上記(イ)②の「法律に関する専門家」について、次のとおり示されている。
(a) 法律に関する専門的知識に基づいて、教育、研究又は業務を行っている者をいう。〈H30/2/28 医政経発 0228 第 1 号・医政研発 0228 第 1 号〉
(b) 例えば、以下の者が該当する。なお、設置者の所属機関の顧問弁護士も該当するが、臨床研究審査委員会を設置する者の所属機関に属する者とみなされる。〈H30/3/13 事務連絡〉
(i) 弁護士又は司法書士として業務を行っている者
(ii) 大学において法律学の教育・研究を行っている教員として、現に常勤の教授、准教授又は講師である者
(iii) 大学において法律学の教育・研究を行っている教員として、過去に 5 年以上常勤の教授、准教授又は講師として勤務した経験を有する者

⇒ 上記(イ)②の「生命倫理に関する識見を有する者」について、次のとおり示されている。
(a) 生命倫理に関する専門的知識に基づいて、教育、研究又は業務を行っている者をいう。〈H30/2/28 医政経発 0228 第 1 号・医政研発 0228 第 1 号〉
(b) 例えば、以下の者が該当する。〈H30/3/13 事務連絡〉
(i) 大学において生命倫理の教育・研究を行っている教員として、現に常勤の教授、准教授又は講師である者
(ii) 大学において生命倫理の教育・研究を行っている教員として、過去に 5 年以上常勤の教授、准教授又は講師として勤務した経験を有する者
(iii) 大学院修士課程相当の生命倫理学に関する専門教育を受けていること、かつ、査読のある学術雑誌に筆頭筆者として、生命倫理学に関する学術論文の発表が 1 編以上あること
(c) 10 年以上の臨床研究コーディネーター(CRC)の経験を有する者の場合、当該 CRC の経験のみでは、生命倫理に関する識見を有する者に該当しない。ただし、その他の個別具体的な経験の内容から総合的に判断してこれに該当する場合はあり得る。〈H30/3/13 事務連絡〉

⇒ 上記(イ)③の「一般の立場の者」について、次のとおり示されている。
(a) 主に医学・歯学・薬学その他の自然科学に関する専門的知識に基づいて教育、研究又は業務を行っている者以外の者であって、臨床研究の対象者に対する説明同意文書の内容が一般的に理解できる内容であるか等、臨床研究の対象者の立場から意見を述

べることができる者をいう。〈H30/2/28 医政経発 0228 第 1 号・医政研発 0228 第 1 号〉
　(b) 例えば、小学校、中学校又は高等学校の化学、生物又は物理の教員は、一般の立場の者に該当する。一方、以下の者は該当しない。〈H30/3/13 事務連絡〉
　　(ⅰ) 認定委員会設置者が設置する医療機関の現職員及び元職員
　　(ⅱ) 認定委員会設置者が設置する医療機関の所在地において、当該医療機関と関係のある業務に従事している保健医療に関する行政機関の現職員

⇒　上記(ｳ)について、認定臨床研究審査委員会の構成に必要な委員の数は、少なくとも 5 名となるが、認定に必要な要件を満たした上で、委員の数がこれよりも多い場合には、(ｲ)に規定する特定の区分の委員の数に偏りがないよう配慮することが求められる。〈H30/2/28 医政経発 0228 第 1 号・医政研発 0228 第 1 号〉

⇒　上記(ｵ)の「当該医療機関と密接な関係を有するもの」について、次のとおり示されている。
　(a) 同一法人内において当該医療機関と財政的な関係を有するものが該当する。なお、医療機関が複数の学部を有する大学の附属病院である場合において、他学部(例：法学部)の教員で実施医療機関と業務上の関係のない者は該当しない。〈H30/2/28 医政経発 0228 第 1 号・医政研発 0228 第 1 号〉
　(b) 例えば、以下の者が密接な関係を有する者に該当する。〈H30/3/13 事務連絡〉
　　(ⅰ) 大学病院──同大学の医学部
　　(ⅱ) 国立高度専門医療研究センターの病院──同センターの研究所
　　(ⅲ) 医学部単科大学の大学病院──同大学の教養分野の教員

⇒　上記(ｶ)について、臨床研究審査委員会を設置する者が設置する大学の医学部に勤務していた経験があり、退職後に当該大学の名誉教授の称号を得ている者は、「臨床研究審査委員会を設置する者の所属機関」に属する者に該当する。なお、上記(ｵ)の「当該医療機関と密接な関係を有するもの」にも該当する。〈H30/3/13 事務連絡〉

⇒　上記(ｹ)について、認定委員会設置者は、認定臨床研究審査委員会の事務を行う者を選任し、認定臨床研究審査委員会事務局を設けることが求められる。〈H30/2/28 医政経発 0228 第 1 号・医政研発 0228 第 1 号〉

⇒　上記(ｹ)の「臨床研究審査委員会の運営に関する事務を行う者が 4 名以上」について、次に掲げる事項のいずれも満たすことが求められる。〈H30/2/28 医政経発 0228 第 1 号・医政研発 0228 第 1 号〉
　○ 当該業務に必要とする年間の勤務時間の合計が年間の全勤務時間に占める割合を表した数の合計が 4 以上であること
　○ 事務を行う者は、当該業務を担当する部署に所属し、委員会の設置者等当該者の指揮命令権を有する者からの職務命令が明示されていること
　○ 事務を行う者は、当該事務を行うにあたってあらかじめ研究倫理などの教育又は訓練を受けていること。なお、教育又は研修の手段は各認定臨床研究審査委員会で定めるもので差し支えない。
　○ 臨床研究の安全性及び科学的妥当性等を審査する委員会(認定臨床研究審査委員会、

治験審査委員会(医薬品GCP省令第27条第1項等)、倫理審査委員会(人を対象とする医学系研究に関する倫理指針第10)等を含む。)の事務に関する実務経験を1年以上有する専従の事務を行う者を2名以上含むこと

　　＊「医薬品GCP省令」とは、医薬品の臨床試験の実施の基準に関する省令(平成9年3月27日厚生省令第28号)をいう。
　　＊「専従」とは、常勤で雇用されている職員においてその就業時間の8割以上、非常勤の場合はそれに相当する時間を該当業務に従事している場合をいう。

〈第2号〉

5　「秘密」には、法第11条の臨床研究の対象者の秘密のほか、医薬品等に関する営業上の秘密も含まれる。

6　「業務規程」には、次に掲げる事項を定めなければならない。〈則第66条第3項〉

(ア) 審査手数料に関する事項、審査意見業務を依頼する研究責任医師又は審査意見業務の対象となる特定臨床研究に関与する医薬品等製造販売業者等と密接な関係を有している委員及び技術専門員の審査意見業務への参加の制限に関する事項、疾病等の報告を受けた場合の手続(法第13条第1項)に関する事項、誤記等の修正指示及び緊急的な審査の手続(則第80条第4項、第5項)に関する事項その他の審査意見業務の実施の方法に関する事項

　　＊「審査手数料」とは、審査意見業務に関して徴収する手数料をいう。

(イ) 審査意見業務の過程に関する記録(則第85条)の作成及びその保存方法に関する事項並びに秘密の保持に関する事項

(ウ) 業務規程、委員名簿その他臨床研究審査委員会の認定に関する事項及び審査意見業務の過程に関する記録に関する事項の公表(則第66条第4項第3号)、認定臨床研究審査委員会の審査手数料、開催日程及び受付状況の公表(則第86条)に関する事項

(エ) 認定臨床研究審査委員会を廃止する場合に必要な措置に関する事項

(オ) 苦情及び問合せに対応するための手順その他の必要な体制の整備に関する事項

(カ) 臨床研究審査委員会の委員等の教育又は研修に関する事項

　　＊「委員等」とは、委員、技術専門員及び運営に関する事務を行う者をいう。

(キ) (ア)から(カ)までに掲げるもののほか、臨床研究審査委員会が独立した公正な立場における審査意見業務を行うために必要な事項

〈第3号〉

7　「厚生労働省令で定める基準」は、次のとおりとする。〈則第66条第4項〉

(ア) 審査意見業務を行う順及び内容並びに審査意見業務に関して徴収する手数料について、審査意見業務を依頼する者にかかわらず公正な運営を行うこと

(イ) 活動の自由及び独立が保障されていること

(ウ) 審査意見業務の透明性を確保するため、業務規程、委員名簿その他臨床研究審査委員会の認定に関する事項及び審査意見業務の過程に関する記録に関する事項について、厚生労働省が整備するデータベースに記録することにより公表すること。

　　ただし、認定の申請書(則第65条第1項)、本質事項の変更の認定申請書(則第69条)もしくは認定更新の申請書(則第76条第1項)又は軽微な変更の届書(則第71条)もしくは

　　　　形式事項の変更の届書(則第73条第1項)に記載された事項及び当該申請書又は当該届書に添付された書類に記載された事項については、当該事項を公表したものとみなす。
　(エ) 審査意見業務(業務規程に定める方法により行う場合(則第80条第4項及び第5項)を除く。)を行うため、年12回以上定期的に開催すること
　(オ) 有効期間の更新(法第26条第2項)を受ける場合にあっては、審査意見業務を行うため、年11回以上開催していること
⇒　上記(ア)の「手数料」の額は、委員への報酬の支払等、当該認定臨床研究審査委員会の健全な運営に必要な経費を賄うために必要な範囲内とし、かつ、公平なものとなるよう定めることが求められる。公平なものでないと判断される場合としては、次のような場合が考えられる。〈H30/2/28 医政経発0228第1号・医政研発0228第1号〉
　　○　認定臨床研究審査委員会を設置する者と利害関係を有するか否かで、合理的な範囲を超えて手数料の差額を設ける場合
⇒　上記(ウ)の「委員名簿」には、委員の氏名、性別、所属及び役職等が含まれるため、委員を委嘱にする場合にあっては、当該事項が公表されることを事前に説明し、同意を得ておくことが求められる。〈H30/2/28 医政経発0228第1号・医政研発0228第1号〉
⇒　上記(オ)に「年11回以上開催」とあるが、これは、認定更新の年については認定を受けた日から1年の間に11回以上開催することを意味している。なお、審査依頼がない等の理由であっても開催しなかった場合は、開催回数として計上できない。〈H30/5/17 事務連絡〉

＜技術専門員＞

8　技術専門員とは、審査意見業務の対象となる疾患領域の専門家及び毒性学、薬力学、薬物動態学等の専門的な知識を有する臨床薬理学の専門家、生物統計の専門家その他の臨床研究の特色に応じた専門家をいう。〈則第66条第3項第1号〉

9　技術専門員について、次のとおり示されている。〈H30/2/28 医政経発0228第1号・医政研発0228第1号〉

　① 「技術専門員」とは、当該臨床研究を審査する認定臨床研究審査委員会から依頼を受け、評価書を用いて科学的観点から意見を述べる者をいう。
　② 「審査意見業務の対象となる疾患領域の専門家」とは、審査対象となる研究の疾患領域に関する専門的知識・経験に基づき、現に診療、教育、研究又は業務を行っている者をいう。例えば、5年以上の医師、歯科医師の実務経験を有し、対象疾患領域の専門家である者が該当する。
　③ 「毒性学、薬力学、薬物動態学等の専門的な知識を有する臨床薬理学の専門家」とは、臨床薬理に関する専門的知識に基づいて、教育、研究又は業務を行っている者をいう。
　④ 「生物統計の専門家」とは、生物統計に関する専門的知識に基づいて、業務を行っている者をいう。
　⑤ 「その他の臨床研究の特色に応じた専門家」とは、必要に応じて審査対象となる研究分野に関する専門的知識・経験に基づき、教育、研究又は業務を行っている者をいう。例えば、次のような者が考えられるが、臨床研究の特色に応じて適切な者の評価書

第3章　認定臨床研究審査委員会（第23条—第31条）

を確認することが求められる。
　　○　医療機器の臨床研究の場合——医療機器、臨床工学、材料工学の専門家
　　○　再生医療等製品の臨床研究の場合——再生医療等の専門家
⑥　技術専門員の選出や評価依頼は、各認定臨床研究審査委員会で運用を定めて行うことが求められる。
⑦　認定臨床研究審査委員会は、実施計画(法23条第１項第１号)の新規審査を行うにあたっては、技術専門員の評価書を確認し、それ以外は必要に応じて意見を聴くことが求められる。
⑧　医療機器に係る臨床研究のうち、次に掲げるすべての事項を満たす臨床研究については、厳格には被験医療機器が変化しており、同一の医療機器とはいえないものの、１つの研究計画書に次に掲げるすべての事項が記載されていることをもって、１つの研究計画書により研究を実施して差し支えないが、このような臨床研究の実施計画書に係る審査意見業務を行う場合には、当該疾患領域の専門家の評価書に加えて、該当する医療機器の専門家の評価書に基づいて評価する。なお、医療機器の専門家による評価においては、検証される変更範囲のうち、最もリスクの高い場合の安全性が適切に担保されているかを確認することが求められる。
　（ⅰ）対象となる医療機器の構造・原材料又はその両方を変化させることにより、構造・原材料の最適化を図ることを目的とする研究デザインとなっていること
　（ⅱ）変更範囲については、その変化の意図に応じた適切な範囲を設定し、当該範囲内における変化が臨床研究の対象者に対する安全性に明らかな変化を生じないことが科学的に検証されていること
　（ⅲ）一連の変更した医療機器を臨床研究の対象者に適用する際には、よりリスクが小さいと考えられる順に適用し、適用の都度、安全性を順次検証した上で次の構造・原材料の医療機器を適用する研究デザインになっていること

10　解説８の「毒性学、薬力学、薬物動態学等の専門的な知識を有する臨床薬理学の専門家」として、例えば、次に掲げる者が該当する。〈H30/3/13事務連絡〉
①　大学において臨床薬理学の教育もしくは研究を行っている教員として、現に常勤の教授、准教授もしくは講師である者又は過去に５年以上常勤の教授、准教授もしくは講師として勤務した経験を有する者
②　日米欧の規制当局において毒性学、薬力学もしくは薬物動態学の担当として２年以上の医薬品等の承認の審査業務を行った経験を有する者又はそれと同等の実務経験を有し、それに相当する知見を有する者
③　以下のいずれも満たす者
　（ⅰ）医師、歯科医師、薬剤師等として５年以上の診療、業務、教育又は研究を行っていること
　（ⅱ）大学院修士課程相当の臨床薬理学に関する専門教育を受けていること
　（ⅲ）筆頭筆者として、査読のある学術雑誌に臨床薬理学に関する学術論文の発表が１編以上あること

⇒ 上記の「生物統計の専門家」として、例えば、以下のいずれの要件も満たす者が該当する。〈H30/3/13事務連絡〉
① 大学院修士課程相当の統計の専門教育を受けた経験を有するか、統計検定2級相当の能力を有すること
② 複数の臨床研究の実務経験(試験計画作成、データマネジメント、解析、報告書・論文作成、効果安全性評価委員会委員等)を有すること

<認定証の交付>

11 厚生労働大臣は、認定臨床研究審査委員会の認定をしたときは、認定を申請した者に対し、様式第六による認定証(臨床研究審査委員会認定証)を交付しなければならない。〈則第67条前段〉

<認定証の書換え交付の申請>

12 認定委員会設置者は、認定証の記載事項に変更を生じたときは、様式第一〇による申請書(臨床研究審査委員会認定証書換え交付申請書)及び認定証を厚生労働大臣に提出してその書換えを申請することができる。〈則第74条〉

<認定証の再交付>

13 認定証の再交付について、次のとおり定められている。〈則第75条〉

(ｱ) 認定委員会設置者は、認定臨床研究審査委員会の認定証を破り、汚し、又は失ったときは、様式第一一による申請書(臨床研究審査委員会認定証再交付申請書)を厚生労働大臣に提出してその再交付を申請することができる。この場合において、認定証を破り、又は汚した認定委員会設置者は、申請書に当該認定証を添えなければならない。〈則第75条第1項〉

(ｲ) 認定委員会設置者は、認定証の再交付を受けた後、失った認定証を発見したときは、遅滞なく、厚生労働大臣にこれを返納しなければならない。〈則第75条第2項〉

第3章　認定臨床研究審査委員会(第23条—第31条)

■**第23条第5項**■

　厚生労働大臣は、前項の規定により認定をしたときは、次に掲げる事項を公示しなければならない。
一　認定を受けた者(以下「認定委員会設置者」という。)の氏名又は名称及び住所
二　認定に係る臨床研究審査委員会(以下「認定臨床研究審査委員会」という。)の名称

趣旨

　本規定は、厚生労働大臣は、臨床研究審査委員会の認定をしたときは、①認定委員会設置者の氏名及び住所、②認定臨床研究審査委員会の名称を公示することとしたものである。

解説

1　認定臨床研究審査委員会による審査(法第5条第3項)は、特定臨床研究の実施計画の提出にあたって必須の手続となっているため、特定臨床研究を実施しようとする者は、どこに認定臨床研究審査委員会があるかを知る必要がある。そこで、認定臨床研究審査委員会の名称、認定を受けた者の氏名、当該認定に係る審査意見業務を行う事務所の所在地を公示することとしている。

2　認定臨床研究審査委員会の設置主体として、病院、診療所、医学医術に関する学術団体等が規定されている(法第23条第1項)。

　このうち、病院、診療所については、"場所"にすぎず、直接の権利義務の主体とすることができないため、臨床研究審査委員会を設置する者を病院、診療所の『開設者』としている。また、直接の権利義務の主体が明確である必要があることから、医学医術に関する学術団体等が法人格をもたない場合は、臨床研究審査委員会を設置する者を『代表者又は管理人の定めのある団体に限る』こととしている(法第23条第1項)。

　このように、病院、診療所の開設者と医学医術に関する学術団体等(法人でない団体にあっては、代表者又は管理人の定めのあるものに限る。)を、本法では、「委員会設置者」として認定申請(法第23条第1項)を受ける主体とするとともに、改善命令(法第30条)の対象者としている。

第二十四条（欠格事由）

　　前条第四項の規定にかかわらず、次の各号のいずれかに該当するときは、同条第一項の認定を受けることができない。
一　申請者が、禁錮以上の刑に処せられ、その執行を終わり、又は執行を受けることがなくなるまでの者であるとき。
二　申請者が、この法律その他国民の保健医療に関する法律で政令で定めるものの規定により罰金の刑に処せられ、その執行を終わり、又は執行を受けることがなくなるまでの者であるとき。
三　申請者が、第三十一条第一項の規定により前条第一項の認定を取り消され、その認定の取消しの日から起算して三年を経過しない者（認定の取消しの処分に係る行政手続法（平成五年法律第八十八号）第十五条第一項の規定による通知があった日（以下この条において「通知日」という。）前六十日以内に当該認定を取り消された法人の役員（いかなる名称によるかを問わず、これと同等以上の職権又は支配力を有する者を含む。以下この条において同じ。）であった者で当該認定の取消しの日から起算して三年を経過しないもの及び通知日前六十日以内に認定を取り消された団体の代表者又は管理人であった者で当該認定の取消しの日から起算して三年を経過しないものを含む。）であるとき。ただし、当該認定の取消しが、認定の取消しの処分の理由となった事実及び当該事実の発生を防止するための認定委員会設置者による体制の整備についての取組の状況その他の当該事実に関して当該認定委員会設置者が有していた責任の程度を考慮して、この号本文に規定する認定の取消しに該当しないこととすることが相当であると認められる認定の取消しとして厚生労働省令で定めるものに該当する場合を除く。
四　申請者が、第三十一条第一項の規定による前条第一項の認定の取消しの処分に係る通知日から当該処分をする日又は処分をしないことを決定する日までの間に第二十七条第一項の規定による廃止の届出をした者（当該廃止について相当の理由がある者を除く。）で、当該届出の日から起算して三年を経過しないものであるとき。
五　申請者が、前条第一項の認定の申請前三年以内に審査意見業務に関し不正又は著しく不当な行為をした者であるとき。
六　申請者が、法人であって、その役員のうちに前各号のいずれかに該当する者があるとき。
七　申請者が、法人でない団体であって、その代表者又は管理人のうちに第一号から第五号までのいずれかに該当する者があるとき。

趣旨
　本規定は、臨床研究審査委員会の認定を受けようとする者の絶対的な欠格事由を明示したものである。

解説
　1　臨床研究が臨床研究実施基準に適合していることについて審査意見業務を行う者は、

第 3 章　認定臨床研究審査委員会(第 23 条―第 31 条)

　厚生労働大臣の認定を受けなければならず、その者については、①病院、診療所の開設者と②医学医術に関する学術団体等(法人でない団体にあっては、代表者又は管理人の定めのあるもののみ)に限ることとしている(法第 23 条第 1 項)。

　　とはいえ、審査意見業務の適切な実施を確保するためには、①又は②に該当する者であれば誰でもよいというわけにはいかない。そこで、臨床研究審査委員会の認定を受けようとする者が、過去に本法に違反して罰金を受けていた場合等、審査意見業務を適切に行うことができないと考えられる事由を本条各号に列記し、これらのいずれかに該当する場合には認定を受けることができないこととしている。

2　「認定を受けることができない」とあるように、本規定各号の事由に抵触するときは、臨床研究審査委員会の認定は与えられない。このように、臨床研究審査委員会の認定は、厚生労働大臣の裁量行為に属するものではなく、羈束(きそく)行為に属している。
　　＊「裁量行為」とは、行政行為の要件・内容が法規により厳格には拘束されておらず、行政庁に裁量の自由がある行政行為をいう。
　　＊「羈束行為」とは、行政行為の要件・内容が法規により厳格に拘束され、行政庁に裁量の自由がない行政行為をいう。

<第 1 号>

3　犯した犯罪の内容によっては、審査意見業務を適正に行う能力を欠く可能性があり、かつ、本法を遵守して行うことが期待できない場合もあるため、禁錮以上の刑に処せられていることを、認定のの欠格事由としている。

4　「禁錮以上の刑に処せられ」とあるが、これは禁錮以上の刑の判決が確定した者をさす。公判中の者又は控訴もしくは上告中の者は除外される。

5　「執行を終わり」とは、刑の執行が完了したときをさす。刑の執行猶予中又は仮出獄等の場合は、刑の執行が終わったことにはならない。

6　「執行を受けることがなくなる」とは、時効、大赦等により刑の執行が免除されたときをさす。

7　刑の執行猶予の言い渡しを取り消されることなく猶予の期間を経過した者は、刑の言い渡し自体が効力を失うので、本号に該当しない。

<第 2 号>

8　保健医療に関する法律に違反した者は、審査意見業務を適正に行う能力を欠く可能性があり、かつ、本法を遵守して行うことが期待できない場合もあるため、当該法律により罰金の刑に処せられていることを、認定の欠格事由としている。

9　「国民の保健医療に関する法律で政令で定めるもの」は、次のとおりとする。〈臨床研究法第二十四条第二号の国民の保健医療に関する法律等を定める政令〉
　① 児童福祉法(昭和 22 年 12 月 12 日法律第 164 号)
　② 医師法(昭和 23 年 7 月 30 日法律第 201 号)
　③ 歯科医師法(昭和 23 年 7 月 30 日法律第 202 号)
　④ 保健師助産師看護師法(昭和 23 年 7 月 30 日法律第 203 号)
　⑤ 医療法(昭和 23 年 7 月 30 日法律第 205 号)
　⑥ 精神保健及び精神障害者福祉に関する法律(昭和 25 年 5 月 1 日法律第 123 号)

⑦ 医薬品、医療機器等の品質、有効性及び安全性の確保等に関する法律(昭和35年8月10日法律第145号)

⑧ 薬剤師法(昭和35年8月10日法律第146号)

⑨ 介護保険法(平成9年12月17日法律第123号)

⑩ 障害者の日常生活及び社会生活を総合的に支援するための法律(平成17年11月7日法律第123号)

⑪ 再生医療等の安全性の確保等に関する法律(平成25年11月27日法律第85号)

⑫ 難病の患者に対する医療等に関する法律(平成26年5月30日法律第50号)

10　「罰金の刑に処せられ」とあるように、国民の保健医療に関する法律に違反行為があるだけでは本号に該当しない。その違反行為について、罰金が科せられることを要する。

〈第3号〉

11　臨床研究審査委員会の認定を取り消された者は、審査意見業務を適正に行う能力や体制を欠く可能性があるため、組織的に関与していないと厚生労働大臣が認めた場合を除き、その認定の取消の日から3年を経過しないことを、認定の欠格事由としている。

12　「認定委員会設置者」とは、申請に係る臨床研究審査委員会について、厚生労働大臣の認定を受けた者をいう。〈法第23条第5項第1号〉

13　「厚生労働省令で定めるもの」は、厚生労働大臣が報告徴収の権限(法第35条第1項)等の権限を適切に行使し、当該認定の取消の処分の理由となった事実及び当該事実の発生を防止するための認定委員会設置者の審査意見業務の実施体制の整備についての取組の状況その他の当該事実に関して当該認定委員会設置者が有していた責任の程度を確認した結果、当該認定委員会設置者が当該認定の取消の理由となった事実について組織的に関与していると認められない場合に係るものとする。〈則第68条〉

〈第4号〉

14　臨床研究審査委員会の認定の取消処分の通知を受けて廃止の届出をした場合、当該廃止について相当の理由がある場合を除き、その届出の日から3年を経過していないことを、認定の欠格事由としている。

〈第5号〉

15　申請の3年以内に審査意見業務に関して不正行為をしたことを、認定の欠格事由としている。

〈第6号〉

16　法人については、役員がその業務執行に責任を負っており、この者が欠格事由に該当している場合には、当該法人に対して臨床研究審査委員会の認定を与えないようにするため、本号が設けられている。

〈第7号〉

17　法人でない団体については、その代表者又は管理人が欠格事由に該当している場合には、当該団体に対して臨床研究審査委員会の認定を与えないようにするため、本号が設けられている。

第3章　認定臨床研究審査委員会（第23条—第31条）

第二十五条（変更の認定）

■第25条第1項■

> 認定委員会設置者は、第二十三条第二項第三号又は第四号に掲げる事項の変更（厚生労働省令で定める軽微な変更を除く。）をするときは、厚生労働大臣の認定を受けなければならない。

趣　旨

本規定は、認定委員会設置者に対し、認定臨床研究審査委員会の本質事項について変更しようとするときは、厚生労働大臣の認定を受けることを義務づけたものである。

解　説

1　認定臨床研究審査委員会の委員や審査意見業務を行う体制が変更される場合には、改めて委員や体制が認定要件を満たしているかどうか確認する必要があることから、その変更について認定を受けなければならないこととしている。

2　「第二十三条第二項第三号又は第四号に掲げる事項」は、次のとおりである。
　(ア)　臨床研究審査委員会の委員の氏名（法第23条第2項第3号）
　(イ)　審査意見業務を行う体制に関する事項（法第23条第2項第4号）
⇒　認定委員会の設置者が変更になった場合（例：一般社団法人から特定非営利法人になった場合）には、既存の認定臨床研究審査委員会の廃止の届出を行い、新たに認定申請を行う。この場合、新たに認定された委員会が、廃止した委員会の審査意見業務を引き継ぐ等、適切な措置を講ずる必要がある。〈H30/4/9 事務連絡〉

3　「厚生労働省令で定める軽微な変更」は、次に掲げる変更とする。〈則第70条〉
　(ア)　当該認定臨床研究審査委員会の委員の氏名の変更であって、委員の変更を伴わないもの
　(イ)　当該認定臨床研究審査委員会の委員の職業の変更であって、委員の構成要件（則第66条第2項第2号から第6号まで）を満たさなくなるもの以外のもの
　(ウ)　当該認定臨床研究審査委員会の委員の減員に関する変更であって、委員の構成要件（則第66条第2項第2号から第6号まで）を満たさなくなるもの以外のもの
　(エ)　審査意見業務を行う体制に関する事項の変更であって、審査意見業務の適正な実施に支障を及ぼすおそれのないもの
⇒　上記に該当するものとして、次のような変更が考えられる。〈H30/2/28 医政経発0228第1号・医政研発0228第1号〉
　(ア)の該当例──当該委員の婚姻状態の変更に伴う氏名の変更であって、委員は変わらないもの
　(イ)の該当例──当該委員の所属機関の変更に伴う職名の変更によるもの
　(エ)の該当例──認定臨床研究審査委員会の開催頻度が多くなるよう変更を行うもの

4　本質事項の変更の認定申請は、変更後の様式第五による申請書（臨床研究審査委員会認定申請書）及び様式第七による申請書（臨床研究審査委員会認定事項変更申請書）を厚生労働大臣に提出して行うものとする。〈則第69条〉

■**第25条第2項**■

> 認定委員会設置者は、前項の厚生労働省令で定める軽微な変更をしたときは、遅滞なく、その内容を厚生労働大臣に届け出なければならない。

趣旨

　本規定は、認定委員会設置者に対し、認定臨床研究審査委員会について軽微な変更をしたときは、厚生労働大臣に届け出ることを義務づけたものである。

解説

1　軽微な変更の届出は、様式第八による届書(臨床研究審査委員会認定事項軽微変更届書)を提出して行うものとする。〈則第71条〉

■**第25条第3項**■

> 第二十三条第二項から第五項までの規定は、第一項の変更の認定について準用する。

趣旨

　本規定は、認定臨床研究審査委員会について変更の認定を申請する際には、臨床研究審査委員会の認定に関する規定(法第23条第2項から第5項まで)を準用して適用する旨を定めたものである。

解説

1　認定臨床研究審査委員会の変更の認定を受けようとする者は、次に掲げる事項を記載した申請書を厚生労働大臣に提出して、変更の認定の申請をしなければならない。〈法第23条第2項の準用〉
　① 氏名又は名称及び住所並びに法人にあっては、その代表者(法人でない団体にあっては、その代表者又は管理人)の氏名
　② 認定臨床研究審査委員会の名称
　③ 認定臨床研究審査委員会の委員の氏名
　④ 審査意見業務を行う体制に関する事項
　⑤ その他厚生労働省令で定める事項
2　認定臨床研究審査委員会の変更の認定の申請書には、審査意見業務の実施の方法、審査意見業務に関して知り得た情報の管理及び秘密の保持の方法その他の審査意見業務を適切に実施するための方法に関する業務規程その他の厚生労働省令で定める書類を添付しなければならない。〈法第23条第3項の準用〉
⇒　既に厚生労働大臣に提出されている当該書類の内容に変更がないときは、その添付を省略することができる。〈H30/2/28 医政経発0228第1号・医政研発0228第1号〉

3 厚生労働大臣は、認定臨床研究審査委員会の変更の認定の申請があった場合において、その申請に係る認定臨床研究審査委員会が次に掲げる要件に適合すると認めるときは、変更の認定をしなければならない。〈法第23条第4項の準用〉

① 臨床研究に関する専門的な知識経験を有する委員により構成され、かつ、審査意見業務の公正な実施に支障を及ぼすおそれがないものとして厚生労働省令で定める体制が整備されていること

② 審査意見業務の実施の方法、審査意見業務に関して知り得た情報の管理及び秘密の保持の方法その他の審査意見業務を適切に実施するための方法に関する業務規程が整備されていること

③ ①及び②に掲げるもののほか、審査意見業務の適切な実施のために必要なものとして厚生労働省令で定める基準に適合するものであること

4 厚生労働大臣は、認定臨床研究審査委員会の変更の認定をしたときは、次に掲げる事項を公示しなければならない。〈法第23条第5項の準用〉

① 認定臨床研究審査委員会の変更の認定を受けた者の氏名又は名称及び住所

② 変更の認定に係る認定臨床研究審査委員会の名称

■**第25条第4項**■

> 認定委員会設置者は、第二十三条第二項第一号、第二号若しくは第五号に掲げる事項又は同条第三項に規定する書類に記載した事項に変更があったとき(当該変更が厚生労働省令で定める軽微なものであるときを除く。)は、遅滞なく、その内容を厚生労働大臣に届け出なければならない。

趣旨

本規定は、認定委員会設置者に対し、認定臨床研究審査委員会の形式事項について変更があったときは、軽微な変更を除き、厚生労働大臣への届出を義務づけたものである。

解説

1 「第二十三条第二項第一号、第二号若しくは第五号に掲げる事項又は同条第三項に規定する書類」は、次のとおりである。
   ① 氏名又は名称及び住所並びに法人にあっては、その代表者(法人でない団体にあっては、その代表者又は管理人)の氏名(法第23条第2項第1号)
   ② 臨床研究審査委員会の名称(法第23条第2項第2号)
   ③ その他厚生労働省令で定める事項(法第23条第2項第5号)
   ④ 審査意見業務の実施の方法、審査意見業務に関して知り得た情報の管理及び秘密の保持の方法その他の審査意見業務を適切に実施するための方法に関する業務規程その他の厚生労働省令で定める書類(法第23条第3項)

2 「厚生労働省令で定める軽微なもの」は、次に掲げる変更とする。〈則第72条〉
   (ア) 地域の名称の変更又は地番の変更に伴う変更
   (イ) 当該認定臨床研究審査委員会の委員の略歴の追加に関する事項
   (ウ) 臨床研究審査委員会を設置する旨の定めをした定款その他これに準ずるものの変更であって、次に掲げるもの
       ① 法その他の法令の制定又は改廃に伴い当然必要とされる規定の整理
       ② (ア)及び①に掲げるもののほか、用語の整理、条、項又は号の繰り上げ又は繰り下げその他の形式的な変更

⇒ 上記(ア)の「地域の名称の変更又は地番の変更に伴う変更」とは、認定臨床研究審査委員会の所在地は変わらず、所在地の地域の名称の変更又は地番の変更に伴うものをいう。
〈H30/2/28 医政経発0228第1号・医政研発0228第1号〉

3 形式事項の変更の届出は、様式第九による届書(臨床研究審査委員会認定事項変更届書)を提出して行うものとする。〈則第73条第1項〉

4 業務規程その他の厚生労働省令で定める書類(則第65条第3項)に記載した事項に変更があった場合には、届書に、変更後の業務規程その他の厚生労働省令で定める書類を添えなければならない。〈則第73条第2項〉

第3章　認定臨床研究審査委員会（第23条—第31条）

■**第25条第5項**■

　第二十三条第五項の規定は、同項各号に掲げる事項について前項の規定により届出があった場合について準用する。

趣旨

　本規定は、厚生労働大臣は、認定臨床研究審査委員会の形式事項のうち公示事項について変更の届出があったときは、これを公示することとしたものである。

解説

1　厚生労働大臣は、認定臨床研究審査委員会の形式事項について変更の届出があったときは、次に掲げる事項を公示しなければならない。〈法第23条第5項の準用〉
① 認定委員会設置者の氏名又は名称及び住所
② 認定臨床研究審査委員会の名称

第二十六条（認定の有効期間）

■第２６条第１項■

> 第二十三条第一項の認定の有効期間は、当該認定の日から起算して三年とする。

趣旨

本規定は、臨床研究審査委員会の認定に有効期間を設け、これを３年としたものである。

解説

1　認定臨床研究審査委員会については、定期的に認定要件の該当性を確認することが適当と考えられることから、その認定を更新制としている。

■第２６条第２項■

> 前項の有効期間（当該有効期間についてこの項の規定により更新を受けたときにあっては、更新後の当該有効期間をいう。以下この条において単に「有効期間」という。）の満了後引き続き認定臨床研究審査委員会を設置する認定委員会設置者は、有効期間の更新を受けなければならない。

趣旨

本規定は、認定委員会設置者に対し、認定の有効期間の満了後も引き続き審査意見業務を行う場合は、認定の更新を受けることを義務づけたものである。

解説

1　厚生労働大臣は、認定臨床研究審査委員会の認定の更新をしたときは、認定の更新を申請した者に対し、様式第六による認定証を交付しなければならない。〈則第67条後段〉

第3章　認定臨床研究審査委員会(第23条—第31条)

■第２６条第３項■

> 前項の更新を受けようとする認定委員会設置者は、有効期間の満了の日の九十日前から六十日前までの間(以下この項において「更新申請期間」という。)に、厚生労働大臣に前項の更新の申請をしなければならない。ただし、災害その他やむを得ない事由により更新申請期間に更新の申請をすることができないときは、この限りでない。

【趣旨】

　本規定は、認定委員会設置者に対し、更新申請期間内に認定臨床研究審査委員会の認定の更新を行うことを義務づけたものである。

【解説】

1　「有効期間」とあるが、当該有効期間について更新を受けたときにあっては、更新後の当該有効期間をいう。〈法第26条第2項〉

■第２６条第４項■

> 前項の申請があった場合において、有効期間の満了の日までに当該申請に対する処分がされないときは、従前の認定は、有効期間の満了後もその処分がされるまでの間は、なお効力を有する。

【趣旨】

　本規定は、認定の更新の申請がなされているのにもかかわらず、有効期間の満了の日までに処分がされないときは、その処分がなされるまでの間、従前の認定は効力を有することとしたものである。

【解説】

1　一般的には、従前の認定の有効期間が経過した後において審査意見業務を行うことは、臨床研究審査委員会の認定を受けないで行ったことになる。とはいえ、更新申請に係る審査が長引き、有効期間の満了日までに当該申請に対する処分がされないこともあり得るものであり、そのような場合には関係者に想定外の不利益を生じさせることになりかねない。

　そこで、「なおその効力を有する」とあるように、審査の都合により認定の有効期間内に申請に対する処分がされないときは、従前の認定の有効期間の効力が持続するものとしている。

■第26条第5項■

　前項の場合において、第二項の更新がされたときは、有効期間は、当該更新前の有効期間の満了の日の翌日から起算するものとする。

趣旨

　本規定は、審査の都合により認定臨床研究審査委員会の認定の有効期間の満了日までにその申請に対する処分がなされないときは、特例として、従前の認定の有効期間の効力が持続（法第26条第4項）することとしている。本規定は、そのような特例措置が講じられた場合であっても、認定の新たな有効期間は、本来の有効期間の満了日の翌日から起算することとしたものである。

■第26条第6項■

　第二十三条（第二項から第四項までに限る。）及び第二十四条（第三号から第五号までを除く。）の規定は、第二項の更新について準用する。ただし、第二十三条第三項に規定する書類については、既に厚生労働大臣に提出されている当該書類の内容に変更がないときは、その添付を省略することができる。

趣旨

　本規定は、認定臨床研究審査委員会の認定の更新を申請する際には、臨床研究審査委員会の認定に関する規定（法第23条第2項から第4項まで、第24条）を準用して適用する旨を定めたものである。

解説

＜法第23条の準用＞

1　認定臨床研究審査委員会の認定の更新を受けようとする者は、次に掲げる事項を記載した申請書を厚生労働大臣に提出して、認定の更新の申請をしなければならない。〈法第23条第2項の準用〉

① 氏名又は名称及び住所並びに法人にあっては、その代表者（法人でない団体にあっては、その代表者又は管理人）の氏名
② 認定臨床研究審査委員会の名称
③ 認定臨床研究審査委員会の委員の氏名
④ 審査意見業務を行う体制に関する事項
⑤ その他厚生労働省令で定める事項

⇒　認定の更新の申請について、次のとおり定められている。〈則第76条〉

　(ｱ) 更新の申請は、様式第一二による申請書（臨床研究審査委員会認定事項更新申請書）

を提出して行うものとする。
　　(ｲ)　(ｱ)の申請書には、申請に係る認定証の写しを添えなければならない。
2　認定臨床研究審査委員会の認定の更新の申請書には、審査意見業務の実施の方法、審査意見業務に関して知り得た情報の管理及び秘密の保持の方法その他の審査意見業務を適切に実施するための方法に関する業務規程その他の厚生労働省令で定める書類を添付しなければならない。ただし、既に厚生労働大臣に提出されている当該書類の内容に変更がないときは、その添付を省略することができる。〈法第23条第3項の準用〉
3　厚生労働大臣は、認定臨床研究審査委員会の認定の更新の申請があった場合において、その申請に係る認定臨床研究審査委員会が次に掲げる要件に適合すると認めるときは、認定の更新をしなければならない。〈法第23条第4項の準用〉
　　(ｱ)　臨床研究に関する専門的な知識経験を有する委員により構成され、かつ、審査意見業務の公正な実施に支障を及ぼすおそれがないものとして厚生労働省令で定める体制が整備されていること
　　(ｲ)　審査意見業務の実施の方法、審査意見業務に関して知り得た情報の管理及び秘密の保持の方法その他の審査意見業務を適切に実施するための方法に関する業務規程が整備されていること
　　(ｳ)　(ｱ)及び(ｲ)に掲げるもののほか、審査意見業務の適切な実施のために必要なものとして厚生労働省令で定める基準に適合するものであること

＜法第２４条の準用＞
4　次のいずれかに該当するときは、認定臨床研究審査委員会の認定の更新を受けることができない。〈法第24条(第3号から第5号までを除く)の準用〉
　　(ｱ)　申請者が、禁錮以上の刑に処せられ、その執行を終わり、又は執行を受けることがなくなるまでの者であるとき
　　(ｲ)　申請者が、臨床研究法その他国民の保健医療に関する法律で政令で定めるものの規定により罰金の刑に処せられ、その執行を終わり、又は執行を受けることがなくなるまでの者であるとき
　　(ｳ)　申請者が、法人であって、その役員のうちに(ｱ)又は(ｲ)のいずれかに該当する者があるとき
　　(ｴ)　申請者が、法人でない団体であって、その代表者又は管理人のうちに(ｱ)又は(ｲ)のいずれかに該当する者があるとき

第二十七条（認定臨床研究審査委員会の廃止）

■第２７条第１項■

> 認定委員会設置者は、その設置する認定臨床研究審査委員会を廃止するときは、厚生労働省令で定めるところにより、あらかじめ、その旨をその名称が第五条第一項第八号の認定臨床研究審査委員会として記載されている実施計画により特定臨床研究を実施する者に通知するとともに、厚生労働大臣に届け出なければならない。

趣旨

本規定は、認定委員会設置者に対し、その認定臨床研究審査委員会を廃止するときは、あらかじめ特定臨床研究を実施する者に通知するとともに、厚生労働大臣への届出を義務づけたものである。

解説

1 認定臨床研究審査委員会の廃止について、次のとおり定められている。〈則第77条〉

　(ｱ) 廃止の届出は、様式第一三による届書（認定臨床研究審査委員会廃止届書）を提出して行うものとする。

　(ｲ) 認定委員会設置者が(ｱ)の届出を行おうとするときは、あらかじめ、当該認定臨床研究審査委員会に実施計画を提出していた研究責任医師に、その旨を通知しなければならない。

⇒ 認定委員会設置者が(ｱ)の届出を行おうとするときは、あらかじめ、地方厚生局に相談することが求められる。〈H30/2/28 医政経発0228第1号・医政研発0228第1号〉

2 認定臨床研究審査委員会の廃止後の手続について、次のとおり定められている。〈則第78条〉

　(ｱ) 認定委員会設置者は、その設置する認定臨床研究審査委員会を廃止したときは、速やかに、その旨を当該認定臨床研究審査委員会に実施計画を提出していた研究責任医師に通知しなければならない。

　(ｲ) (ｱ)の場合において、認定委員会設置者は、当該認定臨床研究審査委員会に実施計画を提出していた研究責任医師に対し、当該臨床研究の実施に影響を及ぼさないよう、他の認定臨床研究審査委員会を紹介することその他の適切な措置を講じなければならない。

⇒ 上記(ｲ)の「その他の適切な措置」とは、当該臨床研究審査委員会に実施計画を提出していた研究責任医師等に対し、他の認定臨床研究審査委員会を紹介することに加え、当該他の認定臨床研究審査委員会が審査意見業務を行うにあたって必要な書類を提供すること等をいう。〈H30/2/28 医政経発0228第1号・医政研発0228第1号〉

3 認定委員会設置者は、当該認定臨床研究審査委員会を廃止したときは、遅滞なく、厚生労働大臣に認定証を返納しなければならない。〈則第79条〉

第3章　認定臨床研究審査委員会(第23条―第31条)

■第２７条第２項■

　厚生労働大臣は、前項の規定による届出があったときは、その旨を公示しなければならない。

趣旨

　本規定は、厚生労働大臣は、認定臨床研究審査委員会の廃止の届出があったときは、その旨を公示することとしたものである。

第二十八条（秘密保持義務）

> 認定臨床研究審査委員会の委員若しくは審査意見業務に従事する者又はこれらの者であった者は、正当な理由がなく、その審査意見業務に関して知り得た秘密を漏らしてはならない。

趣旨
本規定は、認定臨床研究審査委員会の委員又は審査意見業務に従事する者に対し、秘密保持義務を課したものである。

解説
1. 認定臨床研究審査委員会の構成員等は臨床研究の対象者の個人情報に触れる機会が少なくないことをかんがみ、これらの者を対象とした秘密保持規定を設けたものである。
2. 「これらの者であった者」とあるように、現職にある者だけでなく、過去に当該職務に従事していた者についても、守秘義務の対象としている。
3. 「秘密」には、法第11条の臨床研究の対象者の秘密のほか、医薬品等に関する営業上の秘密も含まれる。
4. 本規定に違反して秘密を漏らした者は、1年以下の懲役又は100万円以下の罰金に処される。〈法第40条〉

第3章　認定臨床研究審査委員会(第23条—第31条)

第二十九条(厚生労働大臣への報告)

> 認定臨床研究審査委員会は、第二十三条第一項第二号から第四号までの意見を述べたとき¹は、遅滞なく、厚生労働大臣にその内容を報告しなければならない。²

趣旨

　本規定は、認定臨床研究審査委員会に対し、特定臨床研究実施者に意見を述べたときは、その内容について厚生労働大臣に報告することを義務づけたものである。

解説

1 　「第二十三条第一項第二号から第四号までの意見」は、次のとおりである。
　(ア) 特定臨床研究の実施に起因するものと疑われる疾病等の報告を受けた際に述べた、疾病等の原因究明又は再発防止措置に関する意見(法第23条第1項第2号)
　(イ) 特定臨床研究の実施状況についての定期報告を受けた際に述べた、特定臨床研究の実施にあたっての留意事項又は改善事項に関する意見(法第23条第1項第3号)
　(ウ) (ア)及び(イ)のほか、必要があると認めるときに述べた、特定臨床研究を臨床研究実施基準に適合させるための改善事項又は疾病等の発生防止措置に関する意見(法第23条第1項第4号)

2 　「意見を述べたとき」とは、臨床研究の対象者の安全性に大きな影響を及ぼす疾病等の発生に対処するため臨床研究を中止すべき旨等の特記すべき意見を述べたときが該当する。

第三十条（改善命令）

■第３０条第１項■

> 厚生労働大臣は、認定臨床研究審査委員会が第二十三条第四項各号に掲げる要件のいずれかに適合しなくなったと認めるときは、認定委員会設置者に対し、これらの要件に適合させるために必要な措置をとるべきことを命ずることができる。

趣旨

本規定は、厚生労働大臣は、認定委員会設置者に対し、その認定要件への適合命令を下すことができる旨を定めたものである。

解説

1　認定臨床研究審査委員会は、特定臨床研究の実施計画の審査のみならず、実施状況の定期的なフォローアップの役割も担うことから、その業務運営に問題があった場合であっても、その適切は実施が確保できるのであれば、すぐに認定の取消を行うのではなく、業務運営の改善により引き続きフォローアップを担わせることが適当といえる。

　このため、認定臨床研究審査委員会が認定要件に適合しなくなったと認められるときは、その審査意見業務の適正な実施を確保するために必要な命令を発動できるよう本規定が設けられている。

2　「第二十三条第四項各号に掲げる要件」は、臨床研究審査委員会の認定要件で、次のとおりである。

(ｱ)　臨床研究に関する専門的な知識経験を有する委員により構成され、かつ、審査意見業務の公正な実施に支障を及ぼすおそれがないものとして厚生労働省令で定める体制が整備されていること(法第23条第4項第1号)

(ｲ)　審査意見業務の実施の方法、審査意見業務に関して知り得た情報の管理及び秘密の保持の方法その他の審査意見業務を適切に実施するための方法に関する業務規程が整備されていること(法第23条第4項第2号)

(ｳ)　(ｱ)及び(ｲ)に掲げるもののほか、審査意見業務の適切な実施のために必要なものとして厚生労働省令で定める基準に適合するものであること(法第23条第4項第3号)

第3章　認定臨床研究審査委員会(第23条—第31条)

■第30条第2項■

> 厚生労働大臣は、前項に定めるもののほか、認定委員会設置者がこの章の規定又はこの章の規定に基づく命令に違反していると認めるとき、その他審査意見業務の適切な実施を確保するため必要があると認めるときは、認定委員会設置者に対し、審査意見業務を行う体制の改善、第二十三条第四項第二号に規定する業務規程の変更その他必要な措置をとるべきことを命ずることができる。

趣旨

本規定は、厚生労働大臣は、認定委員会設置者に対し、審査意見業務を行う体制の改善命令、審査意見業務を適切に実施するための方法に関する業務規程の変更命令等を下すことができる旨を定めたものである。

解説

1　臨床研究審査委員会の認定後においても、その審査意見業務の適正な実施を確保する必要があるため、本規定が設けられている。

2　「この章」とは、第3章『認定臨床研究審査委員会(法第23条から第31条まで)』をさす。

第三十一条(認定の取消し)

■第31条第1項■

厚生労働大臣は、認定委員会設置者について、次の各号のいずれかに該当するときは、第二十三条第一項の認定を取り消すことができる。
一 偽りその他不正の手段により第二十三条第一項の認定、第二十五条第一項の変更の認定又は第二十六条第二項の更新を受けたとき。
二 認定臨床研究審査委員会が第二十三条第四項各号に掲げる要件のいずれかに適合しなくなったとき。
三 第二十四条各号(第三号及び第四号を除く。)のいずれかに該当するに至ったとき。
四 この章の規定又はこの章の規定に基づく命令に違反したとき。
五 正当な理由がなくて第三十五条第一項の規定による報告若しくは物件の提出をせず、若しくは虚偽の報告若しくは虚偽の物件の提出をし、又は同項の規定による検査を拒み、妨げ、若しくは忌避し、若しくは同項の規定による質問に対し、答弁をせず、若しくは虚偽の答弁をしたとき。

趣旨

本規定は、臨床研究審査委員会の認定の取消の基準について明示したものである。

解説

1 臨床研究審査委員会の認定後においても、その認定要件が遵守され、また、不適と考えられる認定臨床研究審査委員会を排除するため、本規定が設けられている。

2 「次の各号」として列挙される基準は、認定という行政行為の取消根拠を明示したものである。

3 「取消」とは、法律行為の効力を一方的意思表示によって消滅させることをいう。公法上は、成立に瑕疵がなく、その後発生した事由により、その効力を持続させることが適当でない場合に将来に向かってその効力を失わせることを意味する。

本規定により認定を取り消された場合は、認定の効力が消滅し、それでも審査意見業務を継続する場合には無認定で行ったものとみなされる。

4 「取り消すことができる」とあるように、本規定各号に明示した基準に抵触していると認められるときであっても、絶対に認定が取り消されるわけではない。本規定各号に明示した基準に抵触するような場合、厚生労働大臣は保健衛生上の見地から取り消すか否かを具体的に判断することとなる。

5 認定委員会設置者は、認定臨床研究審査委員会の認定の取消を受けたときは、遅滞なく、厚生労働大臣に認定証を返納しなければならない。〈則第79条〉

<第1号>

6 本号は、不正の手段により臨床研究審査委員会に係る認定、変更の認定又は認定の更新を受けたときは、認定の取消根拠に該当するものとしている。

<第2号>

第3章　認定臨床研究審査委員会(第23条—第31条)

7　本号は、臨床研究審査委員会が認定要件(法第23条第4項第1号から第3号まで)に適合しなくなったときは、認定の取消根拠に該当するものとしている。

＜第3号＞

8　本号は、臨床研究審査委員会の認定を受ける者の欠格事由(法第24条各号(第3号及び第4号を除く。))のいずれかに該当するに至ったときは、認定の取消根拠に該当するものとしている。

9　「第二十四条各号(第三号及び第四号を除く。)」は、臨床研究審査委員会の認定を受けようとする者の欠格事由で、次のとおりである。

① 認定委員会設置者が、禁錮以上の刑に処せられ、その執行を終わり、又は執行を受けることがなくなるまでの者となったとき(法第24条第1号)

② 認定委員会設置者が、臨床研究法その他国民の保健医療に関する法律で政令で定めるものの規定により罰金の刑に処せられ、その執行を終わり、又は執行を受けることがなくなるまでの者となったとき(法第24条第2号)

③ 認定委員会設置者が、3年以内に審査意見業務に関し不正又は著しく不当な行為をした者となったとき(法第24条第5号)

④ 認定委員会設置者が、法人であって、その役員のうちに①から③までのいずれかに該当する者となったとき(法第24条第6号)

⑤ 認定委員会設置者が、法人でない団体であって、その代表者又は管理人のうちに①から③までのいずれかに該当する者となったとき(法第24条第7号)

＜第4号＞

10　本号は、認定委員会設置者が、第3章『認定臨床研究審査委員会(第23条から第31条まで)』の規定又はこれらの規定に基づく命令に違反したときは、認定の取消根拠に該当するものとしている。

＜第5号＞

11　本号は、認定委員会設置者が、正当な理由がなく、厚生労働大臣の求めによる報告・物件の提出をせず、もしくは虚偽の報告・虚偽の物件の提出をし、又は立入検査を拒み、妨げ、もしくは忌避し、もしくはその職員による質問に対し、答弁をせず、もしくは虚偽の答弁をしたときは、認定の取消根拠に該当するものとしている。

■第31条第2項■

厚生労働大臣は、前項の規定により第二十三条第一項の認定を取り消したときは、その旨を公示しなければならない。

趣旨

本規定は、臨床研究審査委員会の認定を取り消したときは、公示することを厚生労働大臣に求めたものである。

第四章　臨床研究に関する資金等の提供

第三十二条（契約の締結）

> 　医薬品等製造販売業者又はその特殊関係者は、特定臨床研究を実施する者に対し、当該医薬品等製造販売業者が製造販売をし、又はしようとする医薬品等を用いる特定臨床研究についての研究資金等の提供を行うときは、当該研究資金等の額及び内容、当該特定臨床研究の内容その他厚生労働省令で定める事項を定める契約を締結しなければならない。

趣旨

　本規定は、医薬品等製造販売業者又はその特殊関係者に対し、特定臨床研究を実施する者に研究資金等の提供を行うときは、事前にその額及び内容等を定める契約を締結することを義務づけたものである。

解説

1　医薬品等製造販売業者等が自社製品を用いる臨床研究に資金提供をする場合には、次に掲げる観点から、契約において研究資金等の提供条件（臨床研究の内容、その実施方法等）を明確にしておく必要がある。

（ｱ）医薬品等製造販売業者等による不正な圧力の防止

　　研究資金等の提供後にその見返りとして、医薬品等製造販売業者等が研究者に対して不適当な方法による研究の実施を求め、これが研究の対象者の健康に影響を及ぼすこともあり得ることから、研究資金等と当該臨床研究の関係性を契約において明確にしておく必要がある。

（ｲ）研究内容等の中途変更に伴う研究対象者の健康への影響の防止

　　研究資金等の対象となる臨床研究の内容等が明確になっていない場合、臨床研究の開始後に医薬品等製造販売業者等が介入して研究内容等が変更され、これが研究の対象者の健康に影響を及ぼすこともあり得ることから、提供された研究資金等の対象となる臨床研究の内容等を契約において明確にしておく必要がある。

　　もちろん、研究内容等の変更にあたっては、認定臨床審査委員会の意見を聴取すること（法第6条第2項）が求められるが、これらの規制が遵守されず適正に手続がとられない事態も懸念される。

　　そこで、本規定により契約の締結を義務づけて外形的に研究資金等の提供条件を明らかにし、当該契約における研究内容、実施方法等の内容を研究対象者に説明すること（法第9条）により不正の防止を図ることとしている。

2　契約の締結について、次のとおり示されている。〈H30/2/28 医政経発0228第1号・医政研発0228第1号〉

（ｱ）研究資金等の提供に係る契約は、文書又は電磁的方法により締結すること

（ｲ）研究資金等の提供に係る契約は、当該研究資金等を提供する前に締結しなければな

らない。特定臨床研究実施後に研究資金等を支払わなければならないといったやむを得ない場合を除き、原則として臨床研究実施前に契約を締結すること
(ｳ) 研究資金等の提供に係る契約の当事者については、実施医療機関の管理者又は研究の管理等を行う団体など、研究責任医師でなくとも差し支えないが、研究資金等の提供を受ける実施医療機関又は研究の管理等を行う団体における決裁規程に則した者とすること。また、その責任は研究責任医師が負うこととし、当該研究責任医師が必ず内容を確認することが求められる。

なお、研究の管理等を行う団体を経由して研究資金等を提供する場合、当該団体と実施医療機関の三者契約としても差し支えない。また、当該団体を経由して多施設共同研究を実施する場合、医薬品等製造販売業者等は、すべての実施医療機関と契約を締結しなくとも差し支えない。
(ｴ) 多施設共同研究を行う場合、契約は必ずしも研究代表医師(当該研究代表医師が所属する機関において当該研究資金等を管理する者等を含む。)が代表して締結する必要はなく、必要に応じて各研究責任医師(当該研究責任医師が所属する機関において当該研究資金等を管理する者等を含む。)が個別に契約を締結することとしても差し支えない。

3 「厚生労働省令で定める事項」は、次に掲げるものとする。〈則第88条〉

＊則第88条の「特定臨床研究」は、法第2条第2項第1号に掲げるものに限られる。
(ｱ) 契約を締結した年月日
(ｲ) 特定臨床研究の実施期間
(ｳ) 研究資金等の提供を行う医薬品等製造販売業者等の名称及び所在地並びに実施医療機関の名称及び所在地
(ｴ) 特定臨床研究を実施する研究責任医師及び研究代表医師の氏名
(ｵ) 特定臨床研究についての研究資金等の支払いの時期
(ｶ) 研究資金等の提供に関する情報等の公表(法第33条)に関する事項
(ｷ) 特定臨床研究の成果の取扱いに関する事項
(ｸ) 医薬品等の副作用、有効性及び安全性に関する情報の提供に関する事項
(ｹ) 厚生労働省が整備するデータベースへの記録による公表(則第24条第1項)に関する事項
(ｺ) 特定臨床研究の対象者に健康被害が生じた場合の補償及び医療の提供に関する事項
(ｻ) 利益相反管理基準(則第21条第1項)及び利益相反管理計画の作成(則第21条第3項)等に関する事項
(ｼ) 研究の管理等を行う団体(則第89条第2号)における実施医療機関に対する研究資金等の提供に係る情報の提供に関する事項(医薬品等製造販売業者等が当該団体と契約を締結する場合に限る。)
(ｽ) その他研究資金等の提供に必要な事項
⇒ 上記について、必ずしも1つの契約書にすべての契約事項を含めなくとも差し支えない。

なお、契約書には、磁的記録媒体も含まれる。〈H30/2/28 医政経発0228第1号・医政研

発0228第1号〉

⇒ 上記(イ)の契約事項について、次のとおり示されている。〈H30/2/28 医政経発0228第1号・医政研発0228第1号〉
① (イ)に「特定臨床研究の実施期間」とあるが、法第32条に明記されているとおり、『特定臨床研究の内容』についても契約事項となる。
② 特定臨床研究の内容は、研究目的及び趣旨等、その概要の記載又は計画書の添付でも差し支えない。

⇒ 上記(ウ)の契約事項について、次のとおり示されている。〈H30/2/28 医政経発0228第1号・医政研発0228第1号〉
① 当該事項が明らかになるのであれば署名又は記名押印でも差し支えない。
② 多施設共同研究を行う場合において、実施医療機関の名称や所在地等、研究資金等の提供に係る契約の締結時点では把握できない事項については、把握した段階で速やかに契約を変更等することが求められる。

⇒ 上記(エ)の契約事項について、次のとおり示されている。〈H30/2/28 医政経発0228第1号・医政研発0228第1号〉
① 当該事項は、研究資金等の提供の条件を明確にする趣旨から設けられている。
② (エ)に「研究資金等の支払いの時期」とあるが、法第32条に明記されているとおり、『研究資金等の額及び内容』についても契約事項となる。
③ 契約書には研究資金等の総額等の概算を記載し、明細書を添付することでも差し支えない。

⇒ 上記(カ)の契約事項について、次のとおり示されている。〈H30/2/28 医政経発0228第1号・医政研発0228第1号〉
① 実施医療機関等が有する、研究責任医師の所属及び異動情報並びにjRCTに記録される識別番号等、公表(法第33条)に必要な情報を医薬品等製造販売業者等に対して提供する旨を記載する。その記載にあたっては、医薬品製造販売業者等が資金提供の情報を公表することについて、当該実施医療機関等の確認を取ること
　＊「実施医療機関等」とは、実施医療機関及び研究の管理等を行う団体をいう。
② 当該実施医療機関等は医薬品等製造販売業者等の求めに応じ、速やかに当該情報を提供すること

⇒ 上記(キ)の契約事項について、次のとおり示されている。〈H30/2/28 医政経発0228第1号・医政研発0228第1号〉
① 当該事項は、特定臨床研究の結果得られたデータや特許権の帰属に係る情報を記載するものであり、これには研究結果の公表に係る事項が含まれる。
② 特許権等について医薬品等製造販売業者等又は研究責任医師のいずれに帰属するかを決めず、当該帰属の取扱いについてのみ定めることでも差し支えない。

⇒ 上記(ク)の契約事項について、次のとおり示されている。〈H30/2/28 医政経発0228第1号・医政研発0228第1号〉
① 当該事項は、医薬品等製造販売業者等が実施計画中の医薬品等の概要及び医薬品等の

第4章　臨床研究に関する資金等の提供(第32条—第34条)

製造に関する情報(則第25条第2項第1号)を実施医療機関等に提供するとともに、研究責任医師が認定臨床研究審査委員会等に報告(法第13条、第14条)した場合において、その情報を医薬品等製造販売業者等にも直ちに報告することを踏まえたものである。

② 契約に基づかない臨床研究(特定臨床研究(法第2条第2項第1号)以外のもの)であっても、疾病等の情報を当該臨床研究に用いる医薬品等の医薬品等製造販売業者に情報提供するとともに、当該医薬品等製造販売業者から当該医薬品等の安全性に係る情報の提供を受けられるよう努めること

⇒ 上記(ケ)の契約事項について、次のとおり示されている。〈H30/2/28 医政経発0228第1号・医政研発0228第1号〉

① 当該事項は、研究責任医師が適切に必要事項を公表(則第24条第1項)しなければならないことを踏まえたものである。

② 医薬品等を用いることが再生医療等に該当する場合においては、当分の間、再生医療法に基づく以下の扱いによるものとする。

○ 再生医療等を行う医師又は歯科医師は、研究として再生医療等を行う場合には、研究を開始する前にあらかじめ、公開データベース(国立大学附属病院長会議、一般財団法人日本医薬情報センター、公益社団法人日本医師会が設置したものに限る。)に当該研究に係る臨床研究計画を登録しなければならない。なお、第一種再生医療等及び第二種再生医療等を研究で行う場合にあっては実施責任者が登録する。

　再生医療等を共同研究として行う場合は、共同研究を統括する医療機関の管理者が代表して登録を行うことで差し支えない。〈H26/10/31 医政研発1031第1号〉

⇒ 上記(コ)の契約事項について、次のとおり示されている。〈H30/2/28 医政経発0228第1号・医政研発0228第1号〉

① 当該事項は、研究責任医師が必要な措置(則第20条)を適切に講じておかなければならないことを踏まえたものである。

② 当該措置に係る費用負担について、医薬品等製造販売業者等と実施医療機関等との間で協議した上で当該費用負担について契約書に記載すること

⇒ 上記(サ)の契約事項について、次のとおり示されている。〈H30/2/28 医政経発0228第1号・医政研発0228第1号〉

① 当該事項は、研究責任医師が利益相反管理基準等の作成等(則第21条第1項、第3項)を適切に行わなければならないことを踏まえたものである。

② 医薬品等を用いることが再生医療等に該当する場合においては、再生医療法に基づく以下の扱いによるものとする。

○ 研究責任者は、医薬品又は医療機器の有効性又は安全性に関する研究等、商業活動に関連し得る研究を実施する場合には、当該研究に係る利益相反に関する状況を把握し、研究計画書に記載しなければならない。〈H27/9/15 医政研発0915第1号〉

⇒ 上記(シ)の契約事項は、研究の管理等を行う団体が実施医療機関と締結する契約について、当該実施医療機関が公表に必要な情報を当該団体に提供する旨を当該契約に係る契約書に必ず記載する等、医薬品等製造販売業者等が情報公表(法第33条)を行うにあたっ

て必要な事項を記載する旨である。

　このため、研究の管理等を行う団体は、医薬品等製造販売業者等の求めに応じ、速やかに当該情報を当該医薬品等製造販売業者等に提供することが求められる。〈H30/2/28 医政経発 0228 第 1 号・医政研発 0228 第 1 号〉

⇒　上記(ス)の契約事項について、次のとおり示されている。〈H30/2/28 医政経発 0228 第 1 号・医政研発 0228 第 1 号〉
① 提供した研究資金等に余剰が発生した場合の取扱いについて取り決めておくこと
② 研究資金等のほか、医薬品等製造販売業者等が実施医療機関に提供する労務提供及び物品の内容について記載すること

4　臨床研究法の施行前から継続して実施されている臨床研究であっても、法施行後に研究資金等の支払いを行う場合には、当該支払いが研究資金等の提供に当たるため、本規定に基づく契約を締結しなければならない。なお、新たに契約を締結するのではなく、施行前に締結した契約の一部変更や必要な覚書の締結により、法定事項(則第88条)を盛り込むことでも差し支えない。なお、法施行後に研究資金等の支払いを行わない場合であっても、本規定に基づく契約を締結することが望ましい。〈H30/3/13 事務連絡〉

5　医薬品等製造販売業者等からの寄附金を研究資金等として使用して臨床研究(当該医薬品等製造販売業者等が製造販売をし、又はしようとする医薬品等を用いるものに限る。)を実施する場合、当該臨床研究は特定臨床研究に該当する。

　なお、研究責任医師は、研究資金等が必要な場合には、医薬品等製造販売業者等から提供された寄附金を研究資金等として流用するのではなく、医薬品等製造販売業者等と事前に契約を締結して研究資金等の提供を受ける必要がある。

　当初の資金計画では研究資金等が不足するため研究の継続が困難な場合であって、医薬品等製造販売業者等と契約を締結し研究資金等の提供を受けていたのでは、臨床研究の対象者に不利益が生じてしまう場合など、特段の事情がある場合において、やむを得ず寄附金を研究資金等として使用しようとする場合には、研究資金等を使用した時点から、当該臨床研究は特定臨床研究に該当するため、事前に当該医薬品等製造販売業者等に連絡した上で、厚生労働大臣に実施計画を提出するなど臨床研究法における規定を遵守する。なお、医薬品等製造販売業者等は、一度、寄附金を研究資金等として流用した臨床研究に対しては、寄附金の流用の再発防止のため、次回以降は寄附金としてではなく、契約を締結した上で研究資金等を提供することが求められる。〈H30/4/9 事務連絡〉

第4章　臨床研究に関する資金等の提供（第32条—第34条）

第三十三条（研究資金等の提供に関する情報等の公表）

> 　医薬品等製造販売業者又はその特殊関係者は、当該医薬品等製造販売業者が製造販売をし、又はしようとする医薬品等を用いる特定臨床研究についての研究資金等の提供に関する情報のほか、特定臨床研究を実施する者又は当該者と厚生労働省令で定める特殊の関係のある者に対する金銭その他の利益（研究資金等を除く。）の提供に関する情報であってその透明性を確保することが特定臨床研究に対する国民の信頼の確保に資するものとして厚生労働省令で定める情報について、厚生労働省令で定めるところにより、インターネットの利用その他厚生労働省令で定める方法により公表しなければならない。

趣 旨

　本規定は、医薬品等製造販売業者又はその特殊関係者に対し、特定臨床研究についての研究資金等の提供に関する情報等の公表を義務づけたものである。

解 説

1　近年、医薬品等製造販売業者等に資金等が提供された臨床研究において、その資金提供を背景にした医薬品等製造販売業者等の介入の存在が大きな問題となった。そして、これが臨床研究への国民の不信感、不安感につながり、その結果、研究の対象者が集まらなくなって臨床研究が進まなくなるとの指摘がなされている。

　このため、医薬品等製造販売業者等に、特定臨床研究に対する資金等の提供に関する情報を公表させることにより、その透明性を確保し、国民の信頼を回復する必要がある。

　こうした資金等の提供に関する事実を立証できるのはその提供側のみであることから、本条により、医薬品等製造販売業者等に対し、臨床研究に関して提供した研究費、寄附金、原稿執筆料等の提供先及び金額等を国民に明らかにするよう公表義務を課すこととしている。

　なお、次のような観点から、公表の義務化は過度なものではないと考えられる。

(ｱ)　医薬品等製造販売業者等は資金等の提供を行うとはいえ、自社製品の営業に用いる等、その研究の成果を享受できる立場にあること

(ｲ)　公表は相対的に軽易な義務といえること

(ｳ)　研究の対象者が集まり臨床研究が進むと、健康保持に資するという国民的利益につながること

2　医薬品等製造販売業者等による資金等の提供の状況が公表されることにより、臨床研究に対してどの程度の金額の資金提供が現に行われているのか、あるいは過去に行われてきたのかを国民が把握することができる。そして、これまでの資金等の提供の履歴や他の製造販売業者等が行う資金提供等の状況との比較から、特定の製造販売業者等と臨床研究の実施者との関係の強さについても把握することが可能となる。

　仮にある製造販売業者等から特定の研究実施者等に対して突出した資金等の提供が行われていた場合には、社会的注目を集めることになり、当然、社会からその資金等の提

供が妥当であることの説明を求められることになる。その結果、社会に対して意義を説明できないような資金等の提供は行われにくくなり、このことは、臨床研究に対する国民の信頼性の向上に資するものと考えられる。

3 「厚生労働省令で定める特殊の関係のある者」は、次に掲げる者とする。〈則第89条〉

(ｱ) 次に掲げる者であって、特定臨床研究を実施する研究責任医師が所属するもの

　　＊則第89条の「特定臨床研究」は、法第2条第2項第1号に掲げるものに限られる。

① 医療機関
② 大学(学部、研究科、大学院、大学院の研究科及び大学附置の研究所を含む。)その他の研究機関
③ 医学医術に関する学術団体(則第64条第1号)
④ 一般社団法人又は一般財団法人(則第64条第2号)
⑤ 特定非営利活動法人(則第64条第3号)

(ｲ) 研究の管理等を行う団体(特定臨床研究についての研究資金等の管理又は特定臨床研究の支援、受託もしくは複数の医療機関における事務の統括管理を行う団体を介して医薬品等製造販売業者等が当該特定臨床研究の実施医療機関に研究資金等を提供する場合の当該団体をいう。)

⇒ 上記(ｱ)について、研究責任医師が研究の管理等を行う団体の役員となっている場合や雇用関係にある場合、当該団体も特殊の関係のある者となる。このため、研究責任医師の所属情報を実施医療機関及び研究の管理等を行う団体が医薬品等製造販売業者等に提供する旨を契約書に記載しておくことが求められる。〈H30/2/28 医政経発0228第1号・医政研発0228第1号〉

⇒ 上記(ｲ)の団体について、次のとおり示されている。〈H30/2/28 医政経発0228第1号・医政研発0228第1号〉

① 研究資金等の管理を行う団体とは、実施医療機関が指定した場合など、医薬品等製造販売業者が実施医療機関に対して研究資金等を直接提供できない場合に当該実施医療機関における研究資金等を管理する法人をいう。
② 臨床研究の支援、受託を行う団体とは、治験施設支援機関や医薬品開発受託機関等、臨床研究や治験実施の支援又は受託を行う法人をいう。
③ 「複数の医療機関における事務の統括管理を行う団体」とは、特定臨床研究を多施設共同研究として行う場合に、参加医療機関の募集や法に基づく必要な通知等を行う等、当該特定臨床研究の実施に係る必要な手続きを統括管理する団体をいう。

4 公益財団法人等の法人が医薬品等製造販売業者等からの寄附等により、臨床研究の公募を行う場合、次のいずれにも該当する場合を除き、当該法人の公募により、結果として、寄附等を行った医薬品等製造販売業者が製造販売をし、又はしようとする医薬品等を用いる臨床研究の研究資金等として提供された場合も特定臨床研究に該当する。

　　この場合、当該法人も研究の管理等を行う団体に該当する。〈H30/2/28 医政経発0228第1号・医政研発0228第1号〉

(ｱ) 法人が、当該法人が行う資金提供が不特定多数の者の利益の増進に寄与することを

第4章 臨床研究に関する資金等の提供(第32条—第34条)

　　主たる目的である旨を当該法人の有するウェブサイト等で公表していること
- (イ) 公募対象となる研究課題が実質的に特定の医薬品等製造販売業者の医薬品等に限定されていないこと
- (ウ) 公募対象となる研究者等が実質的に特定の研究者又は特定の医療機関に限定されていないこと
- (エ) ウェブサイトによって公募を行うなど、公募の機会が一般に開かれていること
- (オ) 助成の選考が公正に行われること
- (カ) 専門家など選考に適切な者が選考に関与していること
- (キ) 資金提供をした対象者、内容等を公表していること
- (ク) 法人が資金提供をした対象者から、当該資金提供によって実施された臨床研究の成果についての報告を得ること
- (ケ) 法人が以上(ア)〜(ク)を満たしている旨を当該法人の有するウェブサイト等で公表していること

⇒ 医薬品等製造販売業者等からの寄附等の資金を原資として公益財団法人等が公正に臨床研究の公募を行っている場合(上記(ア)から(ケ)までのいずれにも該当する場合)、当該資金は、研究資金等(法第2条第2項第1号)に該当しない。〈H30/3/13 事務連絡〉

5 「厚生労働省令で定める情報」は、次に掲げる事項の区分に応じて、それぞれに掲げるもの(前事業年度分に限る。)とする。〈則第90条〉

(ア) 研究資金等(研究の管理等を行う団体が当該特定臨床研究の実施医療機関に提供した研究資金等を含む。)

　　＊「研究の管理等を行う団体」とあるが、医薬品等製造販売業者等が特定臨床研究についての研究資金等を提供をしたものに限る。
　　＊則第90条の「特定臨床研究」は、法第2条第2項第1号に掲げるものに限られる。

① 厚生労働省が整備するデータベース(則第24条第1項)に記録される識別番号
② 提供先
③ 実施医療機関
④ 各特定臨床研究における研究の管理等を行う団体及び実施医療機関ごとの契約件数
⑤ 各特定臨床研究における研究の管理等を行う団体及び実施医療機関ごとの研究資金等の総額

(イ) 寄附金(特定臨床研究の実施期間及び終了後2年以内に当該特定臨床研究を実施する研究責任医師(則第89条)と特殊の関係のある者に提供したものを含み、当該研究責任医師に提供されないことが確実であると認められるものを除く。)

① 提供先
② 提供先ごとの契約件数
③ 提供先ごとの提供総額

(ウ) 原稿執筆及び講演その他の業務に対する報酬(特定臨床研究の実施期間及び終了後2年以内に当該特定臨床研究を実施する研究責任医師に提供したものを含む。)

① 業務を行う研究責任医師の氏名
② 研究責任医師ごとの業務件数
③ 研究責任医師ごとの業務に対する報酬の総額

⇒ 情報の公表について、次のとおり示されている。〈H30/2/28 医政経発 0228 第 1 号・医政研発 0228 第 1 号〉

(1) 各医薬品等製造販売業者等の事業年度ごとにまとめて公表すること
(2) 公表する情報は、研究資金等、寄附金及び原稿執筆料等であり、講演に伴う交通費や会場費等の情報提供関連費や接遇費、労務提供、物品については、公表の対象外となること

 ＊「原稿執筆料等」とは、原稿執筆及び講演その他の業務に対する報酬をいう。

(3) 研究資金等、寄附金及び原稿執筆料等については、原則として、それぞれ区別し、各項目ごとにまとめて公表すること。ただし、特定臨床研究の件数が少ない等、公表すべき情報が少ない場合にあってはこの限りでなく、1 つの特定臨床研究ごとに研究資金等、寄附金及び原稿執筆料等の情報を公表して差し支えない。

 なお、寄附金については、一般寄附金、奨学寄附金として、原稿執筆料等については、原稿執筆料、講師謝金、その他の業務に対する報酬として詳細に区分し、公表しても差し支えない。

⇒ 上記(ｱ)の研究資金等の情報の公表について、次のとおり示されている。〈H30/2/28 医政経発 0228 第 1 号・医政研発 0228 第 1 号〉

(1) 「研究資金等」は、特定臨床研究に関する資金であって、それ以外のものについての研究資金は含まれない。
(2) 1 つの特定臨床研究ごとに、(ｱ)①から⑤までに掲げる事項について公表すること
(3) jRCT に記載される識別番号が付与されていない場合は、(ｱ)①の事項は空欄とし、付与後、速やかに当該番号を公表すること
(4) (ｱ)②の「提供先」とは、医薬品等製造販売業者等が研究資金等を支払う際の契約の相手方をいう。
(5) (ｱ)③の「実施医療機関」は、医療機関の診療科などできる限り詳細な名称まで公表すること
(6) 研究の管理等を行う団体から実施医療機関に提供された研究資金等の額についても公表しなければならない。
(7) 医薬品等を用いることが再生医療等に該当する場合においては、(ｱ)①の事項は空欄でも差し支えない。

⇒ 上記(ｲ)の寄附金の情報の公表について、次のとおり示されている。〈H30/2/28 医政経発 0228 第 1 号・医政研発 0228 第 1 号〉

(1) 「寄附金」とは、寄附金を提供する医薬品等製造販売業者等が製造販売をし、又はしようとする医薬品等に係る臨床研究の実施とは直接関係のない金銭の贈与をいう。
(2) 「当該研究責任医師に提供されないことが確実であると認められるもの」として、次のようなものが考えられる。

第4章　臨床研究に関する資金等の提供（第32条—第34条）

　　　○　研究責任医師が所属する医療機関に対する支払いであって当該医師が所属していない診療科に対する支払いであることが明確化されている場合のもの
　　　○　寄附金を提供する際に「特定臨床研究実施医療機関は、寄附金を研究資金等その他研究責任医師が利用できる資金として扱わない」旨の書面を交わすといった、研究責任医師が研究資金等又は個人が利用できる資金として利用し得ないもの
　(3)　(ｲ)①の「提供先」とは、寄附金を提供する際の契約書等の宛名をいう。
　(4)　(ｲ)②の「契約件数」とは、寄附申込書等の提出によって寄附金を提供する場合にあっては、申込書等の提出回数をいう。
⇒　上記(ｳ)の原稿執筆料等の情報の公表について、次のとおり示されている。〈H30/2/28 医政経発0228第1号・医政研発0228第1号〉
　(1)　「その他の業務に対する報酬」とは、広告の監修、コンサルティング等の委託業務に対する報酬をいう。
　(2)　(ｳ)②の「業務件数」とは、原則として、業務を委託する際の契約の件数ではなく、実際に行った業務の回数をいう。ただし、委託する業務が断続的に行われるものであり、業務の回数が明確でないといったやむを得ない場合には、契約回数でも差し支えない。
　(3)　(ｳ)③の「業務に対する報酬」とは、医薬品等製造販売業者等が業務を行った研究責任医師に支払うものをいい、当該研究責任医師が所属する機関を経由して支払われるものも含まれる。
　　　当該研究責任医師が所属する機関を経由して支払われる場合、原則として当該研究責任医師が実際に受け取った額を公表することが望ましいが、やむを得ない場合は当該医薬品等製造販売業者等が当該機関に支払った額を公表しても差し支えない。
　　　なお、業務を行った研究責任医師の指示により、当該研究責任医師ではなく、当該研究責任医師と関係のある機関や個人に対し、当該業務の対価として支払われる報酬についても公表の対象となる報酬に含まれる。
　　　ただし、当該業務を行った時間に対して当該研究責任医師が所属する機関から通常の賃金として当該研究責任医師に支払われるものは含まれない。
⇒　特定臨床研究の実施期間中に当該特定臨床研究の研究責任医師が他の機関に異動した場合、異動後に当該研究責任医師に対して支払われる原稿執筆料等及び当該他の機関に対して支払われる寄附金等は公表の対象外である。
　　また、特定臨床研究の終了後に当該特定臨床研究の研究責任医師が他の機関に異動した場合は、当該研究責任医師に対して支払われる原稿執筆料等及び当該他の機関に対して支払われる寄附金は公表の対象内であり、当該特定臨床研究の実施医療機関に対する寄附金の支払いは対象外である。〈H30/2/28 医政経発0228第1号・医政研発0228第1号〉
6　公表時期について、次のとおり定められている。〈則第91条〉
　(ｱ)　公表は、毎事業年度終了後1年以内に行わなければならない。
　(ｲ)　(ｱ)による公表の期間は、公表した日から5年間とする。
⇒　上記(ｱ)は、平成30年10月1日以後に開始する事業年度から適用する。〈則附則第3条〉

⇒ 上記(イ)について、次のとおり示されている。〈H30/2/28 医政経発 0228 第 1 号・医政研発 0228 第 1 号〉

① 公表期間は、5年間を超えても差し支えない。
② 過去の公表情報における研究責任医師の所属情報等が公表後に変更した場合、修正を行う必要はない。

7 「厚生労働省令で定める方法」とあるが、現在のところ定められたものはない。

8 医薬品等製造販売業者等から「研究資金等」の提供を受けて実施するものを特定臨床研究の対象としているが(法第2条第2項)、一方で、本規定においては、特定臨床研究に係る公表義務は、「研究資金等」のみならず、「寄附金」「原稿執筆料」「講師謝金」についても対象としている。これについて次のように整理することができる。

(ア) まず、臨床研究の費用に充当する資金である「研究資金等」の情報を公表義務の対象としている。なお、これは、臨床研究等の資金等の提供者による不正な介入を防止するため、特定臨床研究の対象(法第2条第2項第1号)にもなっている。

(イ) そして、「寄附金」「原稿執筆料」「講師謝金」についても公表義務の対象としている。これらは、特定臨床研究の対象となっていないが、広く一般に公表することで、臨床研究に対する国民の不信感及び不安感を縮減し、その信頼を確保する観点から、臨床研究と一定の関連性があり迂回提供等の疑いが生じるものとして公表の対象としたものである。

(ウ) なお、接待等を受けたいがために研究の対象者の安全を脅かすような研究者は想定し難いことから、「接待費」「旅行代金」等のように研究に転用できないものの提供を受けたことまでは公表義務の対象としていない。また、「医薬品等の物品」「労務の提供」についても公表義務の対象外としている。

<特定臨床研究と公表義務の対象の比較>

特定臨床研究の対象 (法第2条第2項第1号)	研究資金等	公表義務の対象 (法第33条)
特定臨床研究の対象外	寄附金、原稿執筆料、講師謝金	
	接待費、旅行代金	公表義務の対象外
	医薬品等の物品、労務提供	

9 本規定に基づく公表について、次のとおり示されている。〈H30/2/28 医政経発 0228 第 1 号・医政研発 0228 第 1 号〉

(ア) 医薬品等製造販売業者又はその特殊関係者のいずれかにおいて公表されていればよい。

(イ) インターネットの利用による公表以外は認められない。

(ウ) 公表された情報を閲覧をしようとする者が公表を行う医薬品等製造販売業者等に対して閲覧申請を行った上でないと当該情報を閲覧できない方法、印刷を禁止する方法

第4章　臨床研究に関する資金等の提供（第32条―第34条）

といった閲覧しにくい方法は、医薬品製造販売業者等と研究責任医師及び当該研究責任医師が所属する機関との透明性を確保する観点から認められない。なお、公表されている当該情報は検索を可能にすることが望ましい。

(エ) 業界団体の自主的ルール（例：日本製薬工業協会の「企業活動と医療機関等の関係性の透明性ガイドライン」）に基づく公表情報を本規定に基づくものとすることは差し支えないが、この場合、本規定に基づく情報のみを閲覧できるように、研究責任医師の氏名など必要な情報を公表した上で、当該情報を検索できるようにする仕組みを整備し、かつ、検索により当該情報を閲覧することができる旨を明記すること

(オ) 医薬品等製造販売業者等がウェブサイトを有していない場合などやむを得ない場合、当該医薬品等製造販売業者等の責任において、業界団体が有するウェブサイトにおける公表でも差し支えない。

(カ) 医薬品等製造販売業者の子会社が公表を行わなければならない場合にあっては、当該医薬品等製造販売業者のウェブサイトにおいて、当該子会社からの支払いである旨を明確にしつつ当該子会社が公表すべき情報を公表することが望ましい。

第三十四条（勧告等）

■第３４条第１項■

> 厚生労働大臣は、前二条の規定に違反する医薬品等製造販売業者又はその特殊関係者があるときは、当該医薬品等製造販売業者又はその特殊関係者に対し、これらの規定に従って第三十二条に規定する契約を締結すべきこと又は前条に規定する情報を公表すべきことを勧告することができる。

趣旨

本規定は、厚生労働大臣は、契約締結の義務(法第32条)及び研究資金等の提供に関する情報等の公表の義務(法第33条)に違反する医薬品等製造販売業者又はその特殊関係者があるときは、それらの義務を履行すべきことを勧告することができる旨を定めたものである。

解説

1 「勧告」とは、相手方に一定の措置をとることを強く促すことをいう。『指導』『助言』とした場合と比べ、促す内容の具体性が明確であり、要請の強度においてより強いものとなる。

　＊「指導」とは、相手方に将来においてすべきこと又はすべきでないことを指し示し、相手方を一方の方向に導くことをいう。

　＊「助言」とは、相手方を一方の方向に導く目的のもとに相手方に必要な事項を進言することをいう。

第4章 臨床研究に関する資金等の提供(第32条—第34条)

■第34条第2項■

厚生労働大臣は、前項の規定による勧告を受けた医薬品等製造販売業者又はその特殊関係者がこれに従わなかったときは、その旨を公表することができる。

趣旨

本規定は、厚生労働大臣は、医薬品等製造販売業者又はその特殊関係者が、契約締結の義務(法第32条)及び研究資金等の提供に関する情報等の公表の義務(法第33条)の違反に対する是正勧告に従わなかったときは、その旨を公表することができる旨を定めたものである。

解説

1 医薬品等製造販売業者等が厚生労働大臣の勧告(法第34条第1項)に従わなかった場合には、罰則を科さずに、企業名を公表することとしている。これは、企業名の公表は、企業イメージの悪化や社会的評価の失墜につながり、特に大企業にとっては、罰金刑による経済的影響よりも相対的に大きな影響を受けることになるため、自主的な法律遵守のインセンティブが働き、罰則を科すことよりも、実効性を高める手段として有効であると考えられたことによる。

第五章　雑則

第三十五条（報告徴収及び立入検査）

■第35条第1項■

> 厚生労働大臣は、この法律の施行に必要な限度において、特定臨床研究を実施する者[1]、認定委員会設置者若しくは医薬品等製造販売業者（その製造販売をし、又はしようとする医薬品等が特定臨床研究に用いられる者に限る。第四十二条において同じ。）若しくはその特殊関係者に対して、必要な報告若しくは帳簿、書類その他の物件の提出を求め、又はその職員[2]に、これらの者の事業場に立ち入り[3]、その帳簿、書類その他の物件を検査させ、若しくは関係者に質問させることができる。

【趣旨】

　本規定は、厚生労働大臣は、①特定臨床研究を実施する者、②認定委員会設置者、③医薬品等製造販売業者、④特殊関係者に対し、(i)必要な報告又は帳簿書類の提出を求め、(ii)その職員に、これらの者の事業場に立ち入り、その帳簿書類を検査させ、関係者に質問させることができる旨を定めたものである。

【解説】

1　「特定臨床研究を実施する者」とあるように、『特定臨床研究実施者』とはしていない。したがって、特定臨床研究の実施計画を提出することなく違法に特定臨床研究を実施している者についても、本規定の対象に含まれることになる。

2　「その職員」は、厚生労働省の職員をさす。なお、その職員には司法警察権が与えられていないため、司法処分を必要と認めるときは、検察当局へ告発する必要がある。

3　「立ち入り」とあるが、これには立入先の同意を必要としない。

4　特定臨床研究を実施する者が、本規定による報告もしくは物件の提出をせず、もしくは虚偽の報告もしくは虚偽の物件の提出をし、又は本規定による検査を拒み、妨げ、もしくは忌避し、もしくは本規定による質問に対し、答弁をせず、もしくは虚偽の答弁をした者に該当するときは、50万円以下の罰金に処される。〈法第41条第5号〉

　また、いわゆる両罰規定の対象となっており、この行為者を使用する法人又は人には50万円以下の罰金刑が科される。〈法第43条〉

5　医薬品等製造販売業者又はその特殊関係者が、正当な理由がなくて本規定による報告もしくは物件の提出をせず、もしくは虚偽の報告もしくは虚偽の物件の提出をし、又は本規定による検査を拒み、妨げ、もしくは忌避し、もしくは本規定による質問に対し、答弁をせず、もしくは虚偽の答弁をしたときは、30万円以下の罰金に処される。〈法第42条〉

　また、いわゆる両罰規定の対象となっており、この行為者を使用する法人又は人には30万円以下の罰金刑が科される。〈法第43条〉

■第３５条第２項■

前項の規定により職員が立ち入るときは、その身分を示す証明書を携帯し、関係者に提示しなければならない。

趣旨

本規定は、厚生労働省の職員が立入検査(法第35条第1項)をする場合には、身分証明書を携帯し、これを提示しなければならない旨を定めたものである。

■第３５条第３項■

第一項の規定による権限[2]は、犯罪捜査のために認められたものと解してはならない[3]。

趣旨

本規定は、関係者から報告又は帳簿書類の提出を求め、厚生労働省の職員に立入検査をさせることができるとした厚生労働大臣の権限(法第35条第1項)は、特定臨床研究が適正に実施されているかどうかを検査するためのものであって、犯罪捜査のために認められたものではないことを明示したものである。

解説

1　憲法第35条第1項において、『何人も、その住居、書類及び所持品について、侵入、捜索及び押収を受けることのない権利は、現行犯として逮捕される場合を除いては、正当な理由に基いて発せられ、且つ捜索する場所及び押収する物を明示する令状がなければ、侵されない。』とし、その第2項において、『捜索又は押収は、権限を有する司法官憲が発する各別の令状により、これを行ふ。』としている。

　住居の不可侵を定めたこの憲法条文は、住居侵入を伴う捜査は裁判所の令状に基づくものでなければならないという刑事手続きに関する規定であり、行政手続に直接適用されるものではないと解釈される。

2　「第一項の規定による権限」とは、立入先の同意もなく、また、裁判所の令状もなく、強制的に、厚生労働省の職員に、①特定臨床研究を実施する者、②認定委員会設置者、③医薬品等製造販売業者、④特殊関係者の事業場に立ち入り、帳簿書類を検査させ、関係者に質問させる権限である。

3　「解釈してはならない。」とは、厚生労働大臣の権限(法第35条第1項)は、特定臨床研究の適正な実施を図る見地から行われるべきものであり、犯罪捜査のためのものではないことを入念に確認したものである。

第三十六条（権限の委任）

■第36条第1項■

> この法律に規定する厚生労働大臣の権限は、厚生労働省令で定めるところにより、地方厚生局長に委任することができる。

趣 旨

権限の委任とは、法令の定める行政庁の権限を変更するものであるから、法令に特別の規定がない限りこれを委任することができない。本規定は、臨床研究法に規定する厚生労働大臣の権限については、省令で地方厚生局長に委任できる旨を定めたものである。

解 説

1　特定臨床研究や認定臨床研究審査委員会等の件数が多いことを考慮すると、それらに関する事務のすべてを厚生労働大臣が直接執行することは効率的ではなく、一定の範囲の事務については委任できるようにすることが適切と考えられることから、本条が設けられている。

2　「権限」の「委任」とは、行政庁が法令上定められた自己の権限を他の行政庁に移譲することをいう。主として下級の行政庁に対して行われる。権限の委任は、代理権の授与ではなく、職権の授与であることから、委任を受けた行政庁はその権限に属する事務を自己の職権として行うこととなる。

3　厚生労働大臣の権限は、次のような理由により、地方厚生局長又は地方厚生支局長に委任できることとしている。

(ア) 臨床研究審査委員会の認定に関する事務は、①臨床研究実施計画の届出の受理、②研究審査委員会の認定要件の確認（例：専門的な知識経験を有する委員により構成されているかどうか）、③認定要件を満たさなくなった場合の行政指導や改善命令等であり、いずれも外形的に判断可能な事項であって、臨床研究に関する専門的知識を要するものでないため、地方厚生局（又は地方厚生支局）の人員体制の下で行うことが可能であること

(イ) 臨床研究実施基準に違反している者の監督に関する事務は、①臨床研究を実施する医療機関における人員その他の体制、②研究の対象者に対する説明及び同意文書の確認等であり、臨床研究の実施プロセスのうち外形的に判断可能な事項であるため、地方厚生局（又は地方厚生支局）の人員体制の下で行うことが可能であること

(ウ) 地方厚生局（又は地方厚生支局）にその臨床研究が規制対象であるかどうかの判断ができるかについては、既に、再生医療法において、①再生医療等提供計画の提出を受ける事務、②再生医療等委員会の認定に関する事務を地方厚生局（又は地方厚生支局）に委任しているところであり、通常の臨床研究よりも専門性の高い再生医療等の分野において、これらの事務を問題なく実施していることを踏まえると、地方厚生局（又は地方厚生支局）の人員体制の下で行うことが可能であると考えられること

(エ) 従来より、我が国の臨床研究の適正な実施に関する施策については、医薬品や医療機器等の研究開発促進という政策の下に、厚生労働省が指針を示し、必要な指導、助言を行ってきたものである。また、臨床研究は地方公共団体の枠組みを越えて立地する複数の医療機関が共同して臨床研究を実施する場合が多い。これらの事情を踏まえると、都道府県や保健所設置市等の地方公共団体ではなく、厚生労働省の機関である地方厚生局(又は地方厚生支局)において取り扱うことが適切であると考えられること

4 次に掲げる厚生労働大臣の権限は、地方厚生局長に委任する。ただし、厚生労働大臣が④、⑥、⑦及び⑬から⑮までに掲げる権限を自ら行うことを妨げない。〈則第92条第1項〉

① 実施計画の提出を受ける権限(法第5条第1項)

② 以下の権限
  ○ 変更後の実施計画の提出を受ける権限(法第6条第1項)
  ○ 実施計画の軽微な変更の届出を受ける権限(法第6条第3項)

③ 特定臨床研究の中止の届出を受ける権限(法第8条)

④ 以下の権限
  ○ 情報整理のため機構に特定臨床研究の内容を提供する権限(法第16条第2項)
  ○ 調査のため機構に特定臨床研究の内容を提供する権限(法第16条第6項)

⑤ 以下の権限
  ○ 特定臨床研究の実施状況の報告を受ける権限(法第18条第1項)
  ○ 特定臨床研究の実施状況の報告を取りまとめ、その概要を公表する権限(法第18条第2項)

⑥ 特定臨床研究に関する緊急命令権限(法第19条)

⑦ 以下の権限
  ○ 特定臨床研究の改善の命令権限(法第20条第1項)
  ○ 特定臨床研究の停止の命令権限(法第20条第2項)

⑧ 以下の権限
  ○ 臨床研究審査委員会の認定権限(法第23条第1項)
  ○ 臨床研究審査委員会の認定の申請を受ける権限(法第23条第2項)
  ○ 要件適合時に臨床研究審査委員会の認定をする権限(法第23条第4項)
  ○ 認定臨床研究審査委員会の本質事項の変更認定の申請を受ける権限(法第25条第3項)
  ○ 要件適合時に認定臨床研究審査委員会の本質事項の変更の認定をする権限(法第25条第3項)
  ○ 認定臨床研究審査委員会の認定の更新申請を受ける権限(法第26条第6項)
  ○ 要件適合時に認定臨床研究審査委員会の認定更新をする権限(法第26条第6項)
  ○ 臨床研究審査委員会の認定時に公示する権限(法第23条第5項)
  ○ 認定臨床研究審査委員会の変更の認定時に公示する権限(法第25条第3項)
  ○ 認定臨床研究審査委員会の形式事項の変更の届出受理時に公示する権限(法第25条第5項)

⑨ 以下の権限

- ○ 認定臨床研究審査委員会の本質事項の変更の認定権限(法第25条第1項)
- ○ 認定臨床研究審査委員会の本質事項の軽微な変更の届出を受ける権限(法第25条第2項)
- ○ 認定臨床研究審査委員会の形式事項の変更の届出を受ける権限(法第25条第4項)

⑩ 更新申請期間に認定臨床研究審査委員会の認定の更新申請を受ける権限(法第26条第3項)

⑪ 以下の権限
- ○ 認定臨床研究審査委員会の廃止の届出を受ける権限(法第27条第1項)
- ○ 認定臨床研究審査委員会の廃止の届出受理時に公示する権限(法第27条第2項)

⑫ 認定臨床研究審査委員会が述べた意見の内容の報告を受ける権限(法第29条)

⑬ 以下の権限
- ○ 認定臨床研究審査委員会の認定要件適合の命令権限(法第30条第1項)
- ○ 認定臨床研究審査委員会の審査意見業務体制の改善の命令権限(法第30条第2項)

⑭ 以下の権限
- ○ 認定臨床研究審査委員会の認定の取消権限(法第31条第1項)
- ○ 認定臨床研究審査委員会の認定取消時に公示する権限(法第31条第2項)

⑮ 報告徴収及び立入検査の権限(法第35条第1項)

⑯ 本法の施行日(平成30年4月1日)前において臨床研究審査委員会の認定をする権限(法附則第5条第2項)

5 次に掲げる厚生労働大臣の権限は地方厚生局長に委任する。ただし、厚生労働大臣が⑥に規定する権限を自ら行うことを妨げない。〈則第92条第2項〉

① 総括報告書の概要の提出を受ける権限(則第24条第5項、第7項)

② 認定臨床研究審査委員会の認定証の交付権限(則第67条)

③ 認定臨床研究審査委員会の認定証の書換え交付の申請を受ける権限(則第74条)

④ 認定臨床研究審査委員会の認定証の再交付の申請を受ける権限(則第75条第1項前段)

⑤ 再交付に伴って認定臨床研究審査委員会の認定証の返納を受ける権限(則第75条第1項後段、第2項)

⑥ 認定臨床研究審査委員会の認定の取消、認定臨床研究審査委員会の廃止に伴って認定証の返納を受ける権限(則第79条)

■第36条第2項■

> 前項の規定により地方厚生局長に委任された権限は、厚生労働省令で定めるところにより、地方厚生支局長に委任することができる。

趣旨

本規定は、厚生労働大臣から地方厚生局長に委任された権限については、省令で地方厚生支局長に委任できる旨を定めたものである。

第三十七条（経過措置）

> この法律の規定に基づき命令を制定し、又は改廃する場合においては、その命令で、その制定又は改廃に伴い合理的に必要と判断される範囲内において、所要の経過措置（罰則に関する経過措置を含む。）を定めることができる。

趣 旨

　本規定は、臨床研究法に基づく規制の制定又は改廃に際し、合理的な範囲内において、ある程度の猶予期間をおく必要があると考えられるものについては、所要の経過措置を定めることができることとしたものである。

第三十八条（厚生労働省令への委任）

> この法律に規定するもののほか、この法律の実施のため必要な手続その他の事項は、厚生労働省令で定める。

趣旨
本規定は、臨床研究法の実施のため必要な手続等の事項については、省令で定める旨を明示したものである。

解説
＜邦文記載＞
1　厚生労働大臣又は機構に提出する計画、申請書、届書その他の書類は、英語による記載を求める事項を除き、邦文で記載されていなければならない。ただし、特別の事情により邦文をもって記載することができない書類であって、その翻訳文が添付されているものについては、この限りでない。〈則第93条〉

＜電磁的記録媒体による手続＞
2　次に掲げる厚生労働大臣に提出する書類については、それぞれの書類の各欄に掲げる事項を記録した電磁的記録媒体をもって代えることができる。この場合、提出された当該電磁的記録媒体は当該書類とみなす。〈則第94条〉
　　＊「電磁的記録媒体」とは、電磁的記録であって、電子計算機による情報処理の用に供されるものに係る記録媒体をいう。
① 総括報告書の概要（則第24条第5項）
② 様式第一による計画（実施計画）（則第39条第1項）
③ 様式第二による届書（実施計画事項変更届書）（則第41条）
④ 様式第三による届書（実施計画事項軽微変更届書）（則第43条）
⑤ 様式第四による届書（特定臨床研究中止届書）（則第45条第1項）
⑥ 様式第五による申請書（臨床研究審査委員会認定申請書）（則第65条第1項）
⑦ 様式第七による申請書（臨床研究審査委員会認定事項変更申請書）（則第69条）
⑧ 様式第八による届書（臨床研究審査委員会認定事項軽微変更届書）（則第71条）
⑨ 様式第九による届書（臨床研究審査委員会認定事項変更届書）（則第73条第1項）
⑩ 様式第一〇による申請書（臨床研究審査委員会認定証書換え交付申請書）（則第74条）
⑪ 様式第一一による申請書（臨床研究審査委員会認定証再交付申請書）（則第75条第1項）
⑫ 様式第一二による申請書（臨床研究審査委員会認定事項更新申請書）（則第76条第1項）
⑬ 様式第一三による届書（認定臨床研究審査委員会廃止届書）（則第77条第1項）
　⇒　上記の「電磁的記録」とは、電子的方式、磁気的方式その他人の知覚によっては認識することができない方式で作られる記録をいう。〈則第34条第1項第2号〉
　⇒　上記の電磁的記録媒体には、次に掲げる事項を記載しなければならない。〈則第95条〉
　　① 提出者、申請者又は届出をする者の氏名
　　② 提出年月日、申請年月日又は届出年月日

＜電子情報処理組織による手続＞

3 次の書類の添付は、電子情報処理組織を用いて入力し、送信することをもってこれらの書類に代えることができる。〈則第96条〉

　＊「電子情報処理組織」とは、厚生労働省の使用に係る電子計算機と、これらの規定による添付をしようとする者の使用に係る入出力装置とを電気通信回線で接続した電子情報処理組織をいう。

① 実施計画の提出時の添付書類(法第5条第2項)
② 変更後の実施計画の提出時の添付書類(法第6条第2項)
③ 臨床研究審査委員会の認定申請書の添付書類(法第23条第3項)
④ 認定臨床研究審査委員会の本質事項の変更認定申請書の添付書類(法第25条第3項)
⑤ 認定臨床研究審査委員会の認定更新申請書の添付書類(法第26条第6項)
⑥ 総括報告書の概要の提出時の添付書類(則第24条第5項、第7項)

第六章　罰則

第三十九条

> 第十九条の規定による命令に違反した者は、三年以下の懲役若しくは三百万円以下の罰金に処し、又はこれを併科する。

趣旨

本規定は、以下の違反行為をした者を、3年以下の懲役もしくは300万円以下の罰金に処し、又はこれを併科することとしたものである。
　〇　緊急命令(法第19条)に違反した場合

第四十条

> 第十一条又は第二十八条の規定に違反して秘密を漏らした者は、一年以下の懲役又は百万円以下の罰金に処する。

趣旨

本規定は、以下の違反行為をした者を、1年以下の懲役又は100万円以下の罰金に処することとしたものである。
　〇　特定臨床研究に従事する者又は特定臨床研究に従事する者であった者が、特定臨床研究の実施に関して知り得た秘密(法第11条)を漏らした場合
　〇　認定臨床研究審査委員会の委員もしくは審査意見業務に従事する者又はこれらの者であった者が、審査意見業務に関して知り得た秘密(法28条)を漏らした場合

第6章　罰則(第39条—第43条)

第四十一条

　特定臨床研究を実施する者が次の各号のいずれかに該当するときは、五十万円以下の罰金に処する。
一　第五条第一項の規定に違反して、正当な理由がなくて実施計画を提出せず、又はこれに記載すべき事項を記載せず、若しくは虚偽の記載をしてこれを提出して、特定臨床研究を実施した者
二　第六条第一項の規定に違反して、正当な理由がなくて実施計画を提出せず、又はこれに記載すべき事項を記載せず、若しくは虚偽の記載をしてこれを提出して、特定臨床研究を実施した者
三　第十二条の規定に違反して正当な理由がなくて記録の作成若しくは保存をしなかった者又は虚偽の記録を作成した者
四　第二十条第二項の規定による命令に違反した者
五　正当な理由がなくて第三十五条第一項の規定による報告若しくは物件の提出をせず、若しくは虚偽の報告若しくは虚偽の物件の提出をし、又は同項の規定による検査を拒み、妨げ、若しくは忌避し、若しくは同項の規定による質問に対し、答弁をせず、若しくは虚偽の答弁をした者

趣　旨

　本規定は、以下の違反行為をした者を、50万円以下の罰金に処することとしたものである。
　　○　特定臨床研究を実施する者が、実施計画の提出等(法第5条第1項)をせずに特定臨床研究を実施した場合
　　○　特定臨床研究を実施する者が、変更後の実施計画の提出等(法第6条第1項)をせずに特定臨床研究を変更して実施した場合
　　○　特定臨床研究を実施する者が、特定臨床研究に関する記録又は保存等(法第12条)をしなかった場合
　　○　特定臨床研究を実施する者が、特定臨床研究の停止命令(法第20条第2項)に違反した場合
　　○　特定臨床研究を実施する者が、厚生労働大臣の求めにもかかわらず報告等をせず、又は立入検査等(法第35条第1項)の妨害等をした場合

解　説

1　「正当な理由」とは、天災その他非常事態の発生等のやむを得ない理由があるときをさすものと解される。

第四十二条

> 医薬品等製造販売業者[1]又はその特殊関係者が、正当な理由がなくて第三十五条第一項の規定による報告若しくは物件の提出をせず、若しくは虚偽の報告若しくは虚偽の物件の提出をし、又は同項の規定による検査を拒み、妨げ、若しくは忌避し、若しくは同項の規定による質問に対し、答弁をせず、若しくは虚偽の答弁をしたときは、三十万円以下の罰金に処する。

趣 旨

本規定は、以下の違反行為をした者を、30万円以下の罰金に処することとしたものである。

○ 医薬品等製造販売業者等が、厚生労働大臣の求めにもかかわらず報告等をせず、又は立入検査等(法第35条第1項)の妨害等をした場合

解 説

1 「医薬品等製造販売業者」は、その製造販売をし、又はしようとする医薬品等が特定臨床研究に用いられる者に限られる。〈法第35条第1項〉

第四十三条

■第43条第1項■

　法人（法人でない団体で代表者又は管理人の定めのあるものを含む。以下この条において同じ。）の代表者若しくは管理人又は法人若しくは人の代理人、使用人その他の従業者が、その法人又は人の業務に関して第三十九条又は前二条の違反行為をしたときは、行為者を罰するほか、その法人又は人に対しても各本条の罰金刑を科する。

趣旨

　本規定は、いわゆる両罰規定を定めたものである。
　法人の代表者もしくは管理人又は法人もしくは人の代理人、使用人その他の従業者が、その法人又は人の業務に関して法第39条、第41条又は第42条の違反行為をしたときは、行為者を罰するほか、その法人又は人に対してもそれぞれの罰金刑を科すこととしている。

■第43条第2項■

　法人でない団体について前項の規定の適用がある場合には、その代表者又は管理人が、その訴訟行為につき法人でない団体を代表するほか、法人を被告人又は被疑者とする場合の刑事訴訟に関する法律の規定を準用する。

趣旨

　本規定は、法人でない団体にいわゆる両罰規定を適用する場合の刑事訴訟法の特例を定めたものである。法人でない団体について両罰規定の適用がある場合には、その代表者又は管理人が、その訴訟行為につき法人でない団体を代表するほか、法人を被告人又は被疑者とする場合の刑事訴訟に関する法律の規定を準用することとしている。

解説

1　「被告人」とは、公訴を提起された者をいう。つまり、捜査機関(例：警察、検察)によって犯罪の嫌疑をかけられ、検察官により起訴された者を意味する。なお、『被告』とは、刑事ではなく、民事で訴えられた者をさす。

2　「被疑者」とは、捜査機関による捜査の対象となっている者であって、起訴されていない者をいう。

関係法令

○臨床研究法

(平成二十九年四月十四日)
(法律第十六号)

第一章　総則

(目的)

第一条　この法律は、臨床研究の実施の手続、認定臨床研究審査委員会による審査意見業務の適切な実施のための措置、臨床研究に関する資金等の提供に関する情報の公表の制度等を定めることにより、臨床研究の対象者をはじめとする国民の臨床研究に対する信頼の確保を図ることを通じてその実施を推進し、もって保健衛生の向上に寄与することを目的とする。

(定義)

第二条　この法律において「臨床研究」とは、医薬品等を人に対して用いることにより、当該医薬品等の有効性又は安全性を明らかにする研究(当該研究のうち、当該医薬品等の有効性又は安全性についての試験が、医薬品、医療機器等の品質、有効性及び安全性の確保等に関する法律(昭和三十五年法律第百四十五号。以下この条において「医薬品医療機器等法」という。)第八十条の二第二項に規定する治験に該当するものその他厚生労働省令で定めるものを除く。)をいう。

2　この法律において「特定臨床研究」とは、臨床研究のうち、次のいずれかに該当するものをいう。
　一　医薬品等製造販売業者又はその特殊関係者(医薬品等製造販売業者と厚生労働省令で定める特殊の関係のある者をいう。以下同じ。)から研究資金等(臨床研究の実施のための資金(厚生労働省令で定める利益を含む。)をいう。以下同じ。)の提供を受けて実施する臨床研究(当該医薬品等製造販売業者が製造販売(医薬品医療機器等法第二条第十三項に規定する製造販売をいう。以下同じ。)をし、又はしようとする医薬品等を用いるものに限る。)
　二　次に掲げる医薬品等を用いる臨床研究(前号に該当するものを除く。)
　　イ　次項第一号に掲げる医薬品であって、医薬品医療機器等法第十四条第一項又は第十九条の二第一項の承認を受けていないもの
　　ロ　次項第一号に掲げる医薬品であって、医薬品医療機器等法第十四条第一項又は第十九条の二第一項の承認(医薬品医療機器等法第十四条第九項(医薬品医療機器等法第十九条の二第五項において準用する場合を含む。)の変更の承認を含む。以下ロにおいて同じ。)を受けているもの(当該承認に係る用法、用量その他の厚生労働省令で定める事項(以下ロにおいて「用法等」という。)と異なる用法等で用いる場合に限る。)
　　ハ　次項第二号に掲げる医療機器であって、医薬品医療機器等法第二十三条の二の五第一項若しくは第二十三条の二の十七第一項の承認若しくは医薬品医療機器等法第二十三条の二の二十三第一項の認証を受けていないもの又は医薬品医療機器等法第二十三条の二の十二第一項の規定による届出が行われていないもの
　　ニ　次項第二号に掲げる医療機器であって、医薬品医療機器等法第二十三条の二の五第一項若しくは第二十三条の二の十七第一項の承認(医薬品医療機器等法第二十三条の二の五第十一項(医薬品医療機器等法第二十三条の二の十七第五項において準用する場合を含む。)の変更の承認を含む。以下ニにおいて同じ。)若しくは医薬品医療機器等法第二十三条の二の二十三第一項の認証(同条第六項の変更の認証を含む。以下ニにおいて同じ。)を受けているもの又は医薬品医療機器等法第二十三条の二の十二第一項の規定による届出(同条第二項の規定による変更の届出を含む。以下ニにおいて同じ。)が行われているもの(当該承認、認証又は届出に係る使用方法その他の厚生労働省令で定める事項(以下ニにおいて「使用方法等」という。)と異なる使用方法等で用いる場合に限る。)
　　ホ　次項第三号に掲げる再生医療等製品であって、医薬品医療機器等法第二十三条の二

十五第一項又は第二十三条の三十七第一項の承認を受けていないもの

ヘ　次項第三号に掲げる再生医療等製品であって、医薬品医療機器等法第二十三条の二十五第一項又は第二十三条の三十七第一項の承認(医薬品医療機器等法第二十三条の二十五第九項(医薬品医療機器等法第二十三条の三十七第五項において準用する場合を含む。)の変更の承認を含む。以下ヘにおいて同じ。)を受けているもの(当該承認に係る用法、用量その他の厚生労働省令で定める事項(以下ヘにおいて「用法等」という。)と異なる用法等で用いる場合に限る。)

3　この法律において「医薬品等」とは、次に掲げるものをいう。
　一　医薬品医療機器等法第二条第一項に規定する医薬品(同条第十四項に規定する体外診断用医薬品を除く。)
　二　医薬品医療機器等法第二条第四項に規定する医療機器
　三　医薬品医療機器等法第二条第九項に規定する再生医療等製品

4　この法律において「医薬品等製造販売業者」とは、医薬品等に係る医薬品医療機器等法第十二条第一項、第二十三条の二第一項又は第二十三条の二十第一項の許可を受けている者をいう。

第二章　臨床研究の実施

(臨床研究実施基準)

第三条　厚生労働大臣は、厚生労働省令で、臨床研究の実施に関する基準(以下「臨床研究実施基準」という。)を定めなければならない。

2　臨床研究実施基準においては、次に掲げる事項について定めるものとする。
　一　臨床研究の実施体制に関する事項
　二　臨床研究を行う施設の構造設備に関する事項
　三　臨床研究の実施状況の確認に関する事項
　四　臨床研究の対象者に健康被害が生じた場合の補償及び医療の提供に関する事項
　五　特定臨床研究(前条第二項第一号に掲げるものに限る。)に用いる医薬品等の製造販売をし、又はしようとする医薬品等製造販売業者及びその特殊関係者の当該特定臨床研究に対する関与に関する事項
　六　その他臨床研究の実施に関し必要な事項

3　厚生労働大臣は、臨床研究実施基準を定め、又は変更するときは、あらかじめ、厚生科学審議会の意見を聴かなければならない。

(臨床研究実施基準の遵守)

第四条　臨床研究(特定臨床研究を除く。)を実施する者は、臨床研究実施基準に従ってこれを実施するよう努めなければならない。

2　特定臨床研究を実施する者は、臨床研究実施基準に従ってこれを実施しなければならない。

(実施計画の提出)

第五条　特定臨床研究を実施する者は、特定臨床研究ごとに、次に掲げる事項を記載した特定臨床研究の実施に関する計画(以下「実施計画」という。)を作成し、厚生労働省令で定めるところにより、厚生労働大臣に提出しなければならない。
　一　氏名又は名称及び住所並びに法人にあっては、その代表者の氏名
　二　特定臨床研究の目的及び内容並びにこれに用いる医薬品等の概要
　三　特定臨床研究の実施体制に関する事項
　四　特定臨床研究を行う施設の構造設備に関する事項
　五　特定臨床研究の実施状況の確認に関する事項
　六　特定臨床研究の対象者に健康被害が生じた場合の補償及び医療の提供に関する事項
　七　特定臨床研究(第二条第二項第一号に掲げるものに限る。)に用いる医薬品等の製造販売をし、又はしようとする医薬品等製造販売業者及びその特殊関係者の当該特定臨床研究に対する関与に関する事項
　八　特定臨床研究について第二十三条第一項に規定する審査意見業務を行う同条第五項第二号に規定する認定臨床研究審査委員会(以下この章において「認定臨床研究審査委員会」という。)の名称
　九　その他厚生労働省令で定める事項

2　実施計画には、次に掲げる書類を添付しなければならない。
　一　次項の規定による意見の内容を記載した書類
　二　その他厚生労働省令で定める書類
3　特定臨床研究を実施する者は、第一項の規定により実施計画を提出する場合においては、厚生労働省令で定めるところにより、実施計画による特定臨床研究の実施の適否及び実施に当たって留意すべき事項について、当該実施計画に記載されている認定臨床研究審査委員会の意見を聴かなければならない。

（実施計画の変更）
第六条　前条第一項の規定により実施計画を提出した者（以下「特定臨床研究実施者」という。）は、当該実施計画の変更（厚生労働省令で定める軽微な変更を除く。次項本文において同じ。）をするときは、その変更後の実施計画を、厚生労働省令で定めるところにより、厚生労働大臣に提出しなければならない。
2　前条第二項及び第三項の規定は、前項の実施計画の変更について準用する。ただし、同条第二項第二号に掲げる書類については、既に厚生労働大臣に提出されている当該書類の内容に変更がないときは、その添付を省略することができる。
3　特定臨床研究実施者は、実施計画について、第一項の厚生労働省令で定める軽微な変更をしたときは、その変更の日から十日以内に、その内容を、当該実施計画に記載されている認定臨床研究審査委員会に通知するとともに、厚生労働大臣に届け出なければならない。

（実施計画の遵守）
第七条　特定臨床研究実施者は、第五条第一項又は前条第一項の規定により提出した実施計画（同項の厚生労働省令で定める軽微な変更をしたときは、当該変更後のもの）に従って特定臨床研究を実施しなければならない。

（特定臨床研究の中止）
第八条　特定臨床研究実施者は、特定臨床研究を中止したときは、その中止の日から十日以内に、その旨を、当該特定臨床研究の実施計画に記載されている認定臨床研究審査委員会に通知するとともに、厚生労働大臣に届け出なければならない。

（特定臨床研究の対象者等の同意）
第九条　特定臨床研究を実施する者は、当該特定臨床研究の対象者に対し、あらかじめ、当該特定臨床研究の目的及び内容並びにこれに用いる医薬品等の概要、当該医薬品等の製造販売をし、若しくはしようとする医薬品等製造販売業者又はその特殊関係者から研究資金等の提供を受けて実施する場合においては第三十二条に規定する契約の内容その他厚生労働省令で定める事項について、厚生労働省令で定めるところにより説明を行い、その同意を得なければならない。ただし、疾病その他厚生労働省令で定める事由により特定臨床研究の対象者の同意を得ることが困難な場合であって、当該対象者の配偶者、親権を行う者その他厚生労働省令で定める者のうちいずれかの者に対し、説明を行い、その同意を得たとき、その他厚生労働省令で定めるときは、この限りでない。

（特定臨床研究に関する個人情報の保護）
第十条　特定臨床研究を実施する者は、当該特定臨床研究の対象者の個人情報（個人に関する情報であって、当該情報に含まれる氏名、生年月日その他の記述等により特定の個人を識別することができるもの（他の情報と照合することにより、特定の個人を識別することができることとなるものを含む。）をいう。以下この条において同じ。）の漏えい、滅失又は毀損の防止その他の個人情報の適切な管理のために必要な措置を講じなければならない。

（秘密保持義務）
第十一条　特定臨床研究に従事する者又は特定臨床研究に従事する者であった者は、正当な理由がなく、特定臨床研究の実施に関して知り得た当該特定臨床研究の対象者の秘密を漏らしてはならない。

（特定臨床研究に関する記録）
第十二条　特定臨床研究を実施する者は、当該特定臨床研究の対象者ごとに、医薬品等を用いた日時及び場所その他厚生労働省令で定める事項に関する記録を作成し、厚生労働省令で定めるところにより、これを保存しなければならない。

（認定臨床研究審査委員会への報告）
第十三条　特定臨床研究実施者は、特定臨床研究の実施に起因するものと疑われる疾病、障害若しくは死亡又は感染症（次条及び第二十三条第一項において「疾病等」という。）の発生を知ったときは、厚生労働省令で定めるところにより、その旨を当該特定臨床研究の実施計画に記載されている認定臨床研究審査委員会に報告しなければならない。

2　前項の規定により報告を受けた認定臨床研究審査委員会が特定臨床研究実施者に対し意見を述べたときは、当該特定臨床研究実施者は、当該意見を尊重して必要な措置をとらなければならない。

（厚生労働大臣への報告）
第十四条　特定臨床研究実施者は、特定臨床研究の実施に起因するものと疑われる疾病等の発生に関する事項で厚生労働省令で定めるものを知ったときは、厚生労働省令で定めるところにより、その旨を厚生労働大臣に報告しなければならない。

（厚生科学審議会への報告）
第十五条　厚生労働大臣は、毎年度、前条の規定による報告の状況について厚生科学審議会に報告し、必要があると認めるときは、その意見を聴いて、特定臨床研究の実施による保健衛生上の危害の発生又は拡大を防止するために必要な措置をとらなければならない。

2　厚生科学審議会は、前項の場合のほか、特定臨床研究の実施による保健衛生上の危害の発生又は拡大を防止するために必要な措置について、調査審議し、必要があると認めるときは、厚生労働大臣に意見を述べることができる。

3　厚生労働大臣は、第一項の規定による報告又は措置を行うに当たっては、前条の規定による報告に係る情報の整理を行うとともに、必要があると認めるときは、同条の規定による報告に関する調査を行うものとする。

（機構による情報の整理及び調査の実施）
第十六条　厚生労働大臣は、独立行政法人医薬品医療機器総合機構（以下この条において「機構」という。）に、前条第三項に規定する情報の整理を行わせることができる。

2　厚生労働大臣は、機構の求めに応じ、機構が前項の規定による情報の整理を行うために、第十四条の規定による報告に係る特定臨床研究の内容その他厚生労働省令で定める事項に関する情報を提供することができる。

3　厚生労働大臣は、機構に第一項の規定による情報の整理を行わせるときは、その旨を公示しなければならない。

4　厚生労働大臣が、機構に第一項の規定による情報の整理を行わせるときは、第十四条の規定による報告をする者は、同条の規定にかかわらず、厚生労働省令で定めるところにより、機構に報告しなければならない。

5　機構は、第一項の規定による情報の整理を行ったときは、遅滞なく、当該情報の整理の結果を、厚生労働大臣に報告しなければならない。

6　第一項、第二項及び前項の規定は、前条第三項に規定する調査について準用する。

（認定臨床研究審査委員会への定期報告）
第十七条　特定臨床研究実施者は、厚生労働省令で定めるところにより、定期的に、特定臨床研究の実施状況について、当該特定臨床研究の実施計画に記載されている認定臨床研究審査委員会に報告しなければならない。

2　前項の規定により報告を受けた認定臨床研究審査委員会が特定臨床研究実施者に対し意見を述べたときは、当該特定臨床研究実施者は、当該意見を尊重して必要な措置をとらなければならない。

(厚生労働大臣への定期報告)

第十八条　特定臨床研究実施者は、厚生労働省令で定めるところにより、定期的に、特定臨床研究の実施状況について、厚生労働大臣に報告しなければならない。

2　厚生労働大臣は、前項の規定により報告を受けたときは、当該報告を取りまとめ、その概要を公表しなければならない。

(緊急命令)

第十九条　厚生労働大臣は、特定臨床研究の実施による保健衛生上の危害の発生又は拡大を防止するため必要があると認めるときは、特定臨床研究を実施する者に対し、当該特定臨床研究を停止することその他保健衛生上の危害の発生又は拡大を防止するための応急の措置をとるべきことを命ずることができる。

(改善命令等)

第二十条　厚生労働大臣は、この章の規定又はこの章の規定に基づく命令に違反していると認めるときは、特定臨床研究を実施する者に対し、当該特定臨床研究を臨床研究実施基準に適合させること、実施計画を変更することその他当該違反を是正するために必要な措置をとるべきことを命ずることができる。

2　厚生労働大臣は、特定臨床研究を実施する者が前項の規定による命令に従わないときは、当該特定臨床研究を実施する者に対し、期間を定めて特定臨床研究の全部又は一部の停止を命ずることができる。

(特定臨床研究以外の臨床研究を実施する者が講ずべき措置)

第二十一条　臨床研究(特定臨床研究を除く。)を実施する者は、第五条第一項の規定に準じてその実施に関する計画を作成するほか、当該計画を作成し、又は変更する場合においては、認定臨床研究審査委員会の意見を聴くよう努めるとともに、第七条及び第九条から第十二条までの規定に準じて、必要な措置を講ずるよう努めなければならない。

(適用除外)

第二十二条　この章の規定は、臨床研究のうち、医薬品等を用いることが再生医療等の安全性の確保等に関する法律(平成二十五年法律第八十五号)第二条第一項に規定する再生医療等に該当する場合については、適用しない。

第三章　認定臨床研究審査委員会

(臨床研究審査委員会の認定)

第二十三条　臨床研究に関する専門的な知識経験を有する者により構成される委員会であって、次に掲げる業務(以下「審査意見業務」という。)を行うもの(以下この条において「臨床研究審査委員会」という。)を設置する者(病院(医療法(昭和二十三年法律第二百五号)第一条の五第一項に規定する病院をいう。)若しくは診療所(同条第二項に規定する診療所をいい、同法第五条第一項に規定する医師又は歯科医師の住所を含む。)の開設者又は医学医術に関する学術団体その他の厚生労働省令で定める団体(法人でない団体にあっては、代表者又は管理人の定めのあるものに限る。)に限る。)は、その設置する臨床研究審査委員会が第四項各号に掲げる要件に適合していることについて、厚生労働大臣の認定を受けなければならない。

一　第五条第三項(第六条第二項において準用する場合を含む。)の規定により意見を求められた場合において、実施計画について臨床研究実施基準に照らして審査を行い、特定臨床研究を実施する者に対し、特定臨床研究の実施の適否及び実施に当たって留意すべき事項について意見を述べる業務

二　第十三条第一項の規定により報告を受けた場合において、必要があると認めるときは、特定臨床研究実施者に対し、当該報告に係る疾病等の原因の究明又は再発防止のために講ずべき措置について意見を述べる業務

三　第十七条第一項の規定により報告を受けた場合において、必要があると認めるときは、特定臨床研究実施者に対し、当該報告に係る特定臨床研究の実施に当たって留意すべき事項又

は改善すべき事項について意見を述べる業務
　四　前三号のほか、必要があると認めるときは、その名称が第五条第一項第八号の認定臨床研究審査委員会として記載されている実施計画により特定臨床研究を実施する者に対し、当該特定臨床研究を臨床研究実施基準に適合させるために改善すべき事項又は疾病等の発生防止のために講ずべき措置について意見を述べる業務
２　前項の認定を受けようとする者は、厚生労働省令で定めるところにより、次に掲げる事項を記載した申請書を厚生労働大臣に提出して、同項の認定の申請をしなければならない。
　一　氏名又は名称及び住所並びに法人にあっては、その代表者(法人でない団体にあっては、その代表者又は管理人)の氏名
　二　臨床研究審査委員会の名称
　三　臨床研究審査委員会の委員の氏名
　四　審査意見業務を行う体制に関する事項
　五　その他厚生労働省令で定める事項
３　前項の申請書には、次項第二号に規定する業務規程その他の厚生労働省令で定める書類を添付しなければならない。
４　厚生労働大臣は、第一項の認定(以下この条において単に「認定」という。)の申請があった場合において、その申請に係る臨床研究審査委員会が次に掲げる要件に適合すると認めるときは、認定をしなければならない。
　一　臨床研究に関する専門的な知識経験を有する委員により構成され、かつ、審査意見業務の公正な実施に支障を及ぼすおそれがないものとして厚生労働省令で定める体制が整備されていること。
　二　審査意見業務の実施の方法、審査意見業務に関して知り得た情報の管理及び秘密の保持の方法その他の審査意見業務を適切に実施するための方法に関する業務規程が整備されていること。
　三　前二号に掲げるもののほか、審査意見業務の適切な実施のために必要なものとして厚生労働省令で定める基準に適合するものであること。
５　厚生労働大臣は、前項の規定により認定をしたときは、次に掲げる事項を公示しなければならない。
　一　認定を受けた者(以下「認定委員会設置者」という。)の氏名又は名称及び住所
　二　認定に係る臨床研究審査委員会(以下「認定臨床研究審査委員会」という。)の名称

(欠格事由)
第二十四条　前条第四項の規定にかかわらず、次の各号のいずれかに該当するときは、同条第一項の認定を受けることができない。
　一　申請者が、禁錮以上の刑に処せられ、その執行を終わり、又は執行を受けることがなくなるまでの者であるとき。
　二　申請者が、この法律その他国民の保健医療に関する法律で政令で定めるものの規定により罰金の刑に処せられ、その執行を終わり、又は執行を受けることがなくなるまでの者であるとき。
　三　申請者が、第三十一条第一項の規定により前条第一項の認定を取り消され、その認定の取消しの日から起算して三年を経過しない者(認定の取消しの処分に係る行政手続法(平成五年法律第八十八号)第十五条第一項の規定による通知があった日(以下この条において「通知日」という。)前六十日以内に当該認定を取り消された法人の役員(いかなる名称によるかを問わず、これと同等以上の職権又は支配力を有する者を含む。以下この条において同じ。)であった者で当該認定の取消しの日から起算して三年を経過しないもの及び通知日前六十日以内に認定を取り消された団体の代表者又は管理人であった者で当該認定の取消しの日から起算して三年を経過しないものを含む。)であるとき。ただし、当該認定の取消しが、認定の取消しの処分の理由となった事実及び当該事実の発生を防止するための認定委員会設置者による体制の整備についての取組の状況その他の当該事実に関して当該認

定委員会設置者が有していた責任の程度を考慮して、この号本文に規定する認定の取消しに該当しないこととすることが相当であると認められる認定の取消しとして厚生労働省令で定めるものに該当する場合を除く。

四　申請者が、第三十一条第一項の規定による前条第一項の認定の取消しの処分に係る通知日から当該処分をする日又は処分をしないことを決定する日までの間に第二十七条第一項の規定による廃止の届出をした者（当該廃止について相当の理由がある者を除く。）で、当該届出の日から起算して三年を経過しないものであるとき。

五　申請者が、前条第一項の認定の申請前三年以内に審査意見業務に関し不正又は著しく不当な行為をした者であるとき。

六　申請者が、法人であって、その役員のうちに前各号のいずれかに該当する者があるとき。

七　申請者が、法人でない団体であって、その代表者又は管理人のうちに第一号から第五号までのいずれかに該当する者があるとき。

（変更の認定）

第二十五条　認定委員会設置者は、第二十三条第二項第三号又は第四号に掲げる事項の変更（厚生労働省令で定める軽微な変更を除く。）をするときは、厚生労働大臣の認定を受けなければならない。

2　認定委員会設置者は、前項の厚生労働省令で定める軽微な変更をしたときは、遅滞なく、その内容を厚生労働大臣に届け出なければならない。

3　第二十三条第二項から第五項までの規定は、第一項の変更の認定について準用する。

4　認定委員会設置者は、第二十三条第二項第一号、第二号若しくは第五号に掲げる事項又は同条第三項に規定する書類に記載した事項に変更があったとき（当該変更が厚生労働省令で定める軽微なものであるときを除く。）は、遅滞なく、その内容を厚生労働大臣に届け出なければならない。

5　第二十三条第五項の規定は、同項各号に掲げる事項について前項の規定により届出があった場合について準用する。

（認定の有効期間）

第二十六条　第二十三条第一項の認定の有効期間は、当該認定の日から起算して三年とする。

2　前項の有効期間（当該有効期間についてこの項の規定により更新を受けたときにあっては、更新後の当該有効期間をいう。以下この条において単に「有効期間」という。）の満了後引き続き認定臨床研究審査委員会を設置する認定委員会設置者は、有効期間の更新を受けなければならない。

3　前項の更新を受けようとする認定委員会設置者は、有効期間の満了の日の九十日前から六十日前までの間（以下この項において「更新申請期間」という。）に、厚生労働大臣に前項の更新の申請をしなければならない。ただし、災害その他やむを得ない事由により更新申請期間に更新の申請をすることができないときは、この限りでない。

4　前項の申請があった場合において、有効期間の満了の日までに当該申請に対する処分がされないときは、従前の認定は、有効期間の満了後もその処分がされるまでの間は、なお効力を有する。

5　前項の場合において、第二項の更新がされたときは、有効期間は、当該更新前の有効期間の満了の日の翌日から起算するものとする。

6　第二十三条（第二項から第四項までに限る。）及び第二十四条（第三号から第五号までを除く。）の規定は、第二項の更新について準用する。ただし、第二十三条第三項に規定する書類については、既に厚生労働大臣に提出されている当該書類の内容に変更がないときは、その添付を省略することができる。

（認定臨床研究審査委員会の廃止）

第二十七条　認定委員会設置者は、その設置する認定臨床研究審査委員会を廃止するときは、厚生労働省令で定めるところにより、あらかじめ、その旨をその名称が第五条第一項第八号の認定臨床研究審査委員会として記載されている実施計画により特定臨床研究を実施する者に通知するとともに、厚生労働大臣に届け出なければならない。

2　厚生労働大臣は、前項の規定による届出があ

ったときは、その旨を公示しなければならない。

（秘密保持義務）

第二十八条　認定臨床研究審査委員会の委員若しくは審査意見業務に従事する者又はこれらの者であった者は、正当な理由がなく、その審査意見業務に関して知り得た秘密を漏らしてはならない。

（厚生労働大臣への報告）

第二十九条　認定臨床研究審査委員会は、第二十三条第一項第二号から第四号までの意見を述べたときは、遅滞なく、厚生労働大臣にその内容を報告しなければならない。

（改善命令）

第三十条　厚生労働大臣は、認定臨床研究審査委員会が第二十三条第四項各号に掲げる要件のいずれかに適合しなくなったと認めるときは、認定委員会設置者に対し、これらの要件に適合させるために必要な措置をとるべきことを命ずることができる。

2　厚生労働大臣は、前項に定めるもののほか、認定委員会設置者がこの章の規定又はこの章の規定に基づく命令に違反していると認めるとき、その他審査意見業務の適切な実施を確保するため必要があると認めるときは、認定委員会設置者に対し、審査意見業務を行う体制の改善、第二十三条第四項第二号に規定する業務規程の変更その他必要な措置をとるべきことを命ずることができる。

（認定の取消し）

第三十一条　厚生労働大臣は、認定委員会設置者について、次の各号のいずれかに該当するときは、第二十三条第一項の認定を取り消すことができる。

一　偽りその他不正の手段により第二十三条第一項の認定、第二十五条第一項の変更の認定又は第二十六条第二項の更新を受けたとき。

二　認定臨床研究審査委員会が第二十三条第四項各号に掲げる要件のいずれかに適合しなくなったとき。

三　第二十四条各号（第三号及び第四号を除く。）のいずれかに該当するに至ったとき。

四　この章の規定又はこの章の規定に基づく命令に違反したとき。

五　正当な理由がなくて第三十五条第一項の規定による報告若しくは物件の提出をせず、若しくは虚偽の報告若しくは虚偽の物件の提出をし、又は同項の規定による検査を拒み、妨げ、若しくは忌避し、若しくは同項の規定による質問に対し、答弁をせず、若しくは虚偽の答弁をしたとき。

2　厚生労働大臣は、前項の規定により第二十三条第一項の認定を取り消したときは、その旨を公示しなければならない。

第四章　臨床研究に関する資金等の提供

（契約の締結）

第三十二条　医薬品等製造販売業者又はその特殊関係者は、特定臨床研究を実施する者に対し、当該医薬品等製造販売業者が製造販売をし、又はしようとする医薬品等を用いる特定臨床研究についての研究資金等の提供を行うときは、当該研究資金等の額及び内容、当該特定臨床研究の内容その他厚生労働省令で定める事項を定める契約を締結しなければならない。

（研究資金等の提供に関する情報等の公表）

第三十三条　医薬品等製造販売業者又はその特殊関係者は、当該医薬品等製造販売業者が製造販売をし、又はしようとする医薬品等を用いる特定臨床研究についての研究資金等の提供に関する情報のほか、特定臨床研究を実施する者又は当該者と厚生労働省令で定める特殊の関係のある者に対する金銭その他の利益（研究資金等を除く。）の提供に関する情報であってその透明性を確保することが特定臨床研究に対する国民の信頼の確保に資するものとして厚生労働省令で定める情報について、厚生労働省令で定めるところにより、インターネットの利用その他厚生労働省令で定める方法により公表しなければならない。

（勧告等）

第三十四条　厚生労働大臣は、前二条の規定に違

反する医薬品等製造販売業者又はその特殊関係者があるときは、当該医薬品等製造販売業者又はその特殊関係者に対し、これらの規定に従って第三十二条に規定する契約を締結すべきこと又は前条に規定する情報を公表すべきことを勧告することができる。

2　厚生労働大臣は、前項の規定による勧告を受けた医薬品等製造販売業者又はその特殊関係者がこれに従わなかったときは、その旨を公表することができる。

第五章　雑則

（報告徴収及び立入検査）

第三十五条　厚生労働大臣は、この法律の施行に必要な限度において、特定臨床研究を実施する者、認定委員会設置者若しくは医薬品等製造販売業者（その製造販売をし、又はしようとする医薬品等が特定臨床研究に用いられる者に限る。第四十二条において同じ。）若しくはその特殊関係者に対して、必要な報告若しくは帳簿、書類その他の物件の提出を求め、又はその職員に、これらの者の事業場に立ち入り、その帳簿、書類その他の物件を検査させ、若しくは関係者に質問させることができる。

2　前項の規定により職員が立ち入るときは、その身分を示す証明書を携帯し、関係者に提示しなければならない。

3　第一項の規定による権限は、犯罪捜査のために認められたものと解してはならない。

（権限の委任）

第三十六条　この法律に規定する厚生労働大臣の権限は、厚生労働省令で定めるところにより、地方厚生局長に委任することができる。

2　前項の規定により地方厚生局長に委任された権限は、厚生労働省令で定めるところにより、地方厚生支局長に委任することができる。

（経過措置）

第三十七条　この法律の規定に基づき命令を制定し、又は改廃する場合においては、その命令で、その制定又は改廃に伴い合理的に必要と判断される範囲内において、所要の経過措置（罰則に関する経過措置を含む。）を定めることができる。

（厚生労働省令への委任）

第三十八条　この法律に規定するもののほか、この法律の実施のため必要な手続その他の事項は、厚生労働省令で定める。

第六章　罰則

第三十九条　第十九条の規定による命令に違反した者は、三年以下の懲役若しくは三百万円以下の罰金に処し、又はこれを併科する。

第四十条　第十一条又は第二十八条の規定に違反して秘密を漏らした者は、一年以下の懲役又は百万円以下の罰金に処する。

第四十一条　特定臨床研究を実施する者が次の各号のいずれかに該当するときは、五十万円以下の罰金に処する。

一　第五条第一項の規定に違反して、正当な理由がなくて実施計画を提出せず、又はこれに記載すべき事項を記載せず、若しくは虚偽の記載をしてこれを提出して、特定臨床研究を実施した者

二　第六条第一項の規定に違反して、正当な理由がなくて実施計画を提出せず、又はこれに記載すべき事項を記載せず、若しくは虚偽の記載をしてこれを提出して、特定臨床研究を実施した者

三　第十二条の規定に違反して正当な理由がなくて記録の作成若しくは保存をしなかった者又は虚偽の記録を作成した者

四　第二十条第二項の規定による命令に違反した者

五　正当な理由がなくて第三十五条第一項の規定による報告若しくは物件の提出をせず、若しくは虚偽の報告若しくは虚偽の物件の提出をし、又は同項の規定による検査を拒み、妨げ、若しくは忌避し、若しくは同項の規定による質問に対し、答弁をせず、若しくは虚偽の答弁をした者

第四十二条　医薬品等製造販売業者又はその特殊関係者が、正当な理由がなくて第三十五条第一項の規定による報告若しくは物件の提出をせず、若しくは虚偽の報告若しくは虚偽の物件の提出をし、又は同項の規定による検査を拒み、妨げ、若しくは忌避し、若しくは同項の規定による質問に対し、答弁をせず、若しくは虚偽の答弁をしたときは、三十万円以下の罰金に処する。

第四十三条　法人（法人でない団体で代表者又は管理人の定めのあるものを含む。以下この条において同じ。）の代表者若しくは管理人又は法人若しくは人の代理人、使用人その他の従業者が、その法人又は人の業務に関して第三十九条又は前二条の違反行為をしたときは、行為者を罰するほか、その法人又は人に対しても各本条の罰金刑を科する。

2　法人でない団体について前項の規定の適用がある場合には、その代表者又は管理人が、その訴訟行為につき法人でない団体を代表するほか、法人を被告人又は被疑者とする場合の刑事訴訟に関する法律の規定を準用する。

附則　抄
（施行期日）
第一条　この法律は、公布の日から起算して一年を超えない範囲内において政令で定める日から施行する。ただし、附則第四条、第五条及び第八条の規定は、公布の日から施行する。
（検討）
第二条　政府は、この法律の施行後二年以内に、先端的な科学技術を用いる医療行為その他の必ずしも十分な科学的知見が得られていない医療行為についてその有効性及び安全性を検証するための措置について検討を加え、その結果に基づき、法制上の措置その他の必要な措置を講ずるものとする。

2　政府は、この法律の施行後五年以内に、この法律の施行の状況、臨床研究を取り巻く状況の変化等を勘案し、この法律の規定に検討を加え、必要があると認めるときは、その結果に基づいて所要の措置を講ずるものとする。
（経過措置）
第三条　この法律の施行の際現に特定臨床研究を実施している者が実施する当該特定臨床研究については、この法律の施行の日（以下「施行日」という。）から起算して一年を経過する日までの間（当該期間内に当該特定臨床研究の実施計画を提出した者については、当該提出の日までの間）は、第四条第二項及び第五条第一項の規定は、適用しない。

2　第九条及び第十二条の規定は、施行日以後に開始する特定臨床研究について適用する。

3　この法律の施行の際現に第二十一条に規定する臨床研究を実施している者については、施行日から起算して一年を経過する日までの間は、同条の規定は、適用しない。
（施行前の準備）
第四条　厚生労働大臣は、臨床研究実施基準を定めようとするときは、施行日前においても、厚生科学審議会の意見を聴くことができる。

第五条　第二十三条第一項の認定を受けようとする者は、施行日前においても、同条第二項及び第三項の規定の例により、その認定の申請をすることができる。

2　厚生労働大臣は、前項の規定により第二十三条第一項の認定の申請があった場合においては、施行日前においても、同条第四項及び第二十四条の規定の例により、その認定をすることができる。この場合において、その認定は施行日において厚生労働大臣が行った第二十三条第一項の認定とみなす。
（政令への委任）
第八条　この附則に規定するもののほか、この法律の施行に関し必要な経過措置は、政令で定める。

○臨床研究法施行規則

(平成三十年二月二十八日)
(厚生労働省令第十七号)

第一章　総則

（定義）
第一条　この省令において使用する用語は、臨床研究法（平成二十九年法律第十六号。以下「法」という。）において使用する用語の例によるほか、次の定義に従うものとする。
一　「実施医療機関」とは、臨床研究が実施される医療機関をいう。
二　「研究責任医師」とは、法に規定する臨床研究を実施する者をいい、一の実施医療機関において臨床研究に係る業務を統括する医師又は歯科医師をいう。
三　「多施設共同研究」とは、一の臨床研究の計画書（以下「研究計画書」という。）に基づき複数の実施医療機関において実施される臨床研究をいう。
四　「研究代表医師」とは、多施設共同研究を実施する場合に、複数の実施医療機関の研究責任医師を代表する研究責任医師をいう。
五　「研究分担医師」とは、実施医療機関において、研究責任医師の指導の下に臨床研究に係る業務を分担する医師又は歯科医師をいう。
六　「モニタリング」とは、臨床研究に対する信頼性の確保及び臨床研究の対象者の保護の観点から臨床研究が適正に行われていることを確保するため、当該臨床研究の進捗状況並びに当該臨床研究がこの省令及び研究計画書に従って行われているかどうかについて、研究責任医師が特定の者を指定して行わせる調査をいう。
七　「監査」とは、臨床研究に対する信頼性の確保及び臨床研究の対象者の保護の観点から臨床研究により収集された資料の信頼性を確保するため、当該臨床研究がこの省令及び研究計画書に従って行われたかどうかについて、研究責任医師が特定の者を指定して行わせる調査をいう。
八　「代諾者」とは、臨床研究の対象者の配偶者、親権を行う者、後見人その他これらに準ずる者をいう。

（適用除外）
第二条　法第二条第一項の厚生労働省令で定めるものは、次に掲げるものとする。
一　研究の目的で検査、投薬その他の診断又は治療のための医療行為の有無及び程度を制御することなく、患者のために最も適切な医療を提供した結果としての診療情報又は試料を利用する研究
二　医薬品、医療機器等の品質、有効性及び安全性の確保等に関する法律（昭和三十五年法律第百四十五号。以下「医薬品医療機器等法」という。）第二条第十七項に規定する治験に該当するもの（医薬品医療機器等法第八十条の二第二項に規定する治験に該当するものを除く。）
三　医薬品の製造販売後の調査及び試験の実施の基準に関する省令（平成十六年厚生労働省令第百七十一号）第二条第一項に規定する製造販売後調査等であって、医薬品医療機器等法第十四条の四に規定する再審査又は同法第十四条の六に規定する再評価に係るもの（同法第十九条の四において準用する場合を含み、第一号に規定する研究に該当するものを除く。）
四　医療機器の製造販売後の調査及び試験の実施の基準に関する省令（平成十七年厚生労働省令第三十八号）第二条第一項に規定する製造販売後調査等であって、医薬品医療機器等法第二十三条の二の九に規定する使用成績評価に係るもの（同法第二十三条の二の十九において準用する場合を含み、第一号に規定する研究に該当するものを除く。）
五　再生医療等製品の製造販売後の調査及び試験の実施の基準に関する省令（平成二十六年厚生労働省令第九十号）第二条第一項に規定する製造販売後調査等であって、医薬品医療機器等法第二十三条の二十六第五項の規定により読み替えて適用される同法第二十三条の

二十五第三項に規定する条件及び期限付承認における使用成績評価、同法第二十三条の二十九に規定する再審査又は同法第二十三条の三十一に規定する再評価に係るもの（同法第二十三条の三十七第五項又は同法第二十三条の三十九において準用する場合を含み、第一号に規定する研究に該当するものを除く。）

六　医薬品医療機器等法第二十三条の二の二十三第一項の厚生労働大臣が定める基準への適合性に関する情報の収集のために行う試験（工業標準化法（昭和二十四年法律第百八十五号）に基づく日本工業規格に規定するものに限る。）

（医薬品等製造販売業者と特殊の関係のある者）

第三条　法第二条第二項第一号の厚生労働省令で定める特殊の関係のある者は、医薬品等製造販売業者の子会社等（会社法（平成十七年法律第八十六号）第二条第三号の二に規定する子会社等をいう。）とする。

（研究資金等）

第四条　法第二条第二項第一号の厚生労働省令で定める利益は、臨床研究の実施に係る人件費、実施医療機関の賃借料その他臨床研究の実施に必要な費用に充てられることが確実であると認められる資金とする。

（適応外医薬品）

第五条　法第二条第二項第二号ロに規定する厚生労働省令で定める事項は、用法、用量、効能及び効果とする。

（適応外医療機器）

第六条　法第二条第二項第二号ニに規定する厚生労働省令で定める事項は、使用方法、効果及び性能とする。

（適応外再生医療等製品）

第七条　法第二条第二項第二号ヘに規定する厚生労働省令で定める事項は、用法、用量、使用方法、効能、効果及び性能とする。

第二章　臨床研究の実施

（臨床研究実施基準）

第八条　法第三条第一項の厚生労働省令で定める臨床研究の実施に関する基準は、次条から第三十八条までに定めるところによる。

（臨床研究の基本理念）

第九条　臨床研究は、臨床研究の対象者の生命、健康及び人権を尊重し、次に掲げる事項を基本理念として実施しなければならない。

一　社会的及び学術的意義を有する臨床研究を実施すること

二　臨床研究の分野の特性に応じた科学的合理性を確保すること

三　臨床研究により得られる利益及び臨床研究の対象者への負担その他の不利益を比較考量すること

四　独立した公正な立場における審査意見業務を行う認定臨床研究審査委員会の審査を受けていること

五　臨床研究の対象者への事前の十分な説明を行うとともに、自由な意思に基づく同意を得ること

六　社会的に特別な配慮を必要とする者について、必要かつ適切な措置を講ずること

七　臨床研究に利用する個人情報を適正に管理すること

八　臨床研究の質及び透明性を確保すること

（研究責任医師等の責務）

第十条　研究責任医師及び研究分担医師は、臨床研究の対象となる疾患及び当該疾患に関連する分野について、十分な科学的知見並びに医療に関する経験及び知識を有し、かつ、臨床研究に関する倫理に配慮して当該臨床研究を適正に実施するための十分な教育及び訓練を受けていなければならない。

2　研究責任医師は、臨床研究を実施する場合には、その安全性及び妥当性について、科学的文献その他の関連する情報又は十分な実験の結果に基づき、倫理的及び科学的観点から十分検討

しなければならない。

3　研究責任医師及び研究分担医師は、この省令及び研究計画書に基づき臨床研究を行わなければならない。

4　研究責任医師は、臨床研究がこの省令及び研究計画書に従い、適正に実施されていることを随時確認するとともに、必要に応じて、臨床研究の中止又は研究計画書の変更その他の臨床研究の適正な実施を確保するために必要な措置を講じなければならない。

5　研究責任医師は、臨床研究に関する業務の一部を委託する場合には、委託を受けた者が遵守すべき事項について、委託契約の内容を確認するとともに、委託を受けた者に対する必要かつ適切な監督を行わなければならない。

（実施医療機関の管理者等の責務）

第十一条　実施医療機関の管理者は、臨床研究がこの省令及び研究計画書に従い、適正に実施されていることを随時確認するとともに、必要に応じて、臨床研究の適正な実施を確保するために必要な措置をとらなければならない。

2　実施医療機関の管理者は、前項の確認のため、研究責任医師に対し、資料の提出その他の必要な協力を求めることができる。

3　研究責任医師は、実施医療機関の管理者の求めに応じ、当該管理者が求める資料の提出その他の必要な協力を行わなければならない。

（多施設共同研究）

第十二条　臨床研究を多施設共同研究として実施する研究責任医師は、当該多施設共同研究として実施する臨床研究に係る業務を代表するため、当該研究責任医師の中から、研究代表医師を選任しなければならない。

2　臨床研究を多施設共同研究として実施する研究責任医師は、他の研究責任医師に対し、当該多施設共同研究に関連する必要な情報を共有しなければならない。

（疾病等発生時の対応等）

第十三条　研究責任医師は、研究計画書ごとに、当該研究計画書に基づく臨床研究の実施に起因するものと疑われる疾病等が発生した場合の対応に関する一の手順書を作成し、当該手順書に沿った対応を行わなければならない。

2　研究責任医師は、臨床研究の実施に起因するものと疑われる疾病等が発生した場合は、当該臨床研究の中止その他の必要な措置を講じなければならない。

（研究計画書）

第十四条　研究責任医師は、次に掲げる事項を記載した研究計画書を作成しなければならない。

一　臨床研究の実施体制に関する事項
二　臨床研究の背景に関する事項（当該臨床研究に用いる医薬品等の概要に関する事項を含む。）
三　臨床研究の目的に関する事項
四　臨床研究の内容に関する事項
五　臨床研究の対象者の選択及び除外並びに臨床研究の中止に関する基準
六　臨床研究の対象者に対する治療に関する事項
七　有効性の評価に関する事項
八　安全性の評価に関する事項
九　統計的な解析に関する事項
十　原資料等（臨床研究により得られたデータその他の記録であって、法第三十二条の規定により締結した契約の内容を含む。以下同じ。）の閲覧に関する事項
十一　品質管理及び品質保証に関する事項
十二　倫理的な配慮に関する事項
十三　記録（データを含む。）の取扱い及び保存に関する事項
十四　臨床研究の実施に係る金銭の支払及び補償に関する事項
十五　臨床研究に関する情報の公表に関する事項
十六　臨床研究の実施期間
十七　臨床研究の対象者に対する説明及びその同意（これらに用いる様式を含む。）に関する事項
十八　前各号に掲げるもののほか、臨床研究の適正な実施のために必要な事項

（不適合の管理）

第十五条　研究責任医師は、臨床研究がこの省令又は研究計画書に適合していない状態（以下「不適合」という。）であると知ったときは、速やかに、実施医療機関の管理者に報告しなければならない。

2　前項の規定は、研究分担医師について準用する。この場合において、同項中「研究責任医師」とあるのは「研究分担医師」と、「実施医療機関の管理者」とあるのは「研究責任医師」と読み替えるものとする。

3　研究責任医師は、第一項の不適合であって、特に重大なものが判明した場合においては、速やかに認定臨床研究審査委員会の意見を聴かなければならない。

4　第一項及び前項の規定は、臨床研究を多施設共同研究として実施する場合について準用する。この場合において、第一項中「報告しなければ」とあるのは「報告するとともに、これを研究代表医師に通知しなければ」と、前項中「研究責任医師」とあるのは「研究代表医師」と読み替えるものとする。

5　研究代表医師は、第一項（前項の規定により読み替えて準用する場合を含む。）の規定により多施設共同研究が不適合であることを知ったときはその旨を、速やかに他の研究責任医師に情報提供しなければならない。

（構造設備その他の施設）

第十六条　研究責任医師は、臨床研究の内容に応じ、実施医療機関が救急医療に必要な施設又は設備を有していることを確認しなければならない。ただし、他の医療機関と連携することにより、臨床研究の対象者に対し、救急医療を行うために必要な体制があらかじめ確保されている場合には、この限りでない。

（モニタリング）

第十七条　研究責任医師は、研究計画書ごとにモニタリングに関する一の手順書を作成し、当該手順書及び研究計画書に定めるところにより、モニタリングを実施させなければならない。

2　研究責任医師は、モニタリングの対象となる臨床研究に従事する者に、当該者が直接担当する業務のモニタリングを行わせてはならない。

3　モニタリングに従事する者は、当該モニタリングの結果を研究責任医師に報告しなければならない。

4　前項の報告を受けた研究責任医師は、臨床研究を多施設共同研究として実施する場合は、必要に応じ、当該報告の内容を研究代表医師に通知しなければならない。この場合において、当該研究代表医師は、当該通知の内容を他の研究責任医師に情報提供しなければならない。

（監査）

第十八条　研究責任医師は、必要に応じて、研究計画書ごとに監査に関する一の手順書を作成し、当該手順書及び研究計画書に定めるところにより、監査を実施させなければならない。

2　研究責任医師は、監査の対象となる臨床研究に従事する者及びそのモニタリングに従事する者に、監査を行わせてはならない。

3　監査に従事する者は、当該監査の結果を研究責任医師に報告しなければならない。

4　前条第四項の規定は、臨床研究を多施設共同研究として実施する場合において、前項の報告を受けた研究責任医師について準用する。

（モニタリング及び監査に従事する者に対する指導等）

第十九条　研究責任医師は、モニタリングに従事する者及び監査に従事する者が行うモニタリング及び監査に関し、必要な指導及び管理を行わなければならない。

（研究対象者に対する補償）

第二十条　研究責任医師は、臨床研究を実施するに当たっては、あらかじめ、当該臨床研究の実施に伴い生じた健康被害の補償及び医療の提供のために、保険への加入、医療を提供する体制の確保その他の必要な措置を講じておかなければならない。

（利益相反管理計画の作成等）
第二十一条　研究責任医師は、次に掲げる関与についての適切な取扱いの基準(以下「利益相反管理基準」という。)を定めなければならない。
一　当該研究責任医師が実施する臨床研究に対する医薬品等製造販売業者等(医薬品等製造販売業者又はその特殊関係者をいう。以下同じ。)による研究資金等の提供その他の関与
二　当該研究責任医師が実施する臨床研究に従事する者(当該研究責任医師、研究分担医師及び統計的な解析を行うことに責任を有する者に限る。)及び研究計画書に記載されている者であって、当該臨床研究を実施することによって利益を得ることが明白な者に対する当該臨床研究に用いる医薬品等の製造販売をし、又はしようとする医薬品等製造販売業者等による寄附金、原稿執筆及び講演その他の業務に対する報酬の提供その他の関与
2　実施医療機関の管理者又は所属機関の長は、前項の関与が確認された場合には、利益相反管理基準の確認及び当該利益相反管理基準に基づく前項の関与の事実関係についての確認を行い、当該確認の結果(助言、勧告その他の措置が必要な場合にあっては、当該措置の内容を含む。)を記載した報告書を研究責任医師に提出しなければならない。
3　研究責任医師は、前項に規定する報告書の内容も踏まえ、第一項の関与についての適切な取扱いの方法を具体的に定めた計画(前項の報告書に助言、勧告その他の措置が記載されている場合にあっては、その内容を含む。以下「利益相反管理計画」という。)を作成しなければならない。
4　特定臨床研究を実施する研究責任医師は、利益相反管理基準及び利益相反管理計画について、認定臨床研究審査委員会の意見を聴かなければならない。
5　研究責任医師は、第一項の関与について、利益相反管理基準及び利益相反管理計画に基づき、適切な管理を行わなければならない。
6　第一項及び第四項の規定は、臨床研究を多施設共同研究として実施する場合について準用する。この場合において、第一項及び第四項中「研究責任医師は」とあるのは「研究代表医師は」と、第一項中「当該研究責任医師、」とあるのは「当該研究代表医師、他の研究責任医師、」と読み替えるものとする。
7　研究代表医師は、第一項(前項の規定により読み替えて準用する場合を含む。)の規定により利益相反管理基準を定めたときは、これを他の研究責任医師に通知しなければならない。

（認定臨床研究審査委員会の意見への対応）
第二十二条　研究責任医師は、認定臨床研究審査委員会から意見を述べられた場合には、速やかに、その意見の内容について、実施医療機関の管理者に対し報告を行わなければならない。
2　前項の規定は、臨床研究を多施設共同研究として実施する場合について準用する。この場合において、前項中「研究責任医師」とあるのは「研究代表医師」と、「報告を行わなければ」とあるのは「報告を行うとともに、これを他の研究責任医師に対し情報提供しなければ」と読み替えるものとする。
3　前項の規定により読み替えて準用する第一項の規定により研究代表医師から情報提供を受けた他の研究責任医師は、速やかに当該情報提供の内容を実施医療機関の管理者に報告しなければならない。
4　第一項(第二項の規定により読み替えて準用する場合を含む。)の場合において、研究責任医師は、当該意見を尊重して必要な措置をとらなければならない。

（苦情及び問合せへの対応）
第二十三条　研究責任医師は、臨床研究に関する苦情及び問合せに適切かつ迅速に対応するため、苦情及び問合せを受け付けるための窓口の設置、苦情及び問合せのための対応の手順の策定その他の必要な体制を整備しなければならない。

（情報の公表等）
第二十四条　研究責任医師は、臨床研究を実施す

る場合には、あらかじめ、臨床研究を実施するに当たり世界保健機関が公表を求める事項その他の臨床研究の過程の透明性の確保及び国民の臨床研究への参加の選択に資する事項を厚生労働省が整備するデータベースに記録することにより、当該事項を公表しなければならない。これを変更したときも同様とする。

2　研究責任医師は、第十四条第四号に掲げる臨床研究の内容に関する事項として記載した主たる評価項目に係るデータの収集を行うための期間が終了したときは原則としてその日から一年以内に主要評価項目報告書（研究計画書につき当該収集の結果等を取りまとめた一の概要をいう。以下同じ。）を、同号に掲げる臨床研究の内容に関する事項として記載した全ての評価項目に係るデータの収集を行うための期間が終了したときは原則としてその日から一年以内に研究計画書につき一の総括報告書（臨床研究の結果等を取りまとめた文書をいう。以下同じ。）及びその概要を、それぞれ作成しなければならない。

3　特定臨床研究を実施する研究責任医師は、前項の規定により主要評価項目報告書の作成を行う場合は、実施計画を変更することにより行わなければならない。

4　研究責任医師は、第二項の規定により主要評価項目報告書又は総括報告書及びその概要を作成したときは、遅滞なく、実施医療機関の管理者に提出するとともに、第一項の規定により、主要評価項目報告書又は総括報告書の概要を公表しなければならない。

5　特定臨床研究を実施する研究責任医師は、前項の規定による提出をしようとするときは、あらかじめ認定臨床研究審査委員会の意見を聴くとともに、当該認定臨床研究審査委員会が意見を述べた日から起算して一月以内に第一項の規定による公表をしなければならない。この場合において、当該研究責任医師は、同項の規定により、総括報告書の概要を提出をしたときは、速やかに、当該総括報告書の概要に次に掲げる書類を添えて厚生労働大臣に提出しなければならない。

一　研究計画書
二　統計解析計画書（統計的な解析を行うための計画書をいう。以下同じ。）を作成した場合にあっては、当該統計解析計画書

6　特定臨床研究を実施する研究責任医師は、法第五条第一項若しくは第六条第一項の規定による提出をした場合、同条第三項の規定による届出をした場合又は前項の規定による総括報告書の概要の厚生労働大臣への提出をした場合にあっては、第一項の公表を行ったものとみなす。

7　第一項及び第三項から前項までの規定は、臨床研究を多施設共同研究として実施する場合について準用する。この場合において、これらの規定中「研究責任医師」とあるのは、「研究代表医師」と読み替えるものとする。

8　臨床研究（特定臨床研究を除く。）を実施する研究代表医師は、前項の規定により読み替えて準用する第一項の規定により、主要評価項目報告書又は総括報告書の概要を公表したときは、速やかに、実施医療機関の管理者に報告するとともに、その旨を他の研究責任医師に情報提供しなければならない。この場合において、当該他の研究責任医師は、速やかに、当該情報提供の内容を実施医療機関の管理者に報告しなければならない。

9　特定臨床研究を実施する研究代表医師は、第七項の規定により読み替えて準用する第五項の規定による提出をしたときは、速やかに、実施医療機関の管理者に報告するとともに、その旨を他の研究責任医師に情報提供しなければならない。この場合において、当該他の研究責任医師は、速やかに、当該情報提供の内容を実施医療機関の管理者に報告しなければならない。

（臨床研究に用いる医薬品等の品質の確保等）
第二十五条　研究責任医師は、臨床研究の内容に応じ、当該臨床研究に用いる医薬品等の品質の確保のために必要な措置を講じた上で製造された医薬品等を用いて臨床研究を実施しなければならない。

2　研究責任医師は、法第二条第二項第二号イ、ハ又はホに規定する医薬品等を用いる臨床研究を実施する場合その他臨床研究の内容に応じて必要と判断される場合にあっては、臨床研究に用いる医薬品等に関する次に掲げる記録を作成し、又は入手しなければならない。
　一　臨床研究に用いる医薬品等の製造年月日、製造番号又は製造記号その他の当該医薬品等の製造に関する記録
　二　臨床研究に用いる医薬品等を入手した場合には、その数量及び年月日の記録
　三　臨床研究に用いる医薬品等の処分の記録

（臨床研究を行う際の環境への配慮）
第二十六条　研究責任医師は、環境に影響を及ぼすおそれのある臨床研究を実施する場合には、環境へ悪影響を及ぼさないよう必要な配慮をしなければならない。

（個人情報の取扱い）
第二十七条　研究責任医師は、個人情報を取り扱うに当たっては、その利用（臨床研究を多施設共同研究として実施する場合における他の研究責任医師又は外国（個人情報の保護に関する法律（平成十五年法律第五十七号）第二十四条に規定する外国をいう。以下同じ。）にある者への提供を含む。以下同じ。）の目的（以下「利用目的」という。）をできる限り特定しなければならない。
2　臨床研究に従事する者は、偽りその他不正の手段により個人情報を取得してはならない。
3　臨床研究に従事する者は、原則として、あらかじめ、本人（個人情報によって識別される特定の個人をいう。以下同じ。）又はその配偶者、親権を行う者、後見人その他これらに準ずる者（以下「本人等」という。）から同意を受けている範囲又は次条の規定により通知し、若しくは公表している範囲を超えて、臨床研究の実施に伴い取得した個人情報を取り扱ってはならない。
4　研究責任医師は、利用目的の達成に必要な範囲内において、個人情報を正確かつ最新の内容に保たなければならない。
5　研究責任医師は、個人情報の漏えい、滅失又は毀損の防止その他の個人情報の適切な管理のために必要な措置を講じなければならない。
6　研究責任医師は、前項の措置の方法を具体的に定めた実施規程を定めなければならない。

（本人等の同意）
第二十八条　研究責任医師は、個人情報を利用して臨床研究を実施する場合においては、次に掲げる場合を除き、本人等の同意を得なければならない。
　一　既存試料等（研究計画書が作成されるまでの間に存在する試料等（人体から取得された試料及び臨床研究に用いる情報をいう。以下同じ。）又は当該研究計画書が作成された後に当該臨床研究の目的以外の目的で取得された試料等であって、当該臨床研究に利用するものをいう。以下同じ。）の取得時に別の研究における利用についての同意が得られており、当該臨床研究の実施について、次に掲げる事項を既存試料等が臨床研究に利用される者又はその配偶者、親権を行う者、後見人その他これらに準ずる者（以下「既存試料等が臨床研究に利用される者等」という。）に通知し、又は公表しており、かつ、その同意が当該臨床研究の目的と相当の関連性があると合理的に認められる場合
　　イ　当該臨床研究における既存試料等の利用目的及び利用方法（当該臨床研究を多施設共同研究として実施する場合において、他の研究責任医師へ提供される場合はその方法を含む。）
　　ロ　当該臨床研究に利用する既存試料等の項目
　　ハ　当該臨床研究に利用する既存試料等を利用する者の範囲
　　ニ　当該臨床研究に利用する既存試料等の管理について責任を有する者の氏名又は名称
　二　当該臨床研究の実施について、次に掲げる事項を既存試料等が臨床研究に利用される者等に通知し、又は公表している場合であって、当該既存試料等が臨床研究に利用される者が

当該臨床研究に参加することについて、原則として、既存試料等が臨床研究に利用される者等が拒否できる機会を保障している場合（前号に該当する場合を除く。）
　　イ　前号イからニまでに掲げる事項
　　ロ　既存試料等が臨床研究に利用される者等の求めに応じて、既存試料等が臨床研究に利用される者が識別される既存試料等の利用又は他の研究責任医師への提供を停止すること
　　ハ　ロの既存試料等が臨床研究に利用される者等の求めを受け付ける方法

（利用目的の通知）

第二十九条　研究責任医師は、本人等から、当該研究責任医師及び実施医療機関が保有する個人情報（以下「保有個人情報」という。）について、その利用目的の通知を求められた場合には、その求めをした本人等に対し、遅滞なく、これを通知しなければならない。ただし、利用目的の通知の求めをした本人等に対して通知することにより、本人若しくは第三者の生命、身体、財産その他の権利利益又は実施医療機関の権利若しくは正当な利益を害するおそれがある場合には、この限りでない。

2　研究責任医師は、前項の規定により求められた利用目的の通知について、当該通知をしない旨の決定をした場合には、その求めをした本人等に対し、遅滞なく、その旨を通知しなければならない。

（開示）

第三十条　研究責任医師は、本人等から、保有個人情報のうち本人を識別することができるものについて開示を求められた場合には、その求めをした本人等に対し、遅滞なく、該当する個人情報を開示しなければならない。ただし、開示することにより次の各号のいずれかに該当する場合は、その全部又は一部を開示しないことができる。

　一　本人又は第三者の生命、身体、財産その他の権利利益を害するおそれがある場合
　二　臨床研究の適正な実施に著しい支障を及ぼすおそれがある場合
　三　他の法令に違反することとなる場合

2　研究責任医師は、前項の規定により求められた個人情報の全部又は一部について開示しない旨の決定をした場合又は開示を求められた個人情報が存在しない場合には、その求めをした本人等に対し、遅滞なくその旨を通知しなければならない。

3　他の法令の規定により、保有個人情報の開示について定めがある場合には、前二項の規定は、適用しない。

（手数料）

第三十一条　研究責任医師は、第二十九条第一項の規定により利用目的の通知を求められたとき又は前条第一項の規定による開示を求められたときは、当該措置の実施に関し、手数料を徴収することができる。

2　研究責任医師は、前項の規定により手数料を徴収する場合は、実費を勘案して合理的と認められる範囲内において、その手数料の額を定めなければならない。

（訂正等）

第三十二条　研究責任医師は、本人等から、保有個人情報のうち本人を識別することができるものについて、その内容が事実でないという理由によって、当該内容の訂正、追加又は削除（以下この条において「訂正等」という。）を求められた場合には、当該内容の訂正等に関して他の法令の規定により特別の手続が定められている場合を除き、利用目的の達成に必要な範囲内において、遅滞なく、必要な調査を行い、その結果に基づき、当該内容の訂正等を行わなければならない。

2　研究責任医師は、前項の規定による求めに係る訂正等を行ったとき又は訂正等を行わない旨の決定をしたときは、その求めをした本人等に対し、遅滞なく、その旨（訂正等を行ったときは、その内容を含む。）を通知しなければならない。

（利用停止等）

第三十三条　研究責任医師は、本人等から、保有個人情報について、第二十七条第二項の規定に違反して不適切に取得されたものであるという理由又は同条第三項の規定に違反して取り扱われているという理由により、該当する保有個人情報の利用の停止又は消去（以下この条において「利用停止等」という。）を求められた場合であって、その求めが適正と認められるときは、遅滞なく、当該規定に違反していることを是正するために必要な限度で、当該個人情報の利用停止等を行わなければならない。ただし、他の法令の規定により個人情報の利用停止等について定めがある場合、当該個人情報の利用停止等を行うことが困難な場合又は当該本人の権利利益を保護するため必要なこれに代わるべき措置をとる場合にあっては、この限りでない。

2　研究責任医師は、前項の規定による求めに係る利用停止等を行ったとき又は利用停止等を行わない旨の決定をしたときは、その求めをした本人等に対し、遅滞なく、その旨を通知しなければならない。

（開示等の求めに応じる手続）

第三十四条　研究責任医師は、開示等の求め（第二十九条第一項、第三十条第一項、第三十二条第一項及び前条第一項の規定による求めをいう。以下同じ。）に応じる手続として、次に掲げる事項を定めることができる。この場合において、本人等が当該手続によらずに開示等の求めを行ったときは、研究責任医師は、その求めをした本人等に対し、開示等の求めに応じることが困難である旨を通知することができる。

一　開示等の求めの申出先

二　開示等の求めに際して提出すべき書面（電磁的記録（電子的方式、磁気的方式その他人の知覚によっては認識することができない方式で作られる記録をいう。以下同じ。）を含む。）の様式その他の開示等の求めの方式

三　開示等の求めをする者が本人等であることの確認の方法

四　第三十一条第二項の規定により手数料を定めた場合には、その徴収方法

2　研究責任医師は、本人等から開示等の求めがあった場合において、その求めをした本人等に対し、その対象となる保有個人情報を特定するに足りる事項の提示を求めることができる。この場合において、研究責任医師は、本人等が容易かつ的確に開示等の求めを行うことができるよう、当該個人情報の特定に資する情報の提供その他本人等の利便を考慮しなければならない。

3　研究責任医師は、前二項の規定に基づき開示等の求めに応じる手続を定めるときは、本人等に過重な負担を課するものとならないよう、配慮しなければならない。

（理由の説明）

第三十五条　研究責任医師は、第二十九条第二項、第三十条第二項、第三十二条第二項又は第三十三条第二項の規定により、本人等から求められた措置の全部又は一部について、その措置をとらない旨を通知する場合又はその措置と異なる措置をとる旨を通知する場合は、その求めをした本人等に対し、その理由を説明するよう努めなければならない。

（試料等に係る個人情報の保護に関する措置）

第三十六条　臨床研究を多施設共同研究として実施する研究責任医師は、他の研究責任医師に対し試料等を提供する場合にあっては、個人情報の保護の観点から、個人情報の全部又は一部を削除（当該個人情報の全部又は一部を特定の個人と関わりのない情報に置き換えることを含む。）するための措置をとるよう努めなければならない。

（記録の作成）

第三十七条　研究責任医師は、外国にある者と共同して臨床研究を実施する場合であって、外国にある者に個人情報を含む試料等を提供するとき（他の法令の規定により当該外国にある者に当該試料等を提供する場合を除く。）は、次に掲げる事項に関する記録を作成しなければならない。

一　当該個人情報を含む試料等を提供した年月日
二　当該外国にある者の名称及び所在地
三　法第九条に規定する同意を得ている旨又は前条に規定する手続を行っている旨
四　当該個人情報によって識別される本人の氏名その他の当該本人を特定するに足りる事項
五　当該外国にある者に提供した個人情報の項目

2　外国にある者から個人情報を含む試料等の提供を受ける場合(他の法令の規定により外国にある者から試料等の提供を受ける場合を除く。)には、研究責任医師は、次に掲げる事項の確認を行い、当該確認に係る事項に関する記録を作成しなければならない。
一　当該個人情報を含む試料等の提供を受けた年月日
二　当該試料等の提供を行った外国にある者の名称及び所在地
三　当該試料等が適切に取得されたことを記載した書類
四　当該外国にある者から提供を受けた個人情報の項目

(個人情報の保護に関する実施医療機関の管理者の協力)

第三十八条　実施医療機関の管理者は、研究責任医師が法第十条に規定する義務及び第二十七条から前条までに規定する義務を履行するために必要な協力をしなければならない。

(実施計画の提出)

第三十九条　法第五条第一項の規定による提出は、特定臨床研究を開始する前に様式第一による計画を提出して行うものとする。

2　前項の提出を行ったときは、速やかにその旨を当該実施計画に記載された認定臨床研究審査委員会に通知しなければならない。

3　第一項の規定による計画の提出及び前項の規定による通知は、特定臨床研究を多施設共同研究として実施する場合にあっては、研究代表医師が行うものとする。この場合において、当該研究代表医師は、第一項の規定による計画の提出をしたときは、速やかに、実施医療機関の管理者に報告するとともに、その旨を他の研究責任医師に情報提供しなければならない。

4　前項の規定により研究代表医師から情報提供を受けた他の研究責任医師は、速やかに、当該情報提供の内容を実施医療機関の管理者に報告しなければならない。

5　法第五条第一項第九号の厚生労働省令で定める事項は、次に掲げる事項とする。
一　特定臨床研究についての研究資金等の提供及び特定臨床研究に用いる医薬品等の製造販売をし、又はしようとする医薬品等製造販売業者等の関与に関する事項(法第五条第一項第七号に規定する事項を除く。)
二　審査意見業務を行う認定臨床研究審査委員会の認定番号及び当該実施計画の審査に関する事項
三　法第九条の規定による説明及び同意に関する事項
四　前各号に掲げるもののほか、特定臨床研究を実施するに当たって留意すべき事項

6　研究責任医師は、実施計画と研究計画書との整合性を確保しなければならない。

(実施計画を厚生労働大臣に提出する場合の手続)

第四十条　研究責任医師は、法第五条第三項(法第六条第二項の規定により準用する場合を含む。)の規定により認定臨床研究審査委員会の意見を聴こうとするときは、次に掲げる書類を当該認定臨床研究審査委員会に提出しなければならない。ただし、既に認定臨床研究審査委員会に提出されている当該書類に変更がないときは、その提出を省略することができる。
一　実施計画
二　研究計画書
三　医薬品等の概要を記載した書類
四　第十三条第一項の規定により作成した手順書
五　第十七条第一項の規定により作成した手順書及び第十八条第一項の規定により手順書を作成した場合にあっては、当該手順書

六　利益相反管理基準及び利益相反管理計画
七　研究責任医師及び研究分担医師の氏名を記載した文書
八　統計解析計画書を作成した場合にあっては、当該統計解析計画書
九　その他認定臨床研究審査委員会が求める書類

2　研究責任医師は、認定臨床研究審査委員会の意見を聴いた後に、前項各号に規定する書類その他実施医療機関の管理者が求める書類を提出して、当該医療機関における当該特定臨床研究の実施の可否について、当該管理者の承認を受けなければならない。

3　前二項の規定は、特定臨床研究を多施設共同研究として実施する場合について準用する。この場合において、第一項中「研究責任医師は」とあるのは「研究代表医師は」と、前項中「研究責任医師」とあるのは「研究代表医師及び研究責任医師」と読み替えるものとする。

（実施計画の変更の提出）

第四十一条　法第六条第一項の規定による変更は、次に掲げる区分に応じ、次に掲げる期限までに、変更後の実施計画及び様式第二による届書を提出して行うものとする。
一　法第五条第一項第五号に規定する事項のうち特定臨床研究の進捗に関する事項　進捗の変更後遅滞なく
二　前号に掲げる事項以外の変更　変更前

（実施計画の軽微な変更の範囲）

第四十二条　法第六条第一項に定める厚生労働省令で定める軽微な変更は、次に掲げるものとする。
一　特定臨床研究に従事する者の氏名の変更であって、特定臨床研究を従事する者の変更を伴わないもの
二　地域の名称の変更又は地番の変更に伴う変更

（実施計画の軽微な変更の届出）

第四十三条　法第六条第三項の規定による届出は、様式第三による届書を提出して行うものとする。

（認定臨床研究審査委員会の変更禁止）

第四十四条　研究責任医師は、法第五条第一項の規定により、実施計画を厚生労働大臣に提出した後は、認定臨床研究審査委員会が廃止された場合その他のやむを得ない事情がある場合を除き、実施計画に記載されている認定臨床研究審査委員会を変更してはならない。

（特定臨床研究の中止の届出）

第四十五条　法第八条の規定による届出は、様式第四による届書を提出して行うものとする。

2　前項の規定による中止の届出は、特定臨床研究を多施設共同研究として実施する場合にあっては、研究代表医師が行うものとする。

（特定臨床研究の対象者等に対する説明及び同意事項）

第四十六条　法第九条の厚生労働省令で定める事項は、次に掲げるものとする。
一　実施する特定臨床研究の名称、当該特定臨床研究の実施について実施医療機関の管理者の承認を受けている旨及び厚生労働大臣に実施計画を提出している旨
二　実施医療機関の名称並びに研究責任医師の氏名及び職名（特定臨床研究を多施設共同研究として実施する場合にあっては、研究代表医師の氏名及び職名並びに他の実施医療機関の名称並びに当該実施医療機関の研究責任医師の氏名及び職名を含む。）
三　特定臨床研究の対象者として選定された理由
四　特定臨床研究の実施により予期される利益及び不利益
五　特定臨床研究への参加を拒否することは任意である旨
六　同意の撤回に関する事項
七　特定臨床研究への参加を拒否すること又は同意を撤回することにより不利益な取扱いを受けない旨
八　特定臨床研究に関する情報公開の方法
九　特定臨床研究の対象者又はその代諾者（以下「特定臨床研究の対象者等」という。）の求めに応じて、研究計画書その他の特定臨床研

究の実施に関する資料を入手又は閲覧できる旨及びその入手又は閲覧の方法
十　特定臨床研究の対象者の個人情報の保護に関する事項
十一　試料等の保管及び廃棄の方法
十二　特定臨床研究に対する第二十一条第一項各号に規定する関与に関する状況
十三　苦情及び問合せへの対応に関する体制
十四　特定臨床研究の実施に係る費用に関する事項
十五　他の治療法の有無及び内容並びに他の治療法により予期される利益及び不利益との比較
十六　特定臨床研究の実施による健康被害に対する補償及び医療の提供に関する事項
十七　特定臨床研究の審査意見業務を行う認定臨床研究審査委員会における審査事項その他当該特定臨床研究に係る認定臨床研究審査委員会に関する事項
十八　その他特定臨床研究の実施に関し必要な事項

（特定臨床研究の対象者等の同意の取得）
第四十七条　法第九条の厚生労働省令で定めるところにより行う説明及び同意の取得は、次に掲げるところにより行うものとする。
一　できる限り平易な表現を用い、文書により行うものとすること。
二　特定臨床研究の対象者が十六歳以上の未成年者（特定臨床研究の対象者となることについての説明を十分に理解できる能力を有する場合に限る。以下同じ。）である場合には、当該特定臨床研究の対象者の同意に加え、当該対象者の代諾者の同意も得ること。
三　特定臨床研究の対象者が十六歳以上の未成年者である場合であって、次のイ及びロに掲げる事項が研究計画書に記載され、認定臨床研究審査委員会の意見を聴いた上で実施医療機関の管理者が承認したときは、当該対象者から同意を得ること。
　イ　特定臨床研究の対象者の身体又は精神に障害又は負担が生じない旨
　ロ　特定臨床研究の目的及び個人情報の取扱いその他の特定臨床研究の実施に係る情報を公表し、特定臨床研究の対象者が当該特定臨床研究に参加することについてその代諾者が拒否できる機会を保障する旨

（特定臨床研究の対象者の同意を得ることが困難な事由）
第四十八条　法第九条の厚生労働省令で定める事由は次に掲げる事由とする。
一　特定臨床研究の対象者となるべき者が、単独で説明を受け、同意を与えることが困難な者であること。
二　特定臨床研究の対象者となるべき者が、十六歳未満の者（前号に該当する者を除く。）であること。

（特定臨床研究の対象者の代諾者）
第四十九条　法第九条の厚生労働省令で定める者は、後見人その他これに準ずる者とする。

（特定臨床研究を行う場合に説明及び同意が不要な場合等）
第五十条　法第九条の厚生労働省令で定めるときは、研究計画書に定めるところにより、次に掲げる事項のいずれも満たすと判断した場合とする。ただし、当該特定臨床研究を実施した場合には、速やかに、法第九条の規定に基づく手続を行わなければならない。
一　当該特定臨床研究の対象者となるべき者に緊急かつ明白な生命の危険が生じていること。
二　その他の治療方法では十分な効果が期待できないこと。
三　当該特定臨床研究を実施することにより生命の危険が回避できる可能性が十分にあると認められること。
四　当該特定臨床研究の対象者となるべき者に対する予測される不利益が必要な最小限度のものであること。
五　代諾者となるべき者と直ちに連絡を取ることができないこと。
2　研究責任医師は、特定臨床研究の対象者の同意

を得ることが困難な場合であっても、当該対象者の理解力に応じた平易な表現で説明を行い、当該対象者の賛意を得るよう努めなければならない。

（特定臨床研究の対象者の代諾者から同意を得る場合の説明及び同意）
第五十一条　第四十六条の規定は、特定臨床研究の対象者の代諾者に対する説明及び同意について準用する。この場合において、同条第五号及び第七号中「特定臨床研究への参加」とあるのは「代諾者の同意」と、同条第十号中「特定臨床研究の対象者の個人情報」とあるのは「特定臨床研究の対象者等の個人情報」と読み替えるものとする。
2　研究責任医師は、代諾者の同意を得た場合には、代諾者の同意に関する記録及び代諾者と特定臨床研究の対象者との関係についての記録を作成しなければならない。

（同意の撤回等）
第五十二条　研究責任医師は、特定臨床研究の対象者等から法第九条に規定する同意の全部又は一部の撤回又は拒否があった場合には、遅滞なく、当該撤回又は拒否の内容に従った措置を講ずるとともに、その旨を当該特定臨床研究の対象者等に説明しなければならない。ただし、当該措置を講ずることにより、当該特定臨床研究の継続が困難となることその他の理由がある場合は、この限りでない。
2　前項の規定により、同意の撤回又は拒否の内容に従った措置を講じない旨の決定をした場合には、当該特定臨床研究の対象者等に対し、遅滞なく、その旨を通知しなければならない。
3　前項の規定により、当該特定臨床研究の対象者等から求められた措置の全部又は一部について、その措置をとらない旨を通知する場合は、当該特定臨床研究の対象者等に対し、その理由を説明するよう努めなければならない。

（特定臨床研究に関する記録の保存）
第五十三条　法第十二条の厚生労働省令で定める事項は、次に掲げる事項とする。

一　特定臨床研究の対象者を特定する事項
二　特定臨床研究の対象者に対する診療及び検査に関する事項
三　特定臨床研究への参加に関する事項
四　前各号のほか、特定臨床研究を実施するために必要な事項
2　研究責任医師は、特定臨床研究が終了した日から五年間、法第十二条に規定する記録を次に掲げる書類とともに保存しなければならない。
一　研究計画書、実施計画、特定臨床研究の対象者に対する説明及びその同意に係る文書、総括報告書その他のこの省令の規定により研究責任医師が作成した文書又はその写し
二　認定臨床研究審査委員会から受け取った審査意見業務に係る文書
三　モニタリング及び監査（第十八条の規定により監査を実施する場合に限る。）に関する文書
四　原資料等（法第十二条及び第一号に掲げるものを除く。）
五　特定臨床研究の実施に係る契約書（法第三十二条の規定により締結した契約に係るものを除く。）
六　特定臨床研究に用いる医薬品等の概要を記載した文書及び第二十五条第二項の規定により作成又は入手した記録（第一号に掲げるものを除く。）
七　前各号のほか、特定臨床研究を実施するために必要な文書
3　研究責任医師は、第一項に規定する記録の修正を行う場合は、修正者の氏名及び修正を行った年月日を記録し、修正した記録とともに保存しなければならない。

（認定臨床研究審査委員会への疾病等の報告）
第五十四条　研究責任医師は、実施計画に記載された特定臨床研究の実施について、次に掲げる事項を知ったときは、それぞれ当該各号に定める期間内にその旨を実施医療機関の管理者に報告した上で、当該実施計画に記載された認定臨床研究審査委員会に報告しなければならない。
一　次に掲げる疾病等の発生のうち、未承認又

は適応外の医薬品等を用いる特定臨床研究（法第二条第二項第一号に規定する特定臨床研究のうち同項第二号イからへまでに規定する医薬品等を用いる特定臨床研究及び同項第二号に規定する特定臨床研究をいう。以下同じ。）の実施によるものと疑われるものであって予測できないもの　七日

 イ　死亡

 ロ　死亡につながるおそれのある疾病等

二　未承認又は適応外の医薬品等を用いる特定臨床研究を実施する場合における次に掲げる事項　十五日

 イ　次に掲げる疾病等の発生のうち、未承認又は適応外の医薬品等を用いる特定臨床研究の実施によるものと疑われるもの（前号に掲げるものを除く。）

  (1)　死亡

  (2)　死亡につながるおそれのある疾病等

 ロ　次に掲げる疾病等の発生のうち、未承認又は適応外の医薬品等を用いる特定臨床研究の実施によるものと疑われるものであって予測できないもの（前号に掲げるものを除く。）

  (1)　治療のために医療機関への入院又は入院期間の延長が必要とされる疾病等

  (2)　障害

  (3)　障害につながるおそれのある疾病等

  (4)　(1)から(3)まで並びに死亡及び死亡につながるおそれのある疾病等に準じて重篤である疾病等

  (5)　後世代における先天性の疾病又は異常

三　未承認又は適応外の医薬品等を用いる特定臨床研究以外の特定臨床研究を実施する場合における次に掲げる事項　十五日

 イ　死亡（感染症によるものを除く。）の発生のうち、未承認又は適応外の医薬品等を用いる特定臨床研究以外の特定臨床研究の実施によるものと疑われるもの

 ロ　次に掲げる疾病等（感染症を除く。以下この号及び次号において同じ。）の発生のうち、未承認又は適応外の医薬品等を用いる特定臨床研究以外の特定臨床研究の実施によるものと疑われるものであって、かつ、当該特定臨床研究に用いた医薬品等の添付文書又は容器若しくは被包に記載された使用上の注意（以下「使用上の注意等」という。）から予測することができないもの又は当該医薬品等の使用上の注意等から予測することができるものであって、その発生傾向を予測することができないもの若しくはその発生傾向の変化が保健衛生上の危害の発生若しくは拡大のおそれを示すもの

  (1)　治療のために医療機関への入院又は入院期間の延長が必要とされる疾病等

  (2)　障害

  (3)　死亡又は障害につながるおそれのある疾病等

  (4)　死亡又は(1)から(3)までに掲げる疾病等に準じて重篤である疾病等

  (5)　後世代における先天性の疾病又は異常

 ハ　未承認又は適応外の医薬品等を用いる特定臨床研究以外の特定臨床研究の実施によるものと疑われる感染症による疾病等の発生のうち、当該医薬品等の使用上の注意等から予測することができないもの

 ニ　未承認又は適応外の医薬品等を用いる特定臨床研究以外の特定臨床研究の実施によるものと疑われる感染症による死亡又はロ(1)から(5)までに掲げる疾病等の発生（ハを除く。）

四　前号ロ(1)から(5)までの疾病等の発生のうち、当該特定臨床研究の実施によるものと疑われるもの（前号ロに掲げるものを除く。）　三十日

五　特定臨床研究の実施に起因するものと疑われる疾病等の発生（前四号に掲げるものを除く。）　法第十七条第一項の規定による認定臨床研究審査委員会への定期報告を行うとき

２　前項の規定は、特定臨床研究を多施設共同研究として実施する場合について準用する。この

場合において、「研究責任医師」とあるのは、「研究代表医師」と読み替えるものとする。
3　研究責任医師は、特定臨床研究を多施設共同研究として実施する場合において、第一項各号に規定する疾病等の発生を知ったときは、これを実施医療機関の管理者に報告した上で、研究代表医師に通知しなければならない。
4　研究代表医師は、第二項の規定により読み替えて準用する第一項の規定による報告を行ったときは、その旨を速やかに他の研究責任医師に情報提供しなければならない。この場合において、当該他の研究責任医師は、速やかに当該情報提供の内容を実施医療機関の管理者に報告しなければならない。

（認定臨床研究審査委員会への不具合報告）
第五十五条　特定臨床研究を実施する研究責任医師は、実施計画に記載された特定臨床研究の実施について、当該特定臨床研究に用いる医療機器又は再生医療等製品の不具合の発生であって、当該不具合によって次に掲げる疾病等が発生するおそれのあるものについて知ったときは、これを知った日から三十日以内にその旨を実施医療機関の管理者に報告した上で、当該実施計画に記載された認定臨床研究審査委員会に報告しなければならない。
一　死亡
二　死亡につながるおそれのある疾病等
三　治療のために医療機関への入院又は入院期間の延長が必要とされる疾病等
四　障害
五　障害につながるおそれのある疾病等
六　第三号から第五号まで並びに死亡及び死亡につながるおそれのある疾病等に準じて重篤である疾病等
七　後世代における先天性の疾病又は異常
2　前項の規定は、特定臨床研究を多施設共同研究として実施する場合について準用する。この場合において、「研究責任医師」とあるのは、「研究代表医師」と読み替えるものとする。
3　特定臨床研究を実施する研究責任医師は、特定臨床研究を多施設共同研究として実施する場合において、第一項各号に規定する疾病等の発生を知ったときは、これを実施医療機関の管理者に報告した上で、研究代表医師に通知しなければならない。
4　特定臨床研究を実施する研究代表医師は、第二項の規定により読み替えて準用する第一項の規定による報告を行ったときは、その旨を速やかに、他の研究責任医師に情報提供しなければならない。この場合において、当該他の研究責任医師は、速やかに、当該情報提供の内容を実施医療機関の管理者に報告しなければならない。

（厚生労働大臣への疾病等の報告）
第五十六条　法第十四条の厚生労働省令で定めるものは、第五十四条第一項第一号及び第二号（ロに限る。）に掲げる事項とする。
2　第五十四条（第一項第一号及び第二号（ロに限る。）並びに第二項から第四項までに限る。）の規定は、法第十四条の規定による厚生労働大臣への報告について準用する。この場合において、第五十四条第一項中「当該実施計画に記載された認定臨床研究審査委員会」とあるのは、「厚生労働大臣」と読み替えるものとする。

（厚生労働大臣が機構に提供する情報）
第五十七条　法第十六条第二項の厚生労働省令で定める事項は次に掲げる事項とする。
一　認定臨床研究審査委員会が当該特定臨床研究に対して過去に述べた意見の内容
二　法第三十五条第一項の規定による報告徴収又は立入検査により得られた当該特定臨床研究の実施状況に関する情報
三　その他機構による情報の整理のために必要な厚生労働大臣が有する情報

（機構に対する疾病等の報告）
第五十八条　第五十四条（第一項第一号及び第二号（ロに限る。）並びに第二項から第四項までに限る。）の規定は、法第十六条第四項の規定による機構への報告について準用する。この場合において、第五十四条第一項中「当該実施計画に

記載された認定臨床研究審査委員会」とあるのは、「機構」と読み替えるものとする。

（認定臨床研究審査委員会への定期報告）
第五十九条　法第十七条第一項の規定に基づき、研究責任医師は、特定臨床研究の実施状況について、実施計画に記載された特定臨床研究ごとに、次に掲げる事項について、実施医療機関の管理者に報告した上で、当該実施計画に記載された認定臨床研究審査委員会に報告しなければならない。
一　当該特定臨床研究に参加した特定臨床研究の対象者の数
二　当該特定臨床研究に係る疾病等の発生状況及びその後の経過
三　当該特定臨床研究に係るこの省令又は研究計画書に対する不適合の発生状況及びその後の対応
四　当該特定臨床研究の安全性及び科学的妥当性についての評価
五　当該特定臨床研究に対する第二十一条第一項各号に規定する関与に関する事項
2　前項の報告には、第四十条第一項第二号から第九号までに掲げる書類（認定臨床研究審査委員会が最新のものを有していないものに限る。）を添付しなければならない。
3　第一項の報告は、原則として、実施計画を厚生労働大臣に提出した日から起算して、一年ごとに、当該期間満了後二月以内に行わなければならない。
4　認定臨床研究審査委員会は、第一項の報告を受けた場合には、当該特定臨床研究の継続の適否について、意見を述べなければならない。
5　第一項の規定は、特定臨床研究を多施設共同研究として実施する場合について準用する。この場合において、第一項中「研究責任医師」とあるのは、「研究代表医師」と読み替えるものとする。
6　研究代表医師は、前項の規定により読み替えて準用する第一項の規定による報告を行ったときは、その旨を、速やかに、他の研究責任医師に情報提供しなければならない。この場合において、当該他の研究責任医師は、速やかに、当該情報提供の内容を実施医療機関の管理者に報告しなければならない。

（厚生労働大臣への定期報告）
第六十条　法第十八条第一項の規定に基づき、特定臨床研究を実施する研究責任医師は、特定臨床研究の実施状況について、実施計画に記載された特定臨床研究ごとに、当該実施計画に記載されている認定臨床研究審査委員会の名称、当該認定臨床研究審査委員会による当該特定臨床研究の継続の適否及び前条第一項第一号に掲げる事項について、厚生労働大臣に報告しなければならない。
2　前項の報告は、認定臨床研究審査委員会が意見を述べた日から起算して一月以内に行わなければならない。
3　第一項の規定は、特定臨床研究を多施設共同研究として実施する場合について準用する。この場合において、第一項中「研究責任医師」とあるのは、「研究代表医師」と読み替えるものとする。

（秘密保持義務）
第六十一条　臨床研究に従事する者又は臨床研究に従事する者であった者は、臨床研究の実施に関して知り得た秘密（法第十一条に規定するものを除く。）についても、法第十一条の規定に準じて、必要な措置を講ずるよう努めなければならない。

（既存試料等が臨床研究に利用される者の記録の作成及び保存等）
第六十二条　研究責任医師は、既存試料等が臨床研究に利用される者の記録の作成及び保存をする場合は、法第十二条の規定に準じて、必要な措置を講じるよう努めなければならない。
2　実施医療機関の管理者は、研究責任医師が法第十二条及び前項に規定する義務を履行するために、必要な協力をしなければならない。

（特定臨床研究以外の臨床研究を実施する場合

に講ずべき措置)

第六十三条　臨床研究(特定臨床研究を除く。第八十七条において同じ。)を実施する研究責任医師は、法第二十一条の規定に基づき、当該臨床研究の実施に関する計画を作成し、認定臨床研究審査委員会の意見を聴いた場合は、法第八条(認定臨床研究審査委員会への通知に係る部分に限る。)の規定並びに第五十四条第一項第三号から第五号まで及び第二項から第四項まで、第五十五条並びに第五十九条の規定に準じて、必要な措置を講ずるよう努めなければならない。

　　　第三章　認定臨床研究審査委員会

(認定臨床研究審査委員会を設置できる団体)

第六十四条　法第二十三条第一項の厚生労働省令で定める団体は、次に掲げる団体とする。
一　医学医術に関する学術団体
二　一般社団法人又は一般財団法人
三　特定非営利活動促進法(平成十年法律第七号)第二条第二項に規定する特定非営利活動法人
四　私立学校法(昭和二十四年法律第二百七十号)第三条に規定する学校法人(医療機関を有するものに限る。)
五　独立行政法人通則法(平成十一年法律第百三号)第二条第一項に規定する独立行政法人(医療の提供又は臨床研究若しくは医薬品医療機器等法第二条第十七項に規定する治験の支援を業務とするものに限る。)
六　国立大学法人法(平成十五年法律第百十二号)第二条第一項に規定する国立大学法人(医療機関を有するものに限る。)
七　地方独立行政法人法(平成十五年法律第百十八号)第二条第一項に規定する地方独立行政法人(医療機関を有するものに限る。)
2　臨床研究審査委員会を前項第一号から第三号までに掲げる団体が設置する場合は、当該者は次の要件を満たすものでなければならない。
一　定款その他これに準ずるものにおいて、臨床研究審査委員会を設置する旨の定めがあること。
二　その役員(いかなる名称によるかを問わず、これと同等以上の職権又は支配力を有する者を含む。次号において同じ。)のうちに医師、歯科医師、薬剤師、看護師その他の医療関係者が含まれていること。
三　その役員に占める次に掲げる者の割合が、それぞれ三分の一以下であること。
　イ　特定の医療機関の職員その他の当該医療機関と密接な関係を有する者
　ロ　特定の法人の役員又は職員その他の当該法人と密接な関係を有する者
四　臨床研究審査委員会の設置及び運営に関する業務を適確に遂行するに足りる財産的基礎を有していること。
五　財産目録、貸借対照表、損益計算書、事業報告書その他の財務に関する書類をその事務所に備えて置き、一般の閲覧に供していること。
六　その他臨床研究審査委員会の業務の公正かつ適正な遂行を損なうおそれがないこと。

(臨床研究審査委員会の認定の申請)

第六十五条　法第二十三条第二項の規定による申請は、あらかじめ、様式第五による申請書を提出して行うものとする。
2　法第二十三条第二項第五号(法第二十五条第三項及び第二十六条第六項において準用する場合を含む。)の厚生労働省令で定める事項は、臨床研究審査委員会の所在地及び臨床研究審査委員会の連絡先とする。
3　法第二十三条第三項(法第二十五条第三項及び第二十六条第六項において準用する場合を含む。)の厚生労働省令で定める書類は、次に掲げる場合に応じ、それぞれ当該各号に定める書類とする。
一　前条第一項第一号から第三号までに掲げる団体が第一項の申請をしようとする場合
　イ　業務規程(法第二十三条第四項第二号に規定する業務規程をいう。以下同じ。)
　ロ　臨床研究審査委員会を設置する者に関する証明書類
　ハ　臨床研究審査委員会を設置する者が臨床

研究審査委員会を設置する旨を定めた定款その他これに準ずるもの
　ニ　前条第二項第二号及び第三号の要件を満たすことを証明する書類
　ホ　財産的基礎を有していることを証明する書類
　ヘ　臨床研究審査委員会の委員の略歴
二　医療機関の開設者又は前条第一項第四号から第七号までに掲げる団体が第一項の申請をしようとする場合
　イ　業務規程
　ロ　臨床研究審査委員会を設置する者に関する証明書類
　ハ　臨床研究審査委員会の委員の略歴

（臨床研究審査委員会の認定の要件）
第六十六条　臨床研究審査委員会は、倫理的及び科学的観点から審査意見業務を行うことができるよう、次項から第四項までに掲げる要件を満たす場合には、認定を受けることができる。
2　法第二十三条第四項第一号の厚生労働省令で定める体制は、次のとおりとする。
　一　臨床研究審査委員会に、委員長を置くこと。
　二　次に掲げる者から構成されること。ただし、イからハまでに掲げる者は当該イからハまでに掲げる者以外を兼ねることができない。
　　イ　医学又は医療の専門家
　　ロ　臨床研究の対象者の保護及び医学又は医療分野における人権の尊重に関して理解のある法律に関する専門家又は生命倫理に関する識見を有する者
　　ハ　イ及びロに掲げる者以外の一般の立場の者
　三　委員が五名以上であること。
　四　男性及び女性がそれぞれ一名以上含まれていること。
　五　同一の医療機関（当該医療機関と密接な関係を有するものを含む。）に所属している者が半数未満であること。
　六　臨床研究審査委員会を設置する者の所属機関に属しない者が二名以上含まれていること。
　七　審査意見業務を継続的に行うことができる体制を有すること。
　八　苦情及び問合せを受け付けるための窓口を設置していること。
　九　臨床研究審査委員会の運営に関する事務を行う者が四名以上であること。
3　業務規程には、次に掲げる事項を定めなければならない。
　一　審査意見業務に関して徴収する手数料（以下「審査手数料」という。）に関する事項、審査意見業務を依頼する研究責任医師又は審査意見業務の対象となる特定臨床研究に関与する医薬品等製造販売業者等と密接な関係を有している委員及び技術専門員（審査意見業務の対象となる疾患領域の専門家及び毒性学、薬力学、薬物動態学等の専門的な知識を有する臨床薬理学の専門家、生物統計の専門家その他の臨床研究の特色に応じた専門家をいう。以下同じ。）の審査意見業務への参加の制限に関する事項、法第十三条第一項に規定する疾病等の報告を受けた場合の手続に関する事項、第八十条第四項及び第五項に規定する場合の手続に関する事項その他の審査意見業務の実施の方法に関する事項
　二　第八十五条に規定する記録の作成及びその保存方法に関する事項並びに秘密の保持に関する事項
　三　次項第三号及び第八十六条の規定による公表に関する事項
　四　認定臨床研究審査委員会を廃止する場合に必要な措置に関する事項
　五　苦情及び問合せに対応するための手順その他の必要な体制の整備に関する事項
　六　臨床研究審査委員会の委員、技術専門員及び運営に関する事務を行う者（以下「委員等」という。）の教育又は研修に関する事項
　七　前各号に掲げるもののほか、臨床研究審査委員会が独立した公正な立場における審査意見業務を行うために必要な事項
4　法第二十三条第四項第三号（法第二十五条第三項及び第二十六条第六項の規定により準用す

る場合を含む。)の厚生労働省令で定める基準は、次のとおりとする。
一　審査意見業務を行う順及び内容並びに審査意見業務に関して徴収する手数料について、審査意見業務を依頼する者にかかわらず公正な運営を行うこと。
二　活動の自由及び独立が保障されていること。
三　審査意見業務の透明性を確保するため、業務規程、委員名簿その他臨床研究審査委員会の認定に関する事項及び審査意見業務の過程に関する記録に関する事項について、厚生労働省が整備するデータベースに記録することにより公表すること。ただし、前条第一項、第六十九条若しくは第七十六条第一項に規定する申請書又は第七十一条若しくは第七十三条第一項に規定する届書に記載された事項及び当該申請書又は当該届書に添付された書類に記載された事項については、当該事項を公表したものとみなす。
四　審査意見業務(第八十条第四項及び第五項の規定によるものを除く。)を行うため、年十二回以上定期的に開催すること。
五　法第二十六条第二項の規定による有効期間の更新を受ける場合にあっては、審査意見業務を行うため、年十一回以上開催していること。

(認定臨床研究審査委員会の認定証の交付)
第六十七条　厚生労働大臣は、法第二十三条第四項の規定による認定をしたときは、認定を申請した者に対し、様式第六による認定証を交付しなければならない。法第二十六条第二項の規定による更新をしたときも、同様とする。

(欠格事由)
第六十八条　法第二十四条第三号の厚生労働省令で定める同号本文に規定する認定の取消しに該当しないこととすることが相当であると認められるものは、厚生労働大臣が法第三十五条第一項の規定による報告等の権限を適切に行使し、当該認定の取消しの処分の理由となった事実及び当該事実の発生を防止するための認定委員会設置者の審査意見業務の実施体制の整備についての取組の状況その他の当該事実に関して当該認定委員会設置者が有していた責任の程度を確認した結果、当該認定委員会設置者が当該認定の取消しの理由となった事実について組織的に関与していると認められない場合に係るものとする。

(臨床研究審査委員会の変更の認定の申請)
第六十九条　法第二十五条第一項の規定による認定の申請は、変更後の第六十五条第一項に規定する申請書及び様式第七による申請書を厚生労働大臣に提出して行うものとする。

(法第二十五条第一項の軽微な変更の範囲)
第七十条　法第二十五条第一項の厚生労働省令で定める軽微な変更は、次に掲げる変更とする。
一　当該認定臨床研究審査委員会の委員の氏名の変更であって、委員の変更を伴わないもの
二　当該認定臨床研究審査委員会の委員の職業の変更であって、委員の構成要件(第六十六条第二項第二号から第六号までに規定する要件をいう。次号において同じ。)を満たさなくなるもの以外のもの
三　当該認定臨床研究審査委員会の委員の減員に関する変更であって、委員の構成要件を満たさなくなるもの以外のもの
四　審査意見業務を行う体制に関する事項の変更であって、審査意見業務の適正な実施に支障を及ぼすおそれのないもの

(法第二十五条第二項の軽微な変更の届出)
第七十一条　法第二十五条第二項の規定による届出は、様式第八による届書を提出して行うものとする。

(法第二十五条第四項の軽微な変更の範囲)
第七十二条　法第二十五条第四項の厚生労働省令で定める軽微な変更は、次に掲げる変更とする。
一　地域の名称の変更又は地番の変更に伴う変更
二　当該認定臨床研究審査委員会の委員の略歴の追加に関する事項
三　臨床研究審査委員会を設置する旨の定めを

した定款その他これに準ずるものの変更であって、次に掲げるもの
　　イ　法その他の法令の制定又は改廃に伴い当然必要とされる規定の整理
　　ロ　第一号及びイに掲げるもののほか、用語の整理、条、項又は号の繰り上げ又は繰り下げその他の形式的な変更

（法第二十五条第四項の変更の届出）
第七十三条　法第二十五条第四項の規定による届出は、様式第九による届書を提出して行うものとする。
2　法第二十三条第三項に規定する書類に記載した事項に変更があった場合には、前項の届書に、変更後の同条第三項に規定する書類を添えなければならない。

（認定臨床研究審査委員会の認定証の書換え交付の申請）
第七十四条　認定委員会設置者は、認定証の記載事項に変更を生じたときは、様式第十による申請書及び認定証を厚生労働大臣に提出してその書換えを申請することができる。

（認定臨床研究審査委員会の認定証の再交付）
第七十五条　認定委員会設置者は、認定臨床研究審査委員会の認定証を破り、汚し、又は失ったときは、様式第十一による申請書を厚生労働大臣に提出してその再交付を申請することができる。この場合において、認定証を破り、又は汚した認定委員会設置者は、申請書に当該認定証を添えなければならない。
2　認定委員会設置者は、認定証の再交付を受けた後、失った認定証を発見したときは、遅滞なく、厚生労働大臣にこれを返納しなければならない。

（臨床研究審査委員会の認定の更新の申請）
第七十六条　法第二十六条第六項において準用する法第二十三条第二項の規定による更新の申請は、様式第十二による申請書を提出して行うものとする。
2　前項の申請書には、申請に係る認定証の写しを添えなければならない。

（認定臨床研究審査委員会の廃止）
第七十七条　法第二十七条第一項の規定による届出は、様式第十三による届書を提出して行うものとする。
2　認定委員会設置者が前項の届出を行おうとするときは、あらかじめ、当該認定臨床研究審査委員会に実施計画を提出していた研究責任医師に、その旨を通知しなければならない。

（認定臨床研究審査委員会の廃止後の手続）
第七十八条　認定委員会設置者は、その設置する認定臨床研究審査委員会を廃止したときは、速やかに、その旨を当該認定臨床研究審査委員会に実施計画を提出していた研究責任医師に通知しなければならない。
2　前項の場合において、認定委員会設置者は、当該認定臨床研究審査委員会に実施計画を提出していた研究責任医師に対し、当該臨床研究の実施に影響を及ぼさないよう、他の認定臨床研究審査委員会を紹介することその他の適切な措置を講じなければならない。

（認定臨床研究審査委員会の認定証の返納）
第七十九条　認定委員会設置者は、法第三十一条第一項の規定により認定臨床研究審査委員会の認定の取消しを受けたとき、又は当該認定臨床研究審査委員会を廃止したときは、遅滞なく、厚生労働大臣に認定証を返納しなければならない。

（認定臨床研究審査委員会の審査意見業務）
第八十条　認定臨床研究審査委員会が、審査意見業務を行う場合には、第六十六条第二項第二号から第六号までに掲げる要件を満たさなければならない。
2　認定臨床研究審査委員会は、法第二十三条第一項第一号に規定する業務（法第六条第二項において準用する法第五条第三項の規定により意見を求められた場合において意見を述べる業務を除く。）を行うに当たっては、技術専門員からの評価書を確認しなければならない。

3 認定臨床研究審査委員会は、審査意見業務（前項に掲げる業務を除く。）を行うに当たっては、必要に応じ、技術専門員の意見を聴かなければならない。
4 認定臨床研究審査委員会は、審査意見業務の対象となるものが、臨床研究の実施に重要な影響を与えないものである場合であって、当該認定臨床研究審査委員会の指示に従って対応するものである場合には、前三項の規定にかかわらず、業務規程に定める方法により、これを行うことができる。
5 認定臨床研究審査委員会は、法第二十三条第一項第二号又は第四号に規定する業務を行う場合であって、臨床研究の対象者の保護の観点から緊急に当該臨床研究の中止その他の措置を講ずる必要がある場合には、第一項及び第三項並びに第八十二条の規定にかかわらず、業務規程に定める方法により、当該認定臨床研究審査委員会の委員長及び委員長が指名する委員による審査意見業務を行い、結論を得ることができる。この場合において、当該認定臨床研究審査委員会は、後日、第八十二条の規定に基づき、認定臨床研究審査委員会の結論を得なければならない。

（認定臨床研究審査委員会の判断及び意見）
第八十一条 次に掲げる認定臨床研究審査委員会の委員又は技術専門員は、審査意見業務に参加してはならない。ただし、第二号又は第三号に規定する委員又は技術専門員については、認定臨床研究審査委員会の求めに応じて、当該認定臨床研究審査委員会において意見を述べることを妨げない。
一 審査意見業務の対象となる実施計画に係る特定臨床研究の研究責任医師又は研究分担医師
二 審査意見業務の対象となる実施計画に係る特定臨床研究の研究責任医師と同一の医療機関の診療科に属する者又は過去一年以内に多施設で実施される共同研究（特定臨床研究に該当するもの及び医薬品医療機器等法第二条第十七項に規定する治験のうち、医師又は歯科医師が自ら実施するものに限る。）を実施していた者
三 審査意見業務を依頼した研究責任医師が属する医療機関の管理者
四 前各号に掲げる者のほか、審査意見業務を依頼した研究責任医師又は審査意見業務の対象となる特定臨床研究に関与する医薬品等製造販売業者等と密接な関係を有している者であって、当該審査意見業務に参加することが適切でない者

（認定臨床研究審査委員会の結論）
第八十二条 認定臨床研究審査委員会における審査意見業務に係る結論を得るに当たっては、出席委員全員から意見を聴いた上で、原則として、出席委員の全員一致をもって行うよう努めなければならない。ただし、認定臨床研究審査委員会において議論を尽くしても、出席委員全員の意見が一致しないときは、出席委員の過半数の同意を得た意見を当該認定臨床研究審査委員会の結論とすることができる。

（帳簿の備付け等）
第八十三条 認定委員会設置者は、法第二十三条第一項各号に掲げる業務に関する事項を記録するための帳簿を備えなければならない。
2 認定委員会設置者は、前項の帳簿を、最終の記載の日から五年間、保存しなければならない。

（委員等の教育又は研修）
第八十四条 認定委員会設置者は、年一回以上、委員等に対し、教育又は研修を受けさせなければならない。ただし、委員等が既に当該認定委員会設置者が実施する教育又は研修と同等の教育又は研修を受けていることが確認できる場合は、この限りでない。

（認定臨床研究審査委員会の審査意見業務の記録等）
第八十五条 認定委員会設置者は、当該認定臨床研究審査委員会における審査意見業務の過程に関する記録を作成しなければならない。
2 認定委員会設置者は、審査意見業務に係る実

施計画その他の審査意見業務を行うために研究責任医師から提出された書類、前項の記録（技術専門員からの評価書を含む。）及び認定臨床研究審査委員会の結論を審査意見業務に係る実施計画を提出した研究責任医師に通知した文書の写しを、当該実施計画に係る特定臨床研究が終了した日から五年間保存しなければならない。

3　認定委員会設置者は、第六十五条第一項に規定する申請書及び同条第三項に規定する申請書の添付書類、業務規程並びに委員名簿を、当該認定臨床研究審査委員会の廃止後五年間保存しなければならない。

（運営に関する情報の公表）

第八十六条　認定委員会設置者は、研究責任医師が、認定臨床研究審査委員会に関する情報を容易に収集し、効率的に審査意見業務を依頼することができるよう、認定臨床研究審査委員会の審査手数料、開催日程及び受付状況を公表しなければならない。

（特定臨床研究以外の臨床研究に係る認定臨床研究審査委員会の業務）

第八十七条　認定臨床研究審査委員会は、法第二十一条の規定により臨床研究の実施に関する計画に係る意見を求められ、これに応じた場合には、審査意見業務に準じて法第二十三条第一項各号に掲げる業務と同様の業務を行うよう努めなければならない。

第四章　臨床研究に関する資金等の提供

（契約で定める事項）

第八十八条　法第三十二条の厚生労働省令で定める事項は、次に掲げるものとする。
一　契約を締結した年月日
二　特定臨床研究（法第二条第二項第一号に掲げるものに限る。以下この条、次条及び第九十条において同じ。）の実施期間
三　研究資金等の提供を行う医薬品等製造販売業者等の名称及び所在地並びに実施医療機関の名称及び所在地
四　特定臨床研究を実施する研究責任医師及び研究代表医師の氏名
五　特定臨床研究についての研究資金等の支払いの時期
六　法第三十三条に定める研究資金等の提供に関する情報等の公表に関する事項
七　特定臨床研究の成果の取扱いに関する事項
八　医薬品等の副作用、有効性及び安全性に関する情報の提供に関する事項
九　第二十四条第一項に規定する厚生労働省が整備するデータベースへの記録による公表に関する事項
十　特定臨床研究の対象者に健康被害が生じた場合の補償及び医療の提供に関する事項
十一　第二十一条第一項に規定する利益相反管理基準及び同条第三項に規定する利益相反管理計画の作成等に関する事項
十二　次条第二号に規定する研究の管理等を行う団体における実施医療機関に対する研究資金等の提供に係る情報の提供に関する事項（医薬品等製造販売業者等が当該団体と契約を締結する場合に限る。）
十三　その他研究資金等の提供に必要な事項

（特殊の関係のある者）

第八十九条　法第三十三条の厚生労働省令で定める特殊の関係のある者は、次に掲げるものとする。
一　次に掲げる者であって、特定臨床研究を実施する研究責任医師が所属するもの。
イ　医療機関
ロ　学校教育法（昭和二十二年法律第二十六号）による大学（学部、研究科、大学院、大学院の研究科及び大学附置の研究所を含む。）その他の研究機関
ハ　第六十四条第一項第一号から第三号に掲げる団体
二　研究の管理等を行う団体（特定臨床研究についての研究資金等の管理又は特定臨床研究の支援、受託若しくは複数の医療機関における事務の統括管理を行う団体を介して医薬品等製造販売業者等が当該特定臨床研究の実施

医療機関に研究資金等を提供する場合の当該団体をいう。次条において同じ。）

（公表する情報）
第九十条 法第三十三条の厚生労働省令で定める情報は、次の表の上欄に掲げる事項の区分に応じて、それぞれ同表の下欄に掲げるもの（前事業年度分に限る。）とする。

研究資金等（研究の管理等を行う団体（医薬品等製造販売業者等が特定臨床研究についての研究資金等を提供をしたものに限る。）が当該特定臨床研究の実施医療機関に提供した研究資金等を含む。）	一　第二十四条第一項に規定する厚生労働省が整備するデータベースに記録される識別番号 二　提供先 三　実施医療機関 四　各特定臨床研究における研究の管理等を行う団体及び実施医療機関ごとの契約件数 五　各特定臨床研究における研究の管理等を行う団体及び実施医療機関ごとの研究資金等の総額
寄附金（特定臨床研究の実施期間及び終了後二年以内に当該特定臨床研究を実施する第八十九条に規定する研究責任医師と特殊の関係のある者に提供したものを含み、当該研究責任医師に提供されないことが確実であると認められるものを除く。）	一　提供先 二　提供先ごとの契約件数 三　提供先ごとの提供総額
原稿執筆及び講演その他の業務に対する報酬（特定臨床研究の実施期間及び終了後二年以内に当該特定臨床研究を実施する研究責任医師に提供したものを含む。）	一　業務を行う研究責任医師の氏名 二　研究責任医師ごとの業務件数 三　研究責任医師ごとの業務に対する報酬の総額

（公表時期）
第九十一条 法第三十三条による公表は、毎事業年度終了後一年以内に行わなければならない。
2　前項の規定による公表の期間は、公表した日から五年間とする。

第五章　雑則

（権限の委任）
第九十二条 法第三十六条第一項の規定により、次に掲げる厚生労働大臣の権限は、地方厚生局長に委任する。ただし、厚生労働大臣が第四号、第六号、第七号及び第十三号から第十五号までに掲げる権限を自ら行うことを妨げない。
一　法第五条第一項に規定する権限
二　法第六条第一項及び第三項に規定する権限
三　法第八条に規定する権限
四　法第十六条第二項（同条第六項において準用する場合を含む。）に規定する権限
五　法第十八条第一項及び第二項に規定する権限
六　法第十九条に規定する権限
七　法第二十条第一項及び第二項に規定する権限
八　法第二十三条第一項、第二項及び第四項（同条第二項及び第四項の規定を法第二十五条第三項及び第二十六条第六項において準用する場合を含む。）並びに第五項（法第二十五条第三項及び第五項において準用する場合を含む。）に規定する権限
九　法第二十五条第一項、第二項及び第四項に規定する権限
十　法第二十六条第三項に規定する権限
十一　法第二十七条第一項及び第二項に規定する権限
十二　法第二十九条に規定する事項
十三　法第三十条第一項及び第二項に規定する権限
十四　法第三十一条第一項及び第二項に規定す

る権限
十五　法第三十五条第一項に規定する権限
十六　法附則第五条第二項に規定する権限
2　第二十四条第五項(同条第七項において準用する場合を含む。)、第六十七条、第七十四条、第七十五条第一項及び第二項並びに第七十九条に規定する厚生労働大臣の権限は地方厚生局長に委任する。ただし、厚生労働大臣が第七十九条に規定する権限を自ら行うことを妨げない。

(邦文記載)
第九十三条　厚生労働大臣又は機構に提出する計画、申請書、届書その他の書類は、英語による記載を求める事項を除き、邦文で記載されていなければならない。ただし、特別の事情により邦文をもって記載することができない書類であって、その翻訳文が添付されているものについては、この限りでない。

(電磁的記録媒体による手続)
第九十四条　次の表の上欄に掲げる規定中同表の下欄に掲げる厚生労働大臣に提出する書類については、これらの書類の各欄に掲げる事項を記録した電磁的記録媒体(電磁的記録であって、電子計算機による情報処理の用に供されるものに係る記録媒体をいう。以下同じ。)をもってこれらの書類に代えることができる。

第二十四条第五項	総括報告書の概要
第三十九条第一項	様式第一による計画
第四十一条	様式第二による届書
第四十三条	様式第三による届書
第四十五条第一項	様式第四による届書
第六十五条第一項	様式第五による申請書
第六十九条	様式第七による申請書
第七十一条	様式第八による届書
第七十三条第一項	様式第九による届書
第七十四条	様式第十による申請書
第七十五条第一項	様式第十一による申請書
第七十六条第一項	様式第十二による申請書
第七十七条第一項	様式第十三による届書

2　前項の規定により同項の表の下欄に掲げる書類に代えて電磁的記録媒体が提出される場合においては、当該電磁的記録媒体は当該書類とみなす。

(電磁的記録媒体に記載する事項)
第九十五条　第九十四条第一項の電磁的記録媒体には、次に掲げる事項を記載しなければならない。
一　提出者、申請者又は届出をする者の氏名
二　提出年月日、申請年月日又は届出年月日

(電子情報処理組織による手続)
第九十六条　法第五条第二項(法第六条第二項において準用する場合を含む。)及び法第二十三条第三項(法第二十五条第三項及び第二十六条第六項において準用する場合を含む。)並びに第二十四条第五項(同条第七項において準用する場合を含む。)の規定による書類の添付は電子情報処理組織(厚生労働省の使用に係る電子計算機と、これらの規定による添付をしようとする者の使用に係る入出力装置とを電気通信回線で接続した電子情報処理組織をいう。)を用いて入力し、送信することをもってこれらの書類に代えることができる。

附則　抄
(施行期日)
第一条　この省令は、法の施行の日(平成三十年四月一日)から施行する。
(経過措置)
第二条　法の施行の際現に特定臨床研究を実施する研究責任医師が実施する当該特定臨床研究の実施計画についての法第二十三条第一項第一号の規定による審査意見業務(法第六条第二項において準用する法第五条第三項の規定により意見を求められた場合を除く。)は、第八十条第一項及び第二項並びに第八十二条の規定にかかわらず、書面によりこれを行うことができる。
第三条　第九十一条第一項の規定は、平成三十年十月一日以後に開始する事業年度から適用する。

様式第一号から第十三号まで　略

索 引

＜ア行＞

暗示的　3
医学医術に関する学術団体　201
医学系研究　2
医師主導治験　209
委託　36
一変承認　18
一変届出　18
一変認証　18
遺伝子組換え微生物　96
委任　260
医薬品等　20
医薬品等製造販売業者　24
医薬品等製造販売業者等　32
医療機器　21
医療機器プログラム　17
応急の措置　190

＜カ行＞

外国　109
外国特例承認　17
改変された生物　95
拡散防止措置　96
加工細胞等　107
加工等　90
カルタヘナ法　95
勧告　256
監査　58
機械器具等　107
機構　180
記述　3
技術専門員　220
羈束行為　225
毀損　164
既存試料等　169

規程　112
議定書　95
寄附金　252
業　17
許可　25
虚偽　3
許認可等　213
研究計画書　35
研究資金等　154
研究者利益相反自己申告書　68
研究責任医師　33
研究代表医師　39
研究分担医師　34
原稿執筆料等　252
原資料　47
効果安全性評価委員会　66
後見人　130
広告　3
公示　181
厚生科学審議会　29
公表　189
個人情報　163
個人に関する情報　163
誇大　3

＜サ行＞

再生医療等　197
再生医療等製品　22
細胞加工物　197
裁量行為　225
削除　123
実施医療機関　37
実施計画　147
実施責任者　39
疾病等　175
指定高度管理医療機器等　11
氏名　140

主要評価項目報告書　83
試料等　134
審査意見業務　141
申請　213
製造販売　16
正当な理由　267
総括報告書　84
総合機構　180

＜タ行＞

第一種医薬品製造販売業許可　24
第二種医薬品製造販売業許可　24
第一種医療機器製造販売業許可　24
第二種医療機器製造販売業許可　25
第三種医療機器製造販売業許可　25
体外診断用医薬品　21
第三者　116
対照機器　107
対照製品　107
対照薬　107
代諾者　155
貸与　17
タシグナ事案　4
多施設共同研究　39
治験　10
治験機器　107
治験製品　108
治験薬　107
遅滞なく　183
追加　123
通知　150
ディオバン事案　4
提供　17
訂正　123
訂正等　125
適応内使用　14
適用外使用　15

手順書　41
手数料　122
電子情報処理組織　265
電磁的記録媒体　264
統一書式　145
統括責任者　39
特殊関係者　28
特定　109
特定臨床研究　13
特定臨床研究実施者　151
独立行政法人医薬品医療機器総合機構　180
届出　150
取消　242

＜ナ行＞

何人　3
日本薬局方　20
認定　201
認定臨床研究審査委員会　52

＜ハ行＞

培養設備等　97
被疑者　269
被験機器　107
被験製品　107
被験薬　107
被告人　269
秘密　165, 219, 238
不適合　51
プログラム　107
変更範囲　50
暴力団員　216
補償　28
補足議定書　95
保有個人情報　117
本人　113
本人等　113, 129

<マ行>

窓口　80
未承認新規医薬品等　145
明示的　3
名称　140
滅失　164
モニタリング　55

<ヤ・ラ・ワ行>

利益相反管理基準　64, 65
利益相反管理計画　71
利益相反状況　63
利益相反申告者　64
利用停止等　128
利用の停止　127
利用目的　109, 115
臨床研究　9
臨床研究審査委員会　141
臨床研究倫理指針　8
流布　3
漏えい　164

<アルファベット>

CASE-J 事案　5
COI　64
GCP　2
GILSP　98
J-ANDI 事案　5
jRCT　15, 81
PMDA　180

●本書に記載されている内容以外のご質問には一切お答えできません。あらかじめ ご了承ください。

團野　浩（だんの　ひろし）　ドーモ代表取締役

主な著書
　　　逐条解説医薬品医療機器法（ぎょうせい）
　　　逐条解説食品衛生法（ぎょうせい）
　　　逐条解説化審法（ぎょうせい）
　　　カラー図解 よくわかる薬機法（薬事日報社）
　　　カラー図解 よくわかる一般用医薬品（薬事日報社）
　　　登録販売者試験テキスト＆要点整理（薬事日報社）
　　　登録販売者試験対策問題集（薬事日報社）
　　　全国登録販売者試験過去問正解（薬事日報社）
　　　詳説薬機法（ドーモ）
　　　詳説再生医療法（ドーモ）

詳説　臨床研究法

| 発行 | 2018 年 7 月 30 日 |

編著	團野　浩
出版	株式会社ドーモ　　http://do-mo.jp/
	東京都千代田区永田町 2-9-6
	電話 03-5510-7923
印刷	三報社印刷株式会社

ISBN978-4-909712-02-8 C3047